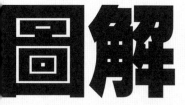

圖解

五南圖書出版公司 印行

基本護理學

方宜珊
黃國石 ／ 著

第二版

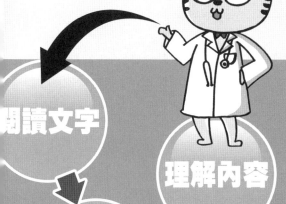

閱讀文字

理解內容

觀看圖表

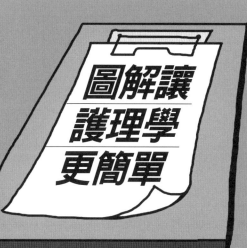

圖解讓
護理學
更簡單

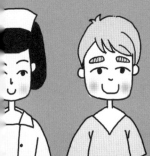
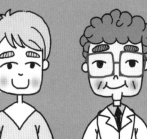
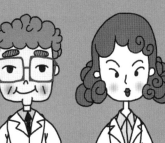
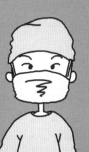
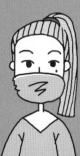

序

序

　　基本護理學是護理課程中最基本與最重要的核心課程之一，也是護理科系的必修課程，本書採用以病人為導向，以護理程序為核心架構的模式，並在護理的實際操作中與相關的理論密切整合，有助於使護理科系的學生培養分析與解決問題以及獨立的思考能力。

　　本書以引導學生認識基本護理學、護理專業和滿足護理服務對象的身心健康為導向的教學內容，涵蓋了護理專業的基本理論、基本知識、基本技能與原理、基本工作方法，並聚焦於知識、技能和實務經驗的學習、以及人文關懷理念的整合，重點培養學生照護病人的整合性能力，協助學生認識護理學的專業價值、培養學生的專業素養、發展學生的專業技能。

　　基本護理學課程的教學目標在於讓學生學習和運用護理學基礎的理論知識和操作技能，滿足護理服務對象的生理、心理與社會需求，減輕其痛苦，使其處於恢復、維持、促進健康的最佳身心狀態；同時，運用豐富的教學活動和臨床實務經驗，協助學生認識護理人員的附加價值，建立正面的專業感、專業態度，發展護理實際操作的能力、批判性的思考能力和發現、分析與解決實際問題的能力，為學生日後的護理專業學習和職業生涯發展奠定堅實的專業理念、知識和技能基礎。

　　本書突破了以往教材或者專著中插圖大多為人工繪製的缺點，聚焦於護理學專業基礎及專科護理的客製化需求導向，精選了編著者專屬版權而與本書圖文表密切配合的相關專業照片。

　　本書的圖表清晰，解說明確，完全切合臨床護理的實際需求，能給予護理專業人員相當程度的啟發和協助，既適用於護理學專業教學、實習及技術人員的訓練，也適用於護理學專業評量和相關護理人員資格認證考試之用。

　　本書針對教學中的重點與內容的疑難之處，充分運用非線性互動式的呈現手法，以圖、文、表並茂的互動式空間，呈現出多樣化與生動活潑的嶄新教學方式，深刻地營造出更易於被學生所接受的教學方式。由於本書的教學內容相當多、臨床操作流程相當富有真實的臨場感、圖片精美、呈現方式富有幽默感且相當地輕鬆愉快、引人入勝，從而能夠有效地提昇學生的學習興趣、減輕學生的負擔、有效地縮短了學習的時間並強化了教學的效果。

本課程業務培養目標在於培養具備人文社會科學、醫學、預防保健的基本知識及護理學的基本理論知識和技能，與在護理領域內從事臨床護理、預防保健、護理管理、護理教學和護理研發的初中高階級專業人才。業務培養的需求為本科系的學生要學習的相關人文社會科學知識和醫學基礎、預防保健的基本理論知識，具有護理學的基本理論、基本知識和臨床護理技能的基本訓練，具有對服務對象執行整體性護理及社區健康服務的基本核心能力。

　　本書預計的目標為使學生獲得下列幾個關鍵性層面的知識和能力：

　　1.有效地掌握相關的人文社會科學、基礎醫學與預防保健的基本理論知識；

　　2.有效地掌握護理學基本理論、基本知識與基本技能；

　　3.有效地掌握護理急性、慢性和重症病人的護理原則、操作技術，專科護理和監護技能，並能夠有效地運用護理程序對服務對象執行整體性的護理；

　　4.瞭解護理學的最新發展動態。

　　本書參考了許多專業書籍，對其中的基本概念、基礎知識、重點、疑難之處做了深入淺出的歸納與推理，從而形成了若干的教學專題。整體性教學流程力求內容的主軸相當清晰易懂、前後的連動關係密切整合、內容的層級相當分明並特別突顯出重點與疑難之處。

　　鑒於編著者編寫的時間相當匆促，疏漏在所難免，尚望親愛的讀者群與海內外先進不吝指正。

本書特色

- 本書藉由生動活潑的圖解方式，使專業知識的概念單元化，在每頁不到一千字的精簡與精鍊敘述中，附加上圖表的系統歸納，使讀者能夠輕鬆地瞭解這些艱澀難懂的專業知識。

- 本書以深入淺出、循序漸進的方式與通俗易懂的語言，整體性而系統化地介紹了基本護理學的基本理論、方法與技術。

- 本書特別凸顯出關鍵性的重點，將理論與實務做有效地整合，內容精簡扼要。

- 本書適用於護理相關科系學生、研習護理學通識課程的學生、護理相關職場的從業人員、對基本護理學有興趣的社會大眾與參加各種護理學認證與醫事人員專技高考護理師考試的應考者。

- 本書巧妙地將每一個單元分為兩頁，一頁文一頁圖，左頁為文，右頁為圖，左頁的文字內容部分整理成圖表呈現在右頁。右頁的圖表部份除了畫龍點睛地圖解左頁文字的論述之外，還增添相關的知識，以補充左頁文字內容的不足。左右兩頁互為參照化、互補化與系統化，將文字、圖表等生動活潑的視覺元素加以互動式地有效整合。

- 本書特別強調「文字敘述」與「圖表」兩部分內容的互補性。

- 本書將「小博士解說」補充在左頁文字頁，將「知識補充站」補充在右頁圖表頁，以作為延伸閱讀之用。

- 本書的圖表清晰且解說相當明確，完全切合臨床護理的實際需求，能給予護理專業人員相當程度的啟發和協助，既適用於護理學專業教學、實習及護理人員的訓練，也適用於護理學專業評量和相關護理人員資格認證考試之用。

CONTENT 目錄

第5章 病人的清潔衛生

第6章 醫院感染的預防與控制

第7章 生命徵象的評估與護理

第8章　氧氣吸入療法

第9章　冷熱療法

第10章　飲食與營養

第11章 排泄的護理

第12章 給藥

第13章 靜脈輸液法

第14章 輸血

第15章 標本採集法

第16章 病情觀察和急重症患者的搶救

第17章 臨終護理

第18章 醫療與護理檔案記錄

第19章 休息與活動

第20章 護理程序

第21章 護理程序

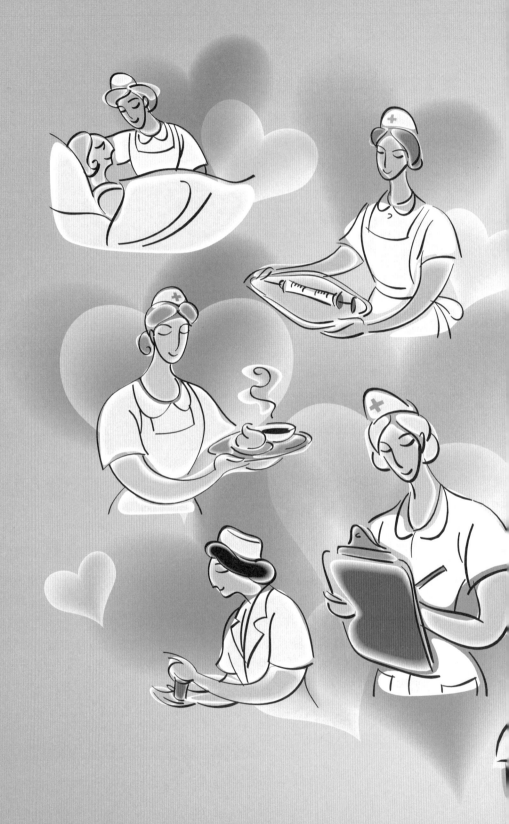

第1章
緒論

教學目的：

1. 護理學的發展史

2. 護理學的基本概念

3. 說出護理的任務和目標

4. 護理學的範疇

5. 護理的工作方式

6. 闡述護理師應具備的基本素質

7. 現代護理學發展經歷的階段，以及各個階段的特色

8. 護理的工作方式及各種方式的特色

9. 說出基礎護理學習的內容

10. 敘述基礎護理學的學習方法

11. 敘述日常護理用語和操作用語

12. 能正確地將護理師的形體姿態用於護理實務之中

1-1　護理學的發展史與基本概念（一）

1-2　護理學的發展史與基本概念（二）

1-3　護理學的發展史與基本概念（三）

1-1 護理學的發展史與基本概念（一）

（一）護理學的發展史
護理學的發展史共分為護理學的形成與現代護理學的發展兩大部分。

（二）英國護理學先驅南丁格爾（Florence Nightingale）之生平簡介、主要貢獻與南丁格爾獎
南丁格爾的誓言中「勿取服或使用有害之藥」，即強調護理人員應符合不傷害的倫理原則。

1. **生平簡介：**南丁格爾於西元 1820 年 5 月 12 日出生在英國的一個富有家庭。她從小就富有同情心，不顧家庭反對，立志獻身於護理事業。她研究護理現況，從事護理的實務工作。西元 1854 年 10 月她召集了 38 名護理人員，親赴英軍前線，參加克里米亞戰爭的戰地醫院護理工作。在相當艱苦的情況下，她克服了偏見，努力改善醫院環境，重視傷患的心理安慰。不到半年的時間之內，成功使英軍傷患的死亡率由 50％下降到 2.2％，從而受到英國人的敬重。英王因此授予最高勳章以表彰其功績，她也是英國第一位受此殊榮的婦女。

2. **主要的貢獻：**她改革了軍隊的衛生保健事業，創立了世界上第一所護理人員學校，南丁格爾於西元 1860 年在倫敦聖托馬斯醫院成立南丁格爾護理人員學校，這是世界上第一所護理人員學校。她從事護理研究，撰寫相關著作，其代表作為《醫院箚記》。此書指導護理實務和護理管理的工作，為護理邁向科學性的專業化方向發展奠定了基礎。她同時也是第三位出現在英磅紙鈔上的女性。

3. **南丁格爾獎：**國際護理人員會將 5 月 12 日定為國際護理人員節。紅十字會國際委員會則設立了南丁格爾獎，以表揚傑出的護理人員。

（三）護理學的基本概念
基本護理學是研究護理工作的基礎理論、基本知識、基本技能的一門學科。

護理學的四大基本要素為人、環境、健康與護理。1. 人：人是一個統一的整體，人是一個開放式的系統，人皆有其基本的需求，人有權利和責任擁有適當的健康狀態。2. 環境：人與環境相互依存，環境會影響人的健康。3. 健康：世界衛生組織（WHO）提出「健康，不僅沒有疾病和身體缺陷，還要有完整的生理、心理和良好的社會適應能力，健康是一個動態的流程，人類的健康受到生物面與心理面等多方面因素的影響。」

（四）基本護理學的地位
1. 是各個專科護理的基礎；2. 是不同科別的各種類型病人，在治療護理過程中護理方面需要解決的共同問題；3. 是護理人員必須具備的基本工作能力；4. 是為了滿足個人、社區和社會的基本需求所必須具有的專業基礎知識和技能。

護理學的形成

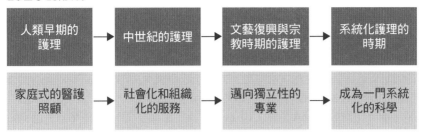

人類早期的護理 → 中世紀的護理 → 文藝復興與宗教時期的護理 → 系統化護理的時期

家庭式的醫護照顧 → 社會化和組織化的服務 → 邁向獨立性的專業 → 成為一門系統化的科學

現代護理學的發展階段

時間	發展階段	醫學模式	核心概念	醫護的關係	護理工作	教育系統
1860到1940年代	疾病導向	純生物	有病不健康，沒病就是健康	助手的關係	被動地執行醫囑，重視疾病的治療	並沒有形成自身的知識系統
1940到1970年代	患者導向	生物、心理和社會模式	病人導向	合作性的夥伴關係	主動地運用護理的流程，滿足病人的整體性需求	已經形成自身的知識系統
1970年代至今	人的健康導向	提出新的健康概念	在2000年之後，人人享有衛生保健		護理的內容與範圍有相當大的延伸	趨於完備

健康－疾病連續相位

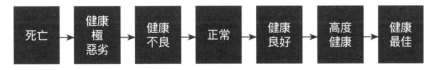

死亡 → 健康極惡劣 → 健康不良 → 正常 → 健康良好 → 高度健康 → 健康最佳

＋ 知識補充站

1. 國內護理學的發展分為護理教育、護理管理與護理研發三個層面。
2. 紐曼理論以健康照護為導向，羅伊理論以適應為導向，歐倫理論強調滿足自我照護需求，羅傑斯以整體人的科學為導向。

1-2 護理學的發展史與基本概念（二）

（五）基礎護理的基本內容

1. 為了服務對象創造和提供良好的醫療休養環境；2. 保持服務對象個人的衛生；3. 保證正常的睡眠；4. 維護營養和正常排泄；5. 給予心理護理及諮詢；6. 解除身心的痛苦，避免傷害；7. 執行各種治療，協助活動；8. 測量生命的徵象、做好各種護理記錄；9. 觀察病情，隨時準備搶救病人生命；10. 採取標本、協助診斷；11. 傳染病人的消毒隔離以及疫情報告；12. 物品的消毒、滅菌、保養。

（六）基礎護理學在臨床護理中的意義

1. 是評估護理品質好壞的重要內容；2. 是發展專科護理的基礎。

（七）護理人員需要解決的問題

護理人員需要幫助民眾解決下列四個與健康相關的問題：1. 減輕痛苦（Relief Suffering）；2. 維持健康（Health Maintenance）；3. 恢復健康（Health Restoration）；4. 促進健康（Health Promotion）。

（八）何謂護理與護理過程步驟

1. 何謂護理？（1）定義：護理是診斷和處理人類對現存和潛在的健康問題的反應。（2）任務：協助患者恢復健康，協助健康的人促進健康。（3）目標：促進健康、預防疾病、恢復健康與減輕痛苦。

2. 護理程序的步驟：護理程序的步驟為評估→診斷→計畫→執行→評價。

（九）護理學的範疇

1. 理論範疇：護理學的研究對象、任務、目標、科學發展方向、護理專業知識系統與理論架構、護理學與社會發展的關係與護理跨學科的整合（Interdisciplinary Integration）學門和子學門。2. 實務範疇：實務範疇涵蓋臨床護理、社區護理、護理教育、護理管理與護理研發工作。

（十）護理人員的基本素質

1. 素質的含義：人在先天的基礎上受到後天環境與教育的影響，透過個人自身的認知和社會實務，所形成的比較穩定的基本品質。2. 護理人員素質的基本內容：思想道德素質、科學文化素質、專業素質、體態素質與心理素質。

（十一）健康與疾病的分級

健康與疾病的分級分為下列七級：死亡、健康狀況相當差、健康狀況不良、正常、健康狀況良好、非常健康、健康狀況絕佳。

（十二）設定護理目標的原則

需切合實際的需求，必須是具體可測量或觀察的、依時間長短設立不同程度的目標、護理人員要有能力執行並可達到預期效果的、護理目標的設定是由護理人員和護理對象共同討論出來的、醫療照顧小組成員可認同及支持的。

（十三）正確觀察的條件

正確觀察的條件為有目的、有計畫、客觀的、有彈性、有持續性。

健康與疾病的分級

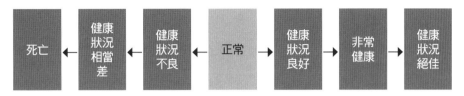

死亡 ← 健康狀況相當差 ← 健康狀況不良 ← 正常 → 健康狀況良好 → 非常健康 → 健康狀況絕佳

影響和決定護理實務的四個基本概念

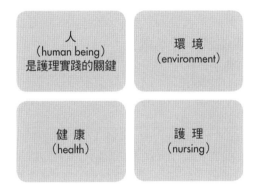

人
（human being）
是護理實踐的關鍵

環 境
（environment）

健 康
（health）

護 理
（nursing）

✚ 知識補充站

1. 護理人員的基本職責業務應包括專業評估、預防保健及專業衛教諮詢，相關檢查報告結果則可由醫師統一說明。
2. 獨立性護理功能意指可依據護理的專業知識與技能，針對病人的情形做出個別性的護理措施及衛教。
3. 病情解釋應由醫師統一向病人做解釋。
4. 護理人員面對病人的疑問應立即做適當評估，視是否可以協助。
5. 護理人員沒有權力拒絕照顧病患。
6. 護理人員與病人在開始期進行第一次接觸。
7. 護理學的定義：護理學是一門在自然科學與社會科學理論導向的整合性應用學科，是研究有關預防保健與疾病防治過程中護理理論與技術的科學。隨著社會的進步，科技的迅速發展，民眾生活水準的提昇以及健康需求的增加，護理學已經由簡單的醫學輔助性學科逐漸發展成為健康科學中的一門獨立的學科。

1-3 護理學的發展史與基本概念（三）

（十四）護理的工作方法
1. 個案護理；2. 功能制護理；3. 小組護理；4. 責任制護理；5. 整體性護理。

（十五）學習基本護理學的方法
1. 理論課程：課前預習 -- 聽課瞭解、記憶 -- 課後復習
2. 技能課程：觀察 -- 模仿 -- 練習 -- 思考 -- 歸納 -- 再練習；由類比式操作邁向實際操作再邁向為病人服務。

（十六）慎獨
即在獨處無人注意時，自己的行為也要謹慎不苟。就是指在獨處無人監視的情況下，能夠堅守道德信念，遵守道德原則，自覺地執行職責，謹慎地檢點和糾正自己的行為，使道德達到更高的境界。

（十七）護理人員的基本行為舉止
1. 護理人員的語言行為：
（1）符合禮儀要求的日常護理用語：（a）招呼用語；（b）介紹用語；（c）電話用語；（d）安慰用語；（e）致歉用語；（f）迎送用語。
（2）護理操作中的解釋用語：
（a）操作前的解釋：①本次操作的目的；②病人的準備工作；③講解的主要方法；④告訴病人，可能出現的風險，執行該項操作護理人員的態度和願望。
（b）操作中的指導：①具體地交代病人配合的方法；②使用安慰性、鼓勵性的語言。
（c）操作後指導的囑咐：①詢問病人的感覺；②必要的注意事項；③感謝病人的配合。
2. 護理人員的儀表與舉止：
（1）護理人員的容貌與服飾：①護理人員的容貌要端裝自然；②上班的衣著要求為必須穿著護士服。
（2）護理人員的基本姿態：站姿、坐姿、走姿 、蹲姿、拾物、端治療盤、持病歷夾、推治療車、坐姿書寫、站姿書寫。

（十八）護理措施
在執行護理措施時須注意病人的自主原則、不傷害原則、保密原則等，當病人堅持執行清潔工作時，需要協助病人在安全且隱私的環境下完成。

（十九）決策的程序
決策程序的順序為：發現問題→訂立目標→選擇解決方案→決策的制定→決策的執行→評價（於決策執行之後，評估執行的成效）。

小博士解說

護理是一門既古老而又年輕的學門，綜觀護理發展的每一個時期，處處凝聚著護理前輩的心血、智慧與毅力。研讀本章，可以瞭解世界護理事業的歷程，瞭解護理學發展所經歷的三階段的特色。本章對護理學的內容和範疇、基本概念以及護理工作方式的介紹，可以使得每一位護理人員對護理學的基本概念具備正確的認知和瞭解，而能為今後的護理工作奠定堅實的基礎。

護理的工作方式

護理的工作方式	特色	優點	缺點
功能式護理	依據生物醫學的模式，聚焦於疾病護理，將全部病區的護理工作分為處理醫囑、打針發藥與生活護理等任務	分工相當明確，有效地節省時間與人力	工作並不連貫，無法滿足病人的整體性需求
個案護理	由一位護理人員負責照顧1-2位病人，適用於各種照護病房或在搶救危重症病人時採用	對病人執行整體性的精密護理工作	需要較多的人力與費用
小組式護理	將病區的護理人員分為2-3個小組，每一個護理負責照顧20位左右的病人，由一名學歷較高，較富有經驗的護理人員擔任組長來領導小組的護理工作	對病人提供持續性的護理工作，在護理人員之間建構良好的合作關係	無法滿足病人的整體性需求
責任制護理	由一位護理人員負責固定照顧幾位病人，並運用護理流程的方式，執行八小時上班之24小時負責制，為病人提供整體性的護理	對病人執行整體性的精密護理工作，有利於提昇護理人員的專業水準	對護理人員的要求較高，壓力較大，人員編制較多
系統化與整體性護理	為現代護理學導向，以護理為重點，將臨床護理的各個部位系統化地整合起來	對病人執行整體性的精密護理工作，為理想的工作方式	對護理人員的要求較高，表格的書寫方式相當繁瑣

✚ 知識補充站

　　護理學專業護理為一門與人的生命和健康密切相關的專業，要運用其特定的知識、技能和與專業實務相符合的價值觀、倫理道德來為人的健康服務。護理專業的價值呈現在對人的生命與健康的維護和促進。

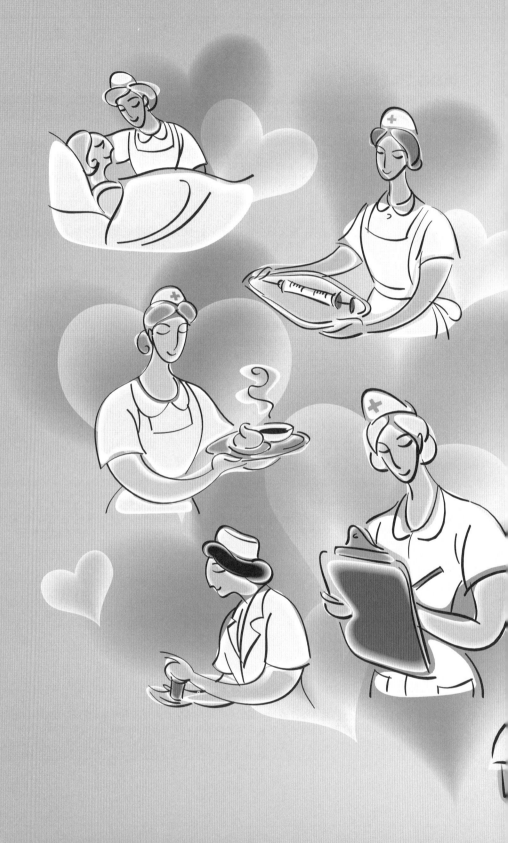

第2章
環境

學習目標：

1. 掌握醫院環境的整體性需求，護理與環境的關係

2. 熟悉影響健康的一般性環境因素

3. 學會各種鋪床法

4. 護理急診的病人

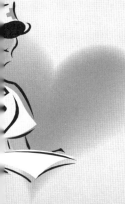

2-1 環境與健康及醫院的環境

（一）環境的含義及相關概念

環境（Environment）通常指人類和動、植物賴以生存和發展的外部空間及外部條件，世界衛生組織（WHO）對環境的定義為：在特定時刻的物理、化學、生物及社會的各種因素所構成的整體狀態，這些因素可能對生命或人類活動產生直接或間接的作用，其影響可能是目前的或是遠期的。1. 原生環境（Primary Environment）：是指天然形成的、未受到人為影響的自然環境。2. 次級環境（Secondary Environment）：在人為的影響下所形成的或經過人工改造的自然環境。

（二）環境的範圍

1. 內部環境：分為生理環境與心理環境。2. 外部環境：分為實體環境與社會環境。人的生理環境、心理環境、實體環境和社會環境是互動影響的。只要任何一個方面出了問題，都有可能會影響一個人的身體健康。

（三）環境中影響健康的常見因素

環境中影響健康的常見因素涵蓋了自然環境、社會環境及環境與護理的關係。

1. 自然環境對健康的影響：自然地質地貌及氣候與環境汙染（大氣汙染、水體汙染、噪音汙染與輻射汙染）。

2. 社會環境對健康的影響：社會經濟、文化教育、醫療衛生保健服務、工作條件與人際關係。

3. 環境與護理的關係：經由國際護理人員會的宣導，護理人員的職責為：（1）協助病人發現環境對病人的不良及正面影響。（2）告知病人如何防護潛在的危害，指導病人預防和減輕潛在性的危害。（3）預防對健康所造成的威脅，加強宣導教育來保護環境的資源。（4）與衛生部門共同合作，提出住宅區對環境與健康的威脅。（5）協助社區處理環境衛生的問題。（6）參加研究和提供措施，早期預防各種有害於環境的因素；研究如何改善生活和工作條件。

（四）醫院的環境

1. 醫院的實體環境：（1）溫度：室溫不要過高也不要過低，一般室溫保持在 18～22℃ 較為適宜。新生嬰兒及老年病人，室溫以保持在 22～24℃ 為佳。（2）濕度：溫度越高，對濕度的需求越小。病房的濕度以 50%～60% 為宜。濕度不宜過高也不宜過低。（3）噪音：長時間處於 90 分貝以上的高音量環境中，會導致耳鳴、血壓升高、血管收縮、肌肉緊張，以及出現焦躁、易怒、頭痛與失眠等症狀。護理人員應該確實地做到說話輕、走路輕、操作輕與關門輕四大原則。（4）光線：紅外線能使照射部位血管擴張、血流增快，改善皮膚和組織的營養狀況，使病人的食慾增加。紫外線可以抑止細菌及殺菌。病房必須要有吊燈、燈飾與床頭燈。

2. 醫院的社會環境：

（1）人際關係：人際關係涵蓋護理人員與患者的關係、病友的關係及病人與其他人員的關係。（2）醫院的規則：（a）耐心解釋，取得瞭解。（b）讓病人對其周圍的環境具有相當程度的自主權。（c）滿足病人的需求、尊重探視的人員。（d）提供相關的明確資訊。（e）尊重病人的隱私權。（f）鼓勵病人做自我照護。

環境的含義及相關概念

1. 生態系統與生態平衡

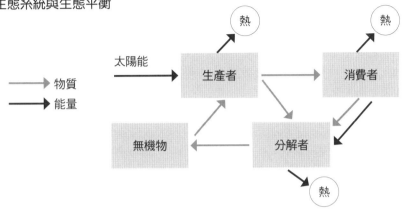

2. 環境的範圍

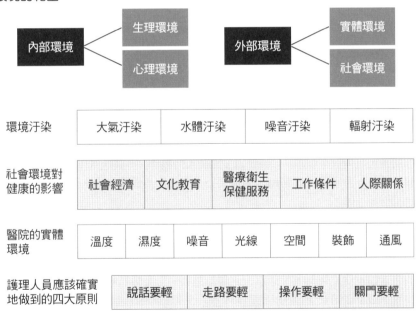

環境汙染	大氣汙染	水體汙染	噪音汙染	輻射汙染			

社會環境對 健康的影響	社會經濟	文化教育	醫療衛生 保健服務	工作條件	人際關係		

醫院的實體 環境	溫度	濕度	噪音	光線	空間	裝飾	通風

護理人員應該確實 地做到的四大原則	說話要輕	走路要輕	操作要輕	關門要輕			

＋ 知識補充站

醫療廢棄物專用容器或垃圾桶八分滿即應綑紮或移除。

2-2 提供病人舒適的鋪床換單工作

（一）病人床單位的準備

1. 備用床：保持病房的整潔與美觀，並準備接受新的病人。2. 暫空床：保持病房的整潔、供新住院病人或暫時離床活動的病人使用。3. 麻醉床：便於接受和護理麻醉手術後的病人，保護床上用物不被血液或嘔吐物所汙染，使病人安全與舒適，並預防併發症。4. 臥有病人床更換床單法。

（二）患者床的單位及設備

患者的床單位及設備涵蓋病床、床墊與床褥、枕芯與棉胎、大被單與被套、枕套與床單、橡膠單與床旁邊的桌椅。

1. **備用床的目的**：保持病房的整潔，準備接收新患者。

（1）評估：病床，床上的用物，床旁的用物，病房的環境。

（2）計畫：（a）目標（評估的標準）：① 病床符合實用、耐用、舒適與安全的原則。② 病房環境要整潔美觀。（b）用物準備。

（3）執行：大床單摺成斜角或直角。被套 - 被套式摺成 S 形或捲筒式。被單式為二塊大床單。

2. **麻醉護理盤**：（1）無菌巾之內：張口器、舌鉗、壓舌板、牙墊、通氣導管、治療碗、氧氣導管或鼻塞管、吸痰導管、鑷子、棉籤、紗布數塊。（2）無菌巾之外：電筒、血壓計、聽診器、治療巾、彎盤、膠布、棉籤、別針護理記錄單和筆。

（三）鋪床的注意事項

1. 在患者進餐或治療時要暫停鋪床。2. 在操作中要注意節省力氣的原理。保持較大的支撐面，儘量靠近床邊，上身直立，兩腿間距離與肩同寬，兩膝稍屈前後分開，連續操作利用大肌肉群來做功。3. 避免過多而無用的動作，有效地減少走動的次數。4. 鋪床的實際要求：各層要平坦緊緻，中線要對齊，枕套角線要吻合，開口背門，尺寸要對準。

（四）鋪床的方法

臥有病人床更換床單法涵蓋 1. 側臥換單法與 2. 仰臥換單法。

（五）臥有患者掃床法

臥有患者掃床法之目的為使床單位平整無皺折，患者睡臥舒適與病房整齊劃一，在操作中要保證患者的安全，防止患者墜床，在必要時要關閉門窗並注意保暖避免著涼。

（六）臥床患者更換床單法

1. 目的：觀察病情，協助患者變換臥位與預防壓瘡等併發症。2. 用物的準備：大床單、中床單、被套、枕套與床刷及床刷套，需要時常準備清潔衣褲。3. 環境的準備：病房內並無患者進餐或治療，依據季節來調節室內的溫度。

床角的包法

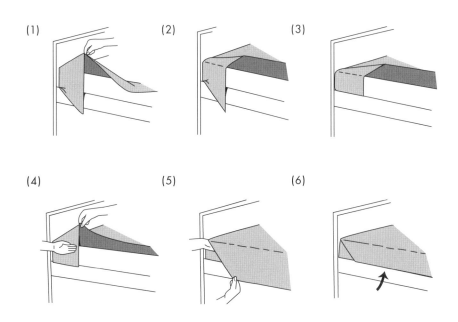

(1)   (2)   (3)

(4)   (5)   (6)

臥床患者更換床單法

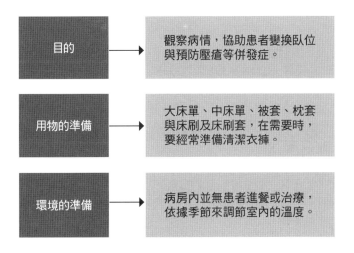

目的	→	觀察病情，協助患者變換臥位與預防壓瘡等併發症。
用物的準備	→	大床單、中床單、被套、枕套與床刷及床刷套，在需要時，要經常準備清潔衣褲。
環境的準備	→	病房內並無患者進餐或治療，依據季節來調節室內的溫度。

2-3 **醫療衛生系統**

（一）醫療衛生系統

國內醫療衛生系統的架構分為醫療衛生系統組織結構、醫療衛生網路與護理組織系統三種。而醫療衛生系統的組織結構又細分為衛生行政組織、衛生事業組織與民眾衛生組織三種。醫療衛生系統分為醫院、門診、急診、病區與家庭病床五種。

（二）醫院的基本性質

醫院是治病防病、保障民眾健康的衛生事業單位，必須貫徹政府的衛生工作方針政策，遵守政府的法令。

（三）醫院的基本功能

醫院的基本功能涵蓋醫療、教學、研發與預防及社區衛生服務。

（四）醫院的工作特色

醫院的工作特色為患者導向、系統性及技術性較強、隨機性與規範性較強、時間性與持續性較強、社會性與大眾化性較強，為綜合性之跨學科整合。

（五）門診部的護理工作

門診部的護理工作涵蓋預檢分診、安排候診與就診、健康教育、治療與消毒隔離工作。

（六）急診部的護理工作

1. 預檢分診：一問、二看、三檢查與四分診。2. 搶救工作：（1）物品準備：備好各種急救藥品及物品。做到五定，使急救物品良率達到 100%。（2）配合搶救：嚴格依據操作的規程執行搶救的措施，確實做到分秒必爭。（3）做好搶救記錄和查核的工作。3. 病情觀察：治療暫時不能確診或已經明確診斷、病情急重但是暫時住院困難，或需要短時間留置觀察之後可以返家者。而留置觀察時間為 3 ～ 7 天。

（七）五定

五定為確定數量與種類、定點安置、定人保管、定期消毒滅菌與定期檢查維修。

（八）病區的護理工作

運用護理程序，為患者提供護理。要巡視病房，做臨床病情的觀察，要做好心理護理，執行醫囑，完成各項治療、護理及搶救工作，做好生活護理，推行健康教育，嚴格地要求收發室保管各種護理表格，做好住院、出院、轉院及死亡患者的護理工作，做好病區環境管理工作與推展臨床護理研發的工作。

（九）家庭病床

1. 定義：家庭病床是指醫療機構為了最大程度地滿足社會醫療的需求，派遣醫護人員，篩選適宜在家庭環境中醫療和復健的病種，讓患者在自己熟悉的環境之中，在家人的陪伴與照顧下，接受治療和護理。2. 醫療的對象和範圍：病情適合在家中療養，給予支持式治療和護理，以減輕痛苦的患者；經過住院治療、急診留置觀察或手術後之恢復期，病情穩定但仍需繼續治療的患者；與年老、體弱及行動不便，到醫院就診有困難的患者。3. 護理工作：提供治療及護理服務、指導與協助患者正確地做功能性訓練、健康教育，要做好心理護理，要及時地解決患者存在或潛在的護理問題，確實做好績效評估記錄；根據患者的情況，與醫院檢查或治療互相整合等。

醫院的分類

劃分的條件	類型
治療的範圍	綜合、專科、復健、職業病
特定的任務	軍醫院與榮民醫院、私人醫院、醫學院附屬醫院
衛生福利部分級管理制度	一級、二級、三級

國內醫療衛生系統的架構　醫療衛生系統組織結構　醫療衛生網路　護理組織系統

醫療衛生系統的組織結構　衛生行政組織　衛生事業組織　民眾衛生組織

五定　確定數量與種類　定點安置　定人保管　定期消毒滅菌　定期檢查維修

醫院環境的特點及分類

醫院環境的特點及分類

- 醫院是對特定的族群做治病防病的場所。
- 良好的醫院環境應具備下列的特點：服務專業性、安全舒適性、管理統一性、文化特殊性。
- 醫院環境的分類：實體環境、社會環境、醫療服務環境、醫療管理環境。

＋ 知識補充站

本節可以瞭解醫院的概念和任務、醫院的種類，掌握門診、急診環境及護理工作。對病區的設置和佈局有一個整體性的認知。同時家庭病房的推展，可以最大程度地滿足社會大眾對醫療的需求，護理人員是家庭病床工作中的主力。

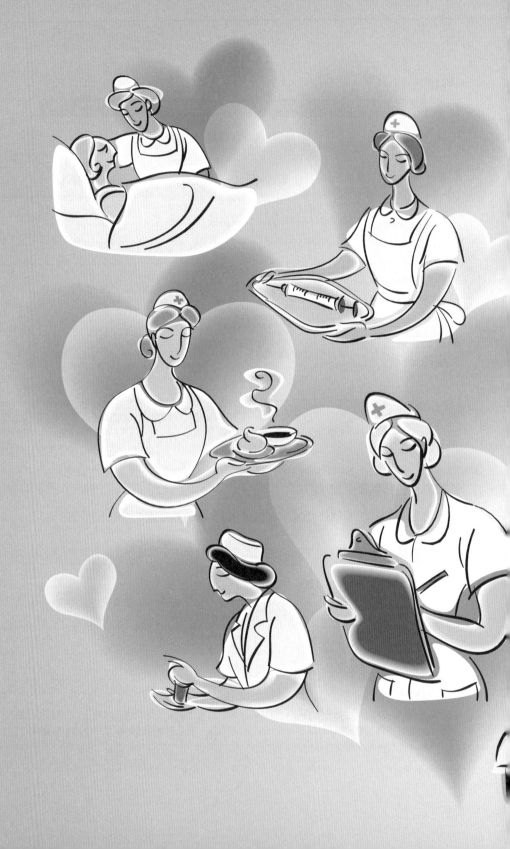

第 3 章
住院與出院病人的護理

本章學習目標：

1. 掌握患者住院的程序，進入病房之後的初步護理，出院方式和護理。

2. 熟悉人體力學在護理工作中的應用。

3. 學會被套式備用床、暫空床、麻醉床鋪床法，臥位患者床更換清潔床單法，
   平車和輪椅運送患者。

4. 列出分級護理的對象與內容

5. 說出如何滿足新入院病人的身心需求

6. 做到熱情與主動迎送病人

7. 能按照病人的情況做出院的諮詢工作

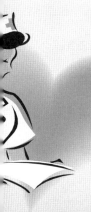

3-1 病人進入病房之後的初步護理

（一）住院病人護理

1. 住院護理的目的：協助病人瞭解和熟悉環境，使病人儘快地熟悉和適應醫院生活，消除緊張、焦慮等不良的心理情緒。滿足病人的各種合理需求，以促進病人配合治療護理的意願。做好健康教育，滿足病人對疾病知識的需求。

2. 急診病人進入病房之後的護理：急診病人的住院護理包括準備床單位、備好急救器材及藥品、通知醫生、配合搶救、做好記錄工作、暫留陪送人員。

3. 住院的程序：病人住院的程序為健康評估、辦理入院手續與護送至病房。

4. 一般病人進入病房之後的護理：一般病人進入病房之後的護理為準備病人床單位、迎接新的病人、測量生命的徵象及體重、通知醫生、填寫病歷及相關表格、介紹與諮詢、通知營養室與住院護理評估。

（二）出院病人護理

1. 出院護理的目的：（1）對病人做出院的諮詢，協助其儘快適應原有的工作和生活，並能遵照醫囑按時接受治療或定期回診；（2）指導病人辦理出院的手續；（3）清潔、整理床單。

2. 出院的方式：（1）醫生同意出院；（2）病人自動出院；（3）轉院。

3. 出院之前病人的護理：（1）通知患者和家屬；（2）評估病人的身心需求；（3）徵求病人的意見。

4. 出院當日的護理：出院當日的護理程序為執行出院醫囑、協助病人整理用物與護送病人出院。（1）使用紅筆在體溫單上註明"出院"；（2）停止一切醫囑；（3）撤去"病人一覽表"及床頭卡片；（4）填寫出院病人登記本；（5）填寫出院通知單，結帳；（6）出院帶藥諮詢。

5. 出院之後的處理：

（1）床單的處理：（a）髒的被子的處理；（b）床上用品的處理；（c）床、桌使用消毒液擦拭；非一次性痰杯、臉盆使用消毒液來浸泡；（d）要開窗通風；（e）傳染病者依據傳染病末端消毒法來加以處理。

（2）出院病歷的整理。

（3）鋪好備用床，準備迎接新的病人。

小博士解說

1. 迎接新入院病患首要應接待並自我介紹，建立信任的治療性關係，接下來應測量並記錄身高、體重及生命徵象，再詢問病情並依醫囑收集檢體。

2. 出院計畫應於病患入院時結合所有醫療團隊共同訂定之計畫，其中最重要的便是確定病患出院後的居家照護需求。

3. 院內感染多因誤用與濫用抗生素、病人抵抗性低、侵入性檢查與治療機會增加所致。有效地切斷感染鏈其中任一環節，則感染源的傳播即會停止。

4. 護理人員交班至病人單位檢視病患，主要協助前後班護理人員提供病患連續性觀察與照護，確認病患的安全狀況，並可藉此機會與病患建立護病的關係。

5. 出院計畫主要是以病患為導向所制訂的計畫內容。

住院的程序

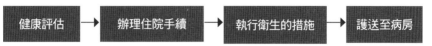

一般病人進入病房之後的護理程序

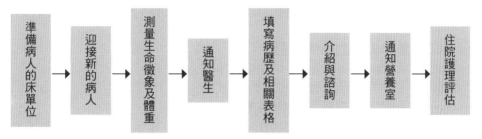

分級護理

護理級別	適用的對象	護理的內容
0	病情為急重症,需要隨時觀察,以便於搶救。	安排專人24小時的護理,嚴密觀察病情及生命徵象。備好急救物品及藥物。制定護理計畫,嚴格地執行各項診療及護理措施、填寫護理記錄。
1	病情為急重症,必須臥床休息。	做好基礎護理,嚴防併發症,確保病人的安全。每15～30分鐘巡視病人一次,觀察病情及生命徵象。
2	病情較重,生活不能自我料理。	每1～2小時巡視病人一次,觀察病情。給予必要的生活及心理協助,滿足病人的身心需求。
3	病情較輕,生活能基本自我料理。	按護理常規來護理。每日巡視病人2次,觀察病情 。給予衛生保健諮詢,督促病人遵守院規,滿足病人的身心需求。

✚ 知識補充站

1. 「治療性溝通」是指護理人員與病人之間的治療性互動,是一種很審慎、有時間限制、有目的、有計畫的溝通,而溝通的結果,病人可從中受益良多。
2. 若患者向護理師表示很害怕一個人住院,則要瞭解並確認患者所害怕擔心的事情。
3. 當病人新住院時,護理師應提供示範床輪與床欄的使用,給藥要做三讀五對。
4. 護理計畫中出現「每班監測病患疼痛部位強度與性質」的敘述為護理措施。
5. 當病人因急性腸胃炎入院,護理師應執行下列之入院護理:協助收集檢體、依醫囑提供適當飲食、教導家屬使用床欄。
6. 「同理心」是指護理人員站在病人的立場,正確了解病人的感覺與內心世界,接受對方的想法與感覺,並表達瞭解對方感覺,以客觀的角度來幫助病人解決問題。
7. 病人出院後,護理人員對於病人無任何醫療職責,若病人有任何醫療上的需求,可以請病人自行至醫師門診來尋求協助。

3-2 人體力學在護理操作中的應用（一）

人體力學是運用力學原理來研究維持和掌握身體的平衡，以及人體從一種姿勢變為另一種姿勢時，身體如何有效地協調的一門科學。

（一）常用的力學原理

常用的力學原理涵蓋了力學的基本概念、護理學中常用的力、槓桿作用（平衡槓桿、省力槓桿與速度槓桿）與穩定。

（二）學習人體力學的意義

1. 護理人員：維持良好的姿勢，減輕疲勞與提高工作效率。
2. 患者：增進舒適與安全及預防併發症。

（三）人體力學在護理操作中的應用

人體力學在護理操作中的應用為利用槓桿作用、擴大支撐面、降低重心、減少身體重力線的偏移、儘量使用大肌肉或多重肌肉群與使用最小量的肌力來做功。

1. 利用槓桿作用：槓桿分為平衡槓桿、省力槓桿與速度槓桿。槓桿是利用直桿或曲桿在外力作用下繞桿上一固定點轉動的一種簡單機械，受力點稱為力點，固定點稱為支點，克服阻力的點稱為阻力點，重力臂為力臂，阻力臂為重臂。

（1）平衡槓桿是支點位於動力點和阻力點之間的槓桿，其動力臂與阻力臂可以等長，也可以不等長。

（2）節力槓桿之阻力點位於動力點和支點之間的槓桿。其動力臂總是比阻力臂長，所以較為省力。

（3）速度槓桿之動力點位於阻力點和支點之間的槓桿。其動力臂總是比阻力臂短，所需要的力較阻力大，但是能夠換來距離較大的移動。

（4）摩擦力：摩擦力具有平衡與穩定的功能。摩擦力是相互接觸的兩個物體在接觸面上所發生的阻礙相對滑動的力，摩擦力的方向與運動力的方向相反，摩擦力的大小與該力相同，並隨著力的增大而增加。物體的重量與穩定度成正比，支撐面的大小與穩定度成正比，物體的重心高度與穩定度成反比，重力線必須透過支撐面才能保持人或物體的穩定。

（5）平衡與穩定：為了使物體保持平衡，必須使作用於物體的一切外力相互平衡。人體局部平衡是整個人體平衡中不可或缺的一部分，而且整個人體平衡也是由各個局部平衡來完成的。（a）重心：是重量的中心。人體重心的位置隨著四肢和軀幹的姿勢而改變，當人直立時，重心在骨盆的骶骨上部靠前方。（b）重力線：是一條虛擬通過重心的垂直線。（自重心垂直於地面的線）（c）支撐面：指人或物體與地面的接觸面積。（支持重力的面積）。

小博士解說

平衡與穩定

1.物體的重量與穩定度成正比；2.支撐面的大小與穩定度成正比；3.物體的重心高度與穩定度成反比；4.重力線必須通過支撐面才能保持人或物體的穩定。

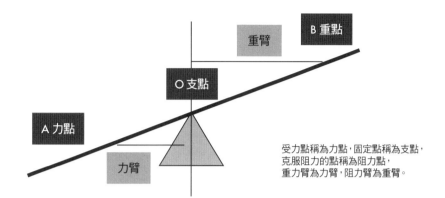

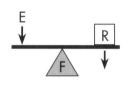

受力點稱為力點，固定點稱為支點，
克服阻力的點稱為阻力點，
重力臂為力臂，阻力臂為重臂。

常用的力學原理

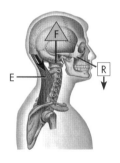

槓桿作用：平衡槓桿
E 為向下之施力點，F 為支點，
R 為物體受到重力牽引之向下施力點

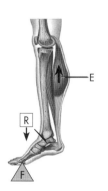

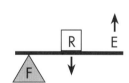

槓桿作用：節力槓桿
E 為向上之施力點，F 為支點，
R 為物體受到重力牽引之向下施力點

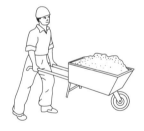

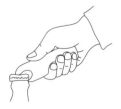

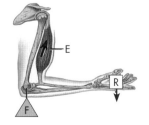

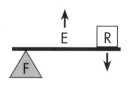

槓桿作用：速度槓桿
R 為物體加上前臂重量之阻力，
E 為股二頭肌之收縮，F 為支點

3-3 人體力學在護理操作中的應用（二）

1. 利用槓桿作用（續）

（6）平衡與穩定的要素：平衡與穩定的要素為物體的重量、物體的重心、重力線與支撐面（支撐面的大小與穩定度成正比）。（a）物體的重量與穩定度成正比：物體的重量越大，則穩定度越大。（b）物體重心的高度與穩定度成反比：人體重心的位置隨著軀幹和四肢姿勢的改變而改變，當人垂直雙臂直立時，重心位於骨盆的第二骶椎之前大約 7 公分處，若把手臂舉過頭頂，重心會隨之升高，當身體下蹲時，重心則會下降，甚至在吸氣時橫膈肌會下降，重心也會下降。（c）重力線必須通過支撐面才能保持人或物體的穩定：重力線是重量的作用線，是重心垂直於地面的線。（d）支撐面的大小與穩定度成正比：支撐面是人或物體與地面接觸時的各支點的表面構成的，並且包括各支點之間的表面積，可以為站立、提重或者在移動時提供穩定性。

2. 擴大支撐面：

（1）護理人員在操作中，可以根據實際的需求，兩腳前後或左右分開以擴大支撐面，取得平衡穩定的姿勢；（2）在協助患者移動體位時，要儘量擴大支撐面，若在患者側臥時，要兩臂屈肘一手放於枕旁，一手放於胸前，兩腿前後分開，上腿彎曲在前，下腿稍伸直以擴大支撐面，從而穩定患者的臥位。

3. 降低重心：

在取位置低的物體或進行低平面的護理操作時，雙下肢要隨著身體動作的方向前後或左右分開；上身近似直立的下蹲姿勢，減少彎腰，減輕腰部負荷，背部也不易疲勞，又使重力線在擴大了的支撐面內保持了身體的穩定性，同時利用重心的移動完成操作，確實做到了節力。

4. 減少身體重力線的偏移：

在提物品、抱起或抬起患者移動時要儘量將物體或患者靠近身體。應將患者靠近自己的身體，以使重力線落在支撐面內，增加其穩定性。

5. 利用槓桿作用的注意事項：

（1）護理人員在操作時：要儘量靠近操作物；（2）在兩臂持物時：兩肘要緊靠身體兩側，上臂下垂，前臂和所持的物體靠近身體，因為重臂縮短而省力，而腰段脊柱上的壓力也就會減輕；（3）在提取重物時：最好將重物分成相等的兩部分由兩手提拿，若重物由一隻手臂提拿，則另一隻手臂可以向外伸展以保持平衡。

6. 儘量使用大肌肉或多肌群：

在做護理操作時，在能使用整隻手時，避免只用手指進行操作；在能使用軀幹部和下肢肌肉力量時，儘量避免只使用上肢的力量。若在端治療盤時，要五指分開，托住治療盤並與手臂一起用力，由於多肌群用力，故不易疲勞。

7. 用最小量的肌力做功：

在移動重物時要注意平衡，以直線的方向來移動，盡可能用推或拉的方式來代替提取。

8. 不正確使用力學原理所造成的問題：

（1）受傷：椎間盤脫出。（2）腰背部疼痛。（3）疲勞。（4）使病人發生意外。

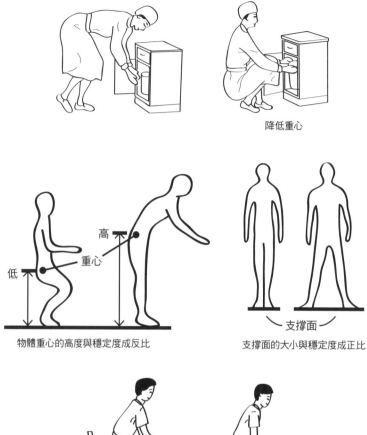

降低重心

物體重心的高度與穩定度成反比

支撐面的大小與穩定度成正比

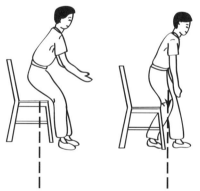

重力線必須通過支撐面才能保持人或物體的穩定，
重力線是重量的作用線，是重心垂直於地面的線。

+ 知識補充站

運用人體力學的原則

　利用槓桿作用、擴大支撐面、降低重心、減少身體重力線的偏移、儘量使用大肌肉或多重肌肉群與使用最小量的肌力來做功。

3-4 運送病人法

搬運患者法的內容分為輪椅運送法、平車運送法、擔架運送法與注意事項。

（一）運送病人法

1.運送病人法的目的為對不能自行移動的病人在住院、出院、接受檢查或治療時，根據其病情篩選不同的運送方法。2.常用的有輪椅、平車與擔架。

（二）輪椅運送法

1.目的：（1）輪椅運送法的目的為護送不能行走但能坐起的病人住院、出院、檢查、治療或室外活動；（2）協助病人下床活動，促進血液循環和體力的恢復。

2.輪椅運送法操作前的準備：（1）用物的準備：輪椅，根據季節可以準備毛毯、別針，在需要時可以準備軟枕。（2）患者的準備：患者瞭解輪椅運送的方法和目的，能夠主動地配合操作。（3）環境的準備：移開障礙物，保證環境的寬敞與舒適。

（三）平車運送法

1.目的：（1）平車運送法的目的為運送病情較重的臥床病人或不能起床的患者住院、出院、做各種特殊的檢查、治療、手術或轉運。（2）平車運送法涵蓋了挪動法、一人搬運法、二人搬運法、三人搬運法與四人搬運法。

2.操作前的準備：（1）用物準備：平車（置被單和橡膠單包好的墊子和枕頭），帶套的毛毯或棉被。若為骨折患者，要有木板墊於平車之上，並將骨折部位固定穩妥；若為頸椎、腰椎骨折或病情較重的患者，要備有帆布中單或布中單。（2）患者準備：瞭解搬運的步驟及配合方法。（3）環境準備：寬敞，便於操作。

3.注意事項：動作要輕穩，協調一致性，確保患者的安全舒適。在操作中要遵從節力的原則。在運送患者推車的過程中應做到：在推送時，平車小輪在前，可以減少震動，而且轉彎時靈活。在運送的過程中，隨時要觀察患者的病情。在推車行走時不要過快，頭始終保持於高位，避免出現不適。不能用平車碰、撞門牆。注意保暖，防止著涼；保證各項治療及管道的暢通。顱腦損傷、頜面部外傷及昏迷的患者要將頭偏向一側；骨折患者要固定。禁止一人抬肩一人抬腿的搬運法。

（四）擔架運送法

1.目的：擔架運送法的目的為運送不能起床的患者作檢查、治療等。2.操作前的準備：擔架上必須鋪有軟墊，其他用物與平車運送法相同。

（五）健康評估

健康評估的目的為辨別疾病種類與輕重，決定是否住院、住院科別與住院之前是否需要做緊急的治療與護理。

（六）個案研究

王先生，36 歲，由於車禍急診入院，懷疑頸椎損傷，左下肢開放性骨折，病人經過急診室搶救之後基本上穩定，現在要護送病人進入病房。

1.採用何種搬運方法搬運病人？如何搬運？

2.如何將病人送入病房？

擔架運送法：滾動搬運法

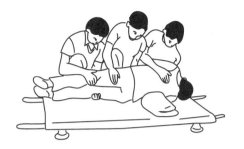

步驟一：三個人一起將病人向同側滾動。

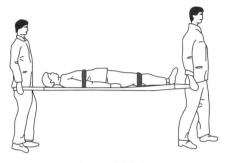

步驟二：移動擔架。

擔架運送法：平托法

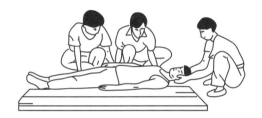

步驟一：三個人一起將病人平托在擔架上。

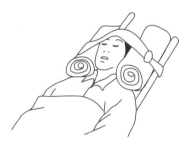

步驟二：將病人加上護枕及護帶。

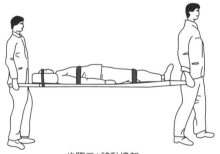

步驟三：移動擔架。

✚ 知識補充站

1. 協助病患由輪椅返回病床首先應注意床輪固定，然後將輪椅放於床尾，使椅背與床尾呈45度角，如遇半癱病患應將輪椅放於病患的健側。

2. 護理師協助右手注射點滴的病患，由輪椅轉位至床上的方法為協助病患站起轉向床時，宜使用腿部及臀部肌肉。

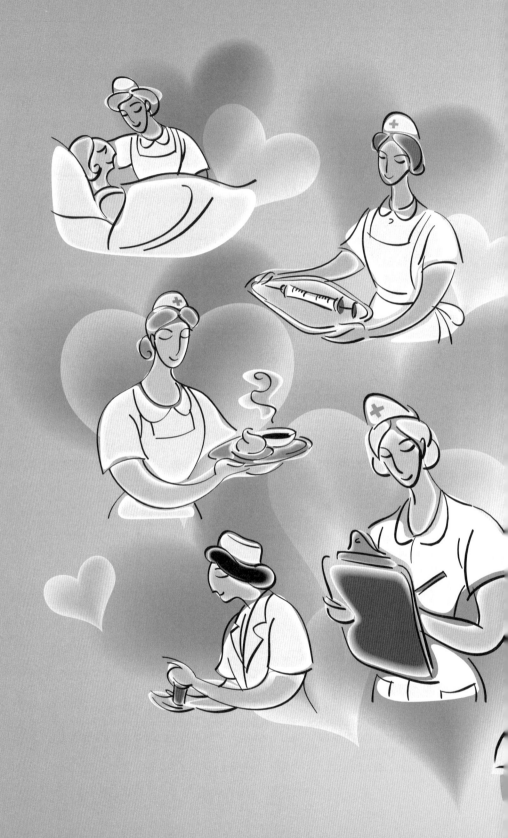

第4章
舒適與安全

本章學習目標：

1. 患者臥位與舒適

2. 清潔與舒適

3. 壓瘡的預防及護理

4. 疼痛患者的護理

5. 滿足病人舒適的需求

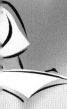

4-1 舒適與安全

（一）概論

1.不舒適的含義：指個人身心不健全或有缺陷、周圍環境有不良刺激、對生活不滿、身心負荷過重的一種感覺。不舒適的表現為煩躁不安、緊張焦慮、精神不振、疲乏、失眠、精神不振、不能入睡、消極失望、身體無力，難以持續日常工作和生活等。疼痛是不舒適中最為嚴重的情況。

2.舒適的含義：舒適是指個人身心處於輕鬆、滿意、自在、沒有焦慮、沒有疼痛的健康、安寧狀態中的一種自我感覺。舒適分為下列四個層面：（1）生理的舒適；（2）心理的舒適；（3）環境的舒適；（4）社會的舒適。

3.不舒適的原因：（1）身體的因素：疾病、姿勢和體位不當、活動受到限制與身體不清潔之類的個人衛生問題。（2）心理方面的因素：恐懼和焦慮、不受到關心、自尊心受損與面對壓力。（3）社會方面的因素：缺乏支援系統、角色適應不良、生活習慣的改變與對環境陌生。（4）環境方面的因素。

（二）護理的原則

1.以預防為主，正面地促進患者的舒適感。2.加強觀察，及時去除發現不舒適的誘因。3.採取有效的措施，消除或減輕不舒適感。4.相互信任，給予心理上的支持。

（三）患者的臥位與舒適

臥位是指患者休息和為適應醫療護理的需求所採取的臥床姿勢。

1.臥位的性質：根據臥位的自主性分為主動臥位、被動臥位與被迫臥位。根據使用目的分為治療位、檢查位與舒適位。根據臥位的平衡穩定性分為穩定臥位與不穩定臥位。

（1）根據臥位的自主性分為：（a）主動臥位（自由臥位）：指患者自己採取的臥位。患者身體活動自如，體位可以隨意改變。（b）被動臥位（昏迷臥位）：指患者臥於他人所安置的臥位。患者自身並無變換臥位的能力，躺在被安置的臥位。（c）被迫臥位（治療臥位）：指患者為了減輕疾病所導致的痛苦或因治療所需而被迫採取的臥位。患者意識相當清楚，有變換臥位的能力，由於疾病的影響或治療的需求所採取的臥位。

（2）根據使用目的分為：（a）治療位：例如在灌腸時，可以採取左側臥位。（b）檢查位：例如在婦科檢查時可以採用截石位。（c）舒適位：例如一般休養的病人所採取的仰臥位或側臥位。

2.舒適臥位及其要求：（1）含義：舒適臥位是指患者在臥床時，身體各個部位處於合適的位置，而感到輕鬆自在。（2）基本的要求：臥床姿勢要符合人體力學的要求。經常變換體位，至少每 2 小時變換一次。患者身體各個部位每天均要有活動。加強受壓部位的皮膚護理，並適當地遮蓋患者。

舒適與不舒適

舒適	是個人在其環境中保持一種平靜安全的精神狀態,是身心健康、沒有疼痛、沒有焦慮而輕鬆自在的感覺。
不舒適	當有來自於身體、心理、精神、社會和環境等方面的刺激時,即會感到不舒適。疼痛是不舒適中最嚴重的型式。

不舒適的原因

身體層面	個人衛生、姿勢和體位不當、壓力和摩擦、身體內部的原因
社會層面	缺乏支援系統、角色適應不良
心理精神層面	焦慮、恐懼;不受到關心與尊重;面對壓力
環境層面	通風不良、陌生的環境、異味、雜訊及干擾

護理不舒適病人的原則

護理的目的	消除不舒適的原因;協助病人獲得最佳的健康狀態
護理的原則	評估不舒適的原因,加強基礎護理。預防在先,促進舒適;加強觀察,去除誘因;互相信任,給予心理上的支援

增進舒適的護理措施

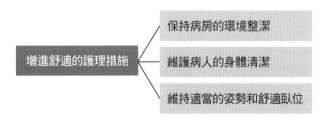

4-2 常用的臥位（一）

（一）常用的臥位

常用的臥位涵蓋了仰臥位、去枕仰臥、中凹臥位、屈膝仰臥位、側臥位、半坐臥位、截石位、端坐位、俯臥位、頭低足高位、頭高足低位與膝胸臥位。

1. 仰臥位：

（1）仰臥位又稱為平臥位，是一種自然的休息姿勢，也適用於胸部檢查。

（2）患者仰臥，頭下放枕，雙臂放身體兩側，雙腿伸直自然放置。

（3）根據病情或檢查的需求，仰臥位又會發生一些變化而分為：去枕仰臥位、屈膝仰臥位與中凹臥位。

（a）去枕仰臥位：①姿勢：去枕仰臥。昏迷和全身麻醉而未清醒的病人頭偏向一側，枕橫置於床頭。其適應症為適用於昏迷或全身麻醉未清醒的病人，可以防止嘔吐物進入氣管而引起窒息和吸入性肺炎之類的肺部併發症。②適用範圍：適用於椎管內麻醉或脊髓腔穿刺之後的病人，仰臥六小時，可以防止腦脊液外漏，頭顱內壓下降而引起的頭痛。③步驟：協助患者去枕仰臥，枕橫立於床頭，頭偏向一側，雙臂放於身體兩側，兩腿自然放平。

（b）中凹臥位：①姿勢：抬高頭胸部大約 10° 至 20° 左右，以利於呼吸；抬高下肢大約 20°～30°，以利於靜脈血液回流，增加返回心臟的血液量。②適用範圍：適用於休克患者。抬高頭胸部，有利於保持氣管的暢通，增加肺活量，有利於通氣，改善缺氧的症狀；抬高下肢，可以進入靜脈血液的回流，增加回心血量而緩解休克的症狀。

（c）屈膝仰臥位：①姿勢：患者仰臥，頭下墊枕頭，雙臂放於身體兩側，雙膝屈起，並稍微向外分開。在檢查或操作時要注意保暖及保護患者。②適用範圍：適用於腹部檢查或接受導尿、會陰沖洗等，以使腹肌放鬆，便於檢查。

2. 側臥位：（1）姿勢：患者側臥，雙臂屈肘，一手放在枕旁，一手放在胸前，病人下腿稍微伸直，上腿彎曲，為穩定性臥位。在兩膝之間、胸腹部、背部可以放置軟枕來支撐患者，使患者感覺舒適。（臀部肌肉注射應下腿屈曲，上腿略伸直，以使得臀部肌肉放鬆）。上肢自由屈曲於胸前或枕旁，在必要時背後和胸腹之前各置一軟枕以支持側臥位。（2）適用的範圍：適用於病人休息，與仰臥位交替使用。也可以用於灌腸、肛門檢查、臀部肌肉注射及配合胃鏡檢查等。預防壓瘡，側臥位與平臥位交替，便於護理局部的受壓。

3. 端坐位：此種姿勢會使強迫體位病人容易疲勞，可以將靠背架搖起成近 70°～80°，以支持後背；在胸前放置跨床的小桌，置軟枕供病人做俯前的休息。其適用範圍為急性肺水腫、心包積液、支氣管哮喘等嚴重呼吸困難病人被迫採取端坐。（1）適應症：心力衰竭、心包積液、支氣管哮喘發作時的患者。（2）姿勢與步驟：扶患者坐起，用床頭支架或靠背架將床頭抬高 70°～80°。讓患者身體稍向前傾，床上放置一個跨床小桌，桌上放置一個軟枕，患者可以伏桌休息。在必要時要加上床檔，保證患者的安全。

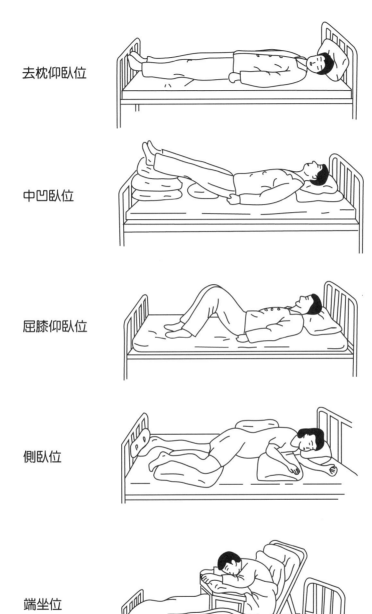

去枕仰臥位

中凹臥位

屈膝仰臥位

側臥位

端坐位

✛ 知識補充站

　協助病患維持舒適的仰臥姿勢，可使用足托板，預防比目魚肌與緋常肌不自主收縮，並可預防垂足。

4-3 **常用的臥位（二）**

（一）常用的臥位（續）

4. 半坐臥位：

（1）姿勢與步驟：（a）搖床：先將患者床頭支架搖起成 30° 至 50° 左右，再搖起膝支架以防止患者身體下滑。在必要時床尾可以放置一個枕頭，墊於患者的足底；在放平時，先搖平膝下支架，再搖平床頭支架。（b）靠背架：不能搖起的床，可以將患者上半身抬高，在床褥下放一靠背架，下肢屈膝，用中單包裹膝枕，墊在膝下，中單兩端的帶子固定於床緣，以防止患者下滑。床尾足底墊軟枕。在放平時，先放平下肢，再放平床頭。

（2）半坐臥位的適應症：其適用範圍除了與其他臥位交換用於休息之外，還有治療的價值。半坐臥位的適應症有某些面部及頸部手術後患者、急性左心衰竭患者、心肺疾病所引起呼吸困難的患者、腹腔、盆腔手術後或有炎症的患者、腹部手術後患者與疾病恢復期體質虛弱的患者。

（3）半坐臥位的治療意義：●心肺疾病所引起呼吸困難的病人：可以使橫膈肌下降，擴大胸腔，利於呼吸；同時減少返回心臟的血液量，減輕肺瘀血和心臟負擔，從而改善呼吸困難的症狀。●腹腔、盆腔手術後或有發炎症的病人：盆腔腹膜與腹腔腹膜比較，具有抗感染能力較強和吸收能力較弱的特點，半坐臥位使滲出液流入盆腔，可以減少毒素的吸收，減輕中毒反應。同時，使發炎症侷限化，防止感染向上蔓延造成肝膿腫和橫膈下膿腫等嚴重感染。●腹部手術後的病人：半坐臥位可以減輕傷口縫合的張力，減輕疼痛，利於傷口的癒合。●某些面部及頸部手術後的病人：可以減少局部的出血和水腫。●急性左心衰竭的患者。●疾病恢復期體質虛弱的患者。

（4）半坐臥位的適用範圍：①某些面部及頸部手術後病人。②急性左心衰竭病人。③心肺疾病所引起呼吸困難的病人。④腹腔、盆腔術後或有發炎症的病人。⑤腹部手術後病人。⑥疾病恢復期體質虛弱的病人。

5. 頭低足高位：

（1）適應症：肺部分泌物引流，使痰易於咳出。適用範圍為肺引流與十二指腸引流，有利於膽汁引流。在妊娠時胎膜早破，避免羊水流出過多，防止臍帶脫垂。下肢跟骨或脛骨結節骨折牽引時，可以利用人體重力作為反牽引力。（2）姿勢：患者仰臥，枕頭橫立於床頭，以防止碰傷頭部。床尾腳使用支托物墊高 15 至 30 公分。此種體位會使患者感到不適，不宜使用時間過長。顱內壓高者禁用。

6. 截石位：

（1）適應症：其適用範圍為會陰、肛門部位的檢查、治療或手術，例如膀胱內視鏡、婦產科檢查、陰道灌洗和分娩等。（2）姿勢與步驟：患者仰臥於檢查臺上，兩腿分開，放於支腿架上，臀部與台邊對齊，兩手放在身體兩側或胸前。要注意保暖和遮擋。

半坐臥位

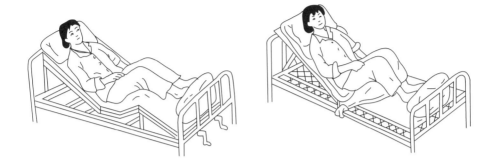

頭低足高位

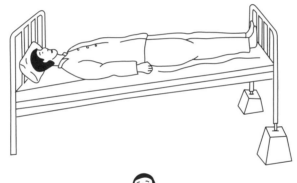

截石位

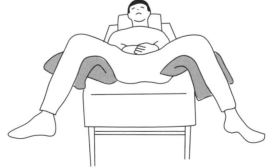

＋ 知識補充站

　　半坐臥姿勢可擴展胸腔，減低呼吸困難，減少回心血量及頭頸部手術後出血的危險，促進胸腹部手術後傷口的引流，放鬆腹肌。

4-4 **常用的臥位（三）**

（一）常用的臥位（續）

7. 頭高足低位：（1）適應症：頸椎骨折的患者在做顱骨牽引時，利用身體重量做為反牽引力。做顱腦手術之後的患者，在開顱手術之後，會減輕腦水腫。（2）姿勢：患者的姿勢為仰臥，床頭腳用支托物墊高 15 至 30 公分左右，枕橫立於床尾或根據病情而定。

8. 俯臥位：

（1）適應症：●腰背部檢查或配合胰、膽管造影檢查時。●在脊椎手術之後或腰、背、臀部有傷口，不能平臥或側臥的患者。●胃腸脹氣所導致的腹痛；在俯臥位時，腹腔容積會增大，可以用於緩解胃腸脹氣所導致的腹痛。

（2）姿勢與步驟：患者俯臥，頭偏向一側，兩臂屈曲放於頭的兩側，下肢兩腿伸直，胸下、髖部及踝部各放一軟枕。

9. 膝胸臥位：用於矯正子宮後傾和胎位不正。（1）適應症：適用範圍為用於肛門、直腸、B 型結腸內視鏡的檢查及治療；矯正胎位不正或子宮後傾。促進產後子宮的復原。（2）姿勢與步驟：病人跪臥，兩小腿平放於床上，稍微地分開，大腿和床面垂直，胸部貼床面，腹部懸空，臀部抬起，頭轉向一側，兩臂屈肘，將手放於頭的兩側。

（二）**臥位的變換**

協助患者翻身側臥與協助患者移向床頭。

1. 協助病人翻身側臥

（1）目的：協助不能起床的病人更換臥位與變換姿勢，增進舒適感。減輕病人的局部組織受壓，預防其他的併發症，例如壓瘡、墜積性肺炎與褥瘡等的發生。適應治療與護理的需求。

（2）操作的方法：分為一人協助法與二人協助法。

（a）一人協助法：①病人仰臥，兩手放於腹部，兩腿屈曲。護理人員採用分段移位法將病人移向操作者一側的床邊，即先將病人頭、肩和臀部移向床邊，再將雙下肢移向床邊。②護理人員一手置病人肩部，一手置臀部，兩腳前後分開，利用自身的體重，向前推並翻轉病人，使其背向操作者。③按照側臥位要求使病人體位舒適。

（b）二人協助法：①病人仰臥，兩手放於腹部，兩腿屈曲。②護理人員兩人立於床同一側，一人托肩腰部，另一人托臀部和膝部，同時將病人抬起並移向自己一邊。然後再輕推翻轉病人，使其背向護理人員。

（c）注意事項：●在協助病人翻身時，不可拖拖拉拉，以免擦傷皮膚。在移動體位後，必須用軟枕墊好後背及膝下，以維持舒適體位。兩人協助翻身時，注意動作協調輕穩。●若病人身上有多種管道，翻身時須安置妥當，翻身後檢查勿扭曲，保持暢通。●在操作時要注意節力原則：兩腳分開，擴大支撐面；面向移動方向，利用自身體重；儘量靠近病人，以減小阻力臂。●為顱腦手術病人翻身應取側臥位或仰臥位，頭部不可劇烈翻動，以防引起腦疝壓迫腦幹，導致猝死；頸椎和顱骨牽引的病人，在翻身時不能放鬆牽引；石膏固定和有傷口的病人，在翻身之後要將患處放置於適當的位置。

頭高足低位

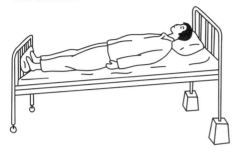

頭高足低位之托足板

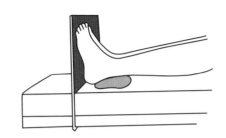

俯臥位

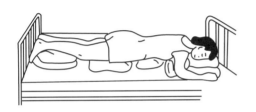

膝胸臥位

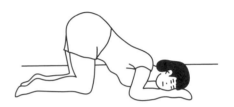

協助病人翻身側臥之一人協助法

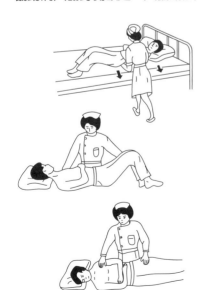

協助病人翻身側臥之二人協助法

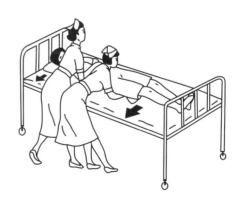

4-5 臥位的變換與醫院的安全環境

（二）臥位的變換（續）

2.協助病人移向床頭法

（1）目的：半坐臥位病人常會有向床尾滑動的傾向，協助滑向床尾而自己不能移動的患者移向床頭，護理人員要注意幫助病人恢復原位，回復正確而舒適的臥位

（2）操作方法：一人協助法與二人協助法。

（a）二人協助法：●放平床支架，枕橫立於床頭。●護理人員分別立於病床兩側，面向床頭，兩腳前後分開，一人托肩和腰，另一人托背和臀。同時抬起病人並移向床頭。●按照要求將病人置於舒適的體位。

（b）一人協助法：●放平床支架，枕橫立於床頭，以免撞傷頭部。●護理人員靠近床邊，面向床頭，兩腳前後分開，一手置病人肩下，另一手托臀部。●囑咐病人雙手上舉握住床欄，屈膝，雙足蹬床面。與護理人員同時用力向床頭方向移動。●放回枕頭，根據需要來搖起床頭，整理床鋪。

（c）注意事項：●根據人體力學原理移動患者，注意節力的原則。●有石膏或傷口較大的患者在翻身之後要注意防止患部受壓。●術後行頸椎和顱骨牽引的患者翻身時不可放鬆牽引。●顱腦手術後患者要採取平臥位或臥於健側，在頭部翻動時不可過於劇烈，以免形成腦移位引起腦疝，而壓迫腦幹造成突然死亡。●先換藥後翻身，檢查敷料有無脫落、浸濕。●為手術後患者翻身時要特別注意。●為帶有各種導管的患者翻身時，要首先注意妥當安置各種導管翻身之後要檢查導管有無脫落、移位、扭曲，保持其暢通。●患者翻身的間隔與時間應根據病情及皮膚的受壓狀況而定，局部皮膚在出現紅、腫、破潰時為褥瘡，要及時做好褥瘡的護理及床旁交班。●護理人員的動作要協調，輕、穩、不可拖拉，以防止擦傷皮膚，在翻身之後要調節好患者的體位，保持其舒適。

（三）滿足病人安全的需求

保護病人安全的措施為醫院常見不安全因素及防範與保護具的使用。

（四）醫院的安全環境

安全的環境是指平安、無危險與無傷害的環境，要避免出現物理性損傷、化學性損傷、生物性損害、心理性損傷與醫源性損害。

1.物理性損傷：

物理性損傷分為機械性損傷（墜床、跌倒與撞傷）、溫度性損傷（熱療所導致的燙傷、易燃易爆物品所導致的燒傷、理療器所導致的灼傷與冷療所導致的凍傷）、壓力性損傷（壓瘡與高壓氧艙治療不當所導致的氣壓傷）與放射性損傷（放射性診斷和治療處理不當所導致的放射性皮炎與皮膚潰瘍壞死）。

協助病人移向床頭法之一人協助法

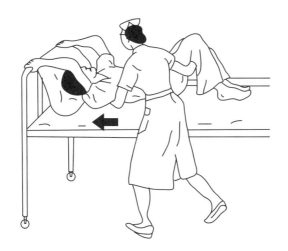

保護病人安全的措施

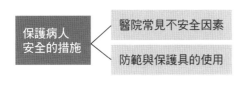

保護病人
安全的措施 —— 醫院常見不安全因素

防範與保護具的使用

安全的環境

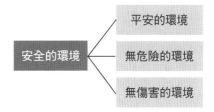

安全的環境 —— 平安的環境

無危險的環境

無傷害的環境

安全的醫院環境要避免的損傷

物理性損傷　化學性損傷　生物性損害　心理性損傷　醫源性損害

物理性損傷

機械性損傷	墜床、跌倒與撞傷
溫度性損傷	熱療所導致的燙傷、易燃易爆物品所導致的燒傷、理療器所導致的灼傷與冷療所導致的凍傷
壓力性損傷	壓瘡與高壓氧艙治療不當所導致的氣壓傷
放射性損傷	放射性診斷和治療處理不當所導致的放射性皮炎與皮膚潰瘍壞死

4-6 醫院的安全環境與保護用具的使用

（四）醫院的安全環境（續）

2.化學性損傷：在使用各種藥物時，藥物劑量的過大、濃度過高、用藥次數過多、配對不當與用錯藥均會引起化學性損傷。

3.生物性損害：包括微生物與昆蟲所造成的傷害。

4.心理性損傷：患者與周圍族群的情感交流、患者對疾病的認知和態度、醫護人員對患者的行為和態度等均會影響患者的心理，甚至會導致心理性損傷的發生。

5.醫源性損害：由於醫務人員言語或行為上的不慎給患者造成生理或心理上的損害，將之稱為醫源性損傷，醫務人員要加強職業道德來提昇個人的素質，強化責任心，提昇技術水準，遵守操作流程來保障患者的安全。

（五）保護用具的使用

保護具的使用分為約束帶的使用、支被架的使用、床檔的使用與注意事項。

1.目的：為了防止意外、發高燒、譫妄、昏迷、躁動及急重症病人因為虛弱、意識不清而發生墜床、撞傷、抓傷等意外，限制病人身體或肢體的活動，或為保護受壓部位而採取的必要措施，以確保病人安全和治療、護理的順利進行。

2.評估：（1）病人的年齡、病情、意識狀態、生命體徵及肢體活動情況；（2）病人因為約束帶可能引起的心理反應，例如不安與反抗；（3）病人及家屬對保護具使用方法的瞭解程度與配合程度；（4）使用保護具的種類及時間。

3.計畫：（1）目標：患者瞭解使用保護具的重要性、安全性，同意使用並配合。患者處於安全保護之中，並無血液循環不良、皮膚破損、骨折等意外發生；（2）物品的準備：根據需求來準備床檔、約束帶與支被架。

4.保護用具的使用：（1）約束帶的使用：寬繃帶的約束常用於固定手腕和踝部。（2）肩部約束帶的使用：常用於固定肩部，限制病人坐起來。（3）膝部約束帶：用於固定膝關節，限制患者下肢活動。膝部約束帶亦可使用布來製作，寬 10 公分，長 250 公分，寬頻中部相距 15 公分分別釘兩條二頭帶。在使用時，兩膝、膕窩襯棉墊，將約束帶橫放於兩膝上，寬頻下的兩頭帶各固定一側膝關節，再將寬頻繫於床緣。也可以用大床單來加以固定。（4）支被架：用於肢體癱瘓者，防止蓋被壓迫肢體而導致的不舒適或足下垂等；亦可以用於燒傷患者暴露療法需要保暖時。在使用時，將架子罩於防止受壓的部位，蓋好被子。（5）半自動床檔：透過控制面板依據實際的需求來加以升降。（6）全身固定法：被單 "木乃伊"。（7）注意事項：●記錄使用約束帶的原因、時間、每次的觀察結果、相應的護理措施和解除約束的時間。●在使用約束帶時，必須墊襯墊，固定要鬆緊適宜。●密切地觀察受約束部位的血液循環（大約 15 分鐘 1 次），定時加以鬆解（大約為 2 小時 1 次），在必要時做局部按摩，促進血液的循環，以確保患者安全和舒適。●約束帶只能短時期使用，在使用時要保持肢體處於功能位置，並協助患者翻身，保證安全、舒適。●在使用約束帶之前，向患者及家屬說明使用防護具的目的、操作要領和主要注意事項，以取得瞭解和配合，並使之獲得防護具使用的有關知識。●嚴格掌握約束帶的使用適應症，注意維護患者的自尊心。

寬繃帶的約束

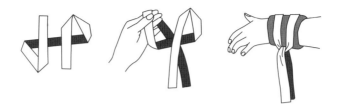

肩部約束帶的使用

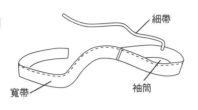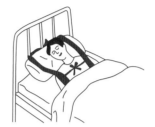

細帶

寬帶　　　　袖筒

膝部約束帶

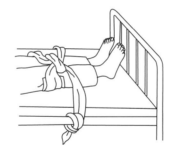

保護用具的使用方法

保護用具	種類	用途
床檔	多功能床檔	預防墜床
床檔	半自動床檔	預防墜床
床檔	木桿床檔	預防墜床
約束帶	寬繃帶	用於固定手腕與踝部
約束帶	肩約束帶	用於固定肩，限制患者坐起來
約束帶	膝部約束帶	用於固定膝部，限制患者下肢的活動
約束帶	尼龍襪扣約束帶	用於固定手腕、上臂與踝部
約束帶	支被架	用於肢體癱瘓者，防止蓋被壓迫肢體

4-7 疼痛（一）

（一）疼痛的概念

北美護理診斷協會（NANDA）在 1978 年對疼痛（Pain）所下的定義為："個人遭受或敘述有嚴重不適或不舒服的感受"。

（二）疼痛的共同特徵

1. 情緒反應：緊張、恐懼、焦慮等。這些反應證實了痛覺的存在。2. 行為反應：煩躁不安、皺眉、咬唇、握拳、身體蜷曲、呻吟、哭鬧、擊打等。例如生理反應：面色蒼白、出汗、肌肉緊張、血壓升高、呼吸心跳加快、噁心嘔吐與休克。疼痛是一種身心不舒適的感覺。疼痛是痛感覺和痛反應兩個成分的整合。對痛的反應是多樣化的。疼痛是個人身心受到侵害的危險警告，經常伴隨著生理、行為和情緒反應。疼痛顯示個別的防禦功能或個人整體性受到侵害。

（三）疼痛的機制

1. **疼痛的傳導**：（1）這些物質作用於游離神經末梢，使痛覺衝動沿著傳入神經迅速傳導至脊髓，透過脊髓丘腦束和脊髓網狀束上行至丘腦，投射到大腦皮質而引起疼痛。（2）各種傷害性刺激運作於身體，會引起受損組織釋放組織胺、緩激肽、5- 羥色胺等致痛物質。（3）痛覺感受器是位於皮膚和其他組織內的游離神經末梢。（4）相關研究認為大腦皮質是疼痛的感覺和反應發動的高級中樞。（5）人體的多數組織都有痛覺感受器，分佈在皮膚及深部組織之內。

2. **疼痛的性質**：（1）感受器在各個部位的分佈密度不同，對疼痛刺激的敏感度也有所不同。（2）皮膚表面神經末梢密集，對疼痛最為敏感。（3）其次為動脈管壁、肌肉、關節、肌腱、筋膜等。（4）其他大部分深層組織和內臟器官只有稀疏的神經末梢分佈，對疼痛的敏感較弱。（5）牽涉痛是由於有病變內臟的神經纖維與體表某處的神經纖維會合於同一脊髓段，來自於內臟的傳入神經纖維除經脊髓上達大腦皮質反應內臟疼痛之外，還會影響同一個脊髓段的體表神經纖維，傳導和擴散到相應的體表部位而引起疼痛。（6）這些疼痛大多發生於內臟缺血、機械牽拉、痙攣和發炎症。例如心肌梗塞的疼痛發生在心前區，會放射至左肩及左上臂。

（四）發生機制

傷害因素作用於組織，會釋放出致痛的物質（組胺等），再作用於痛覺感受器（位於皮膚及組織內的游離神經末梢）而產生痛覺衝動，再透過神經傳導至脊髓與丘腦，再投射到大腦皮層而產生疼痛感。

小博士解說

疼痛的概念

疼痛（Pain）是一種令人苦惱和痛苦的感覺，此種感覺大多是由局部特定的神經末梢刺激所引起的。疼痛是臨床護理中最常見、最重要的徵象與症狀，是病人最痛苦的感受，是不舒適的最高呈現方式。

疼痛具有三種共同的特徵

疼痛具有三種共同的特徵	疼痛顯示個人的防禦功能或人的整體性受到侵害。
	疼痛是個人身心受到侵害的危險警告，常會伴隨著生理、行為和情緒的反應。
	疼痛是一種身心不舒適的感覺。

疼痛的發生機制

疼痛的發生機制	疼痛覺感受器為位於皮膚和其他組織內的游離神經末梢。
	神經、體液調節。
	牽涉痛：疼痛的一種類型，表現為病人感到身體體表的某處有明顯的痛感，而該處並無實際的損傷。這是由於有病變的內臟的神經纖維與體表某處的神經纖維會合於同一個脊髓段。

疼痛的原因與影響疼痛的因素

疼痛的原因	溫度刺激、化學刺激、物理損傷、病理的改變、心理因素
影響疼痛的因素	年齡、社會文化背景、個人的經歷、個別的心理特徵差異、情緒、注意力、疲乏、患者的支援系統、治療及護理因素

＋ 知識補充站

1. 疼痛的原因：溫度刺激、化學刺激、物理損傷、病理改變與心理因素。
2. 影響疼痛的因素：年齡、社會文化背景、個人的經歷、個別的心理特徵、情緒、注意力、疲乏、患者的支援系統與治療及護理因素。
3. 傷口疼痛應為立即需協助解決的問題，故止痛藥的評估為最重要的措施；再來為助行器的使用能夠幫助患者下床活動，而不需依賴他人，經濟困難的部分則可以轉介社工來加以協助。
4. 具體的護理目標需要簡潔、扼要而且明確，並以護理對象為導向，具有特異性，可以測量或觀察到的文字來描述。

4-8 疼痛（二）

（五）疼痛患者的護理

疼痛患者的護理分為疼痛程度與疼痛的護理。

1. **評估：**（1）內容：疼痛的部位，時間，性質，程度，表達的方式，影響疼痛的因素，對患者的影響，疼痛伴隨的症狀。（2）方法：數字型疼痛評定法，文字描述式評定法，視覺類比評定法與面部表情測量圖。

2. **護理措施：**（1）減少或消除引起疼痛的原因。（2）緩解或解除疼痛：藥物，物理，針灸，電子刺激等。

根據疼痛發生的原始部位可以分為（1）皮膚疼痛：為燒灼感或刺痛感。（2）身體疼痛：痛感較為遲鈍。（3）內臟疼痛：定位不清，而且疼痛的傳導較慢。（4）牽涉性疼痛：內臟的損傷導致在身體某一個特定體表部位出現明顯的疼痛感。（5）神經痛：呈現為劇烈灼痛或酸痛。（6）假性疼痛：某些病人在病變部位已經去除之後仍會感到疼痛。

（六）內臟疼痛的性質

1.實質器官：持續性鈍痛、隱痛。2.空腔器官：陣發性絞痛。3.發炎症與梗塞並存：持續性疼痛，陣發性加劇。4.潰瘍穿孔：突然刀割狀燒灼性腹痛。5.膽道蛔蟲：陣發性鑽頂樣痛。

（七）各類腹痛的特色

1. 外科腹痛：先有腹痛，然後出現消化道症狀，並有腹部拒按症。

2. 內科腹痛：先有發燒和消化道症狀，然後會出現腹痛，並有腹部喜按症。

3. 兒科腹痛：腹痛和發燒相繼或同時發生，常會伴隨著上呼吸道感染症狀。

4. 婦科腹痛：與月經有關，並會伴隨著陰道分泌物增多。

根據疼痛持續的時間可以將其分為（1）急性疼痛：在幾小時、幾天、直至 6 個月以內可以緩解的疼痛。（2）慢性疼痛：持續 6 個月以上的疼痛。

（八）疼痛的程度

1. 世界衛生組織疼痛分級：0 級、1 級、2 級與 3 級。2. 評分法測量：0 ～ 10 數字疼痛強度量表、疼痛強度簡要描述量表、目測模擬量表與面部表情測量圖。

（九）世界衛生組織疼痛的分級

● 0 級：無痛。● 1 級（輕度疼痛）：有疼痛感，若不嚴重還可以忍受，睡眠不會受到影響。● 2 級（中度疼痛）：疼痛相當明顯，不能忍受，睡眠受到干擾，要求使用鎮痛藥。● 3 級（重度疼痛）：需要使用鎮痛藥，疼痛劇烈，不能忍受，睡眠嚴重地受到干擾。需要使用鎮痛藥，會伴隨著自律神經紊亂或被動體位。

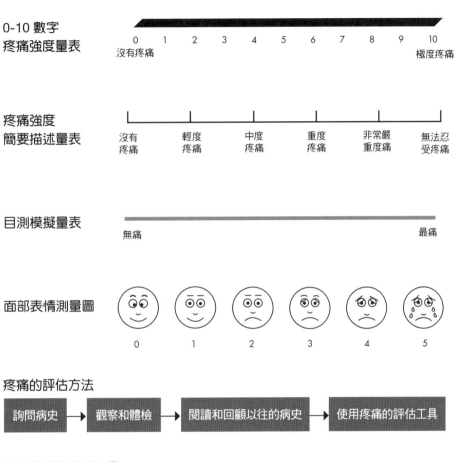

0-10 數字
疼痛強度量表

0　1　2　3　4　5　6　7　8　9　10
沒有疼痛　　　　　　　　　　　　　　　　極度疼痛

疼痛強度
簡要描述量表

沒有　　輕度　　中度　　重度　　非常嚴　　無法忍
疼痛　　疼痛　　疼痛　　疼痛　　重度痛　　受疼痛

目測模擬量表

無痛　　　　　　　　　　　　　　　　最痛

面部表情測量圖

0　　1　　2　　3　　4　　5

疼痛的評估方法

詢問病史 → 觀察和體檢 → 閱讀和回顧以往的病史 → 使用疼痛的評估工具

疼痛的評估特殊工具

臉譜的表情	語言測定評分（Verbal Rating Scale VRS）	數字測定評分（Numerical Rating Scale NRS）	視覺類比評分（Visual Analogue Scale VAS）

VRS 和 NRS 是臨床上最常用的評估工具，VAS 評分則是基礎的研究工具

語言測定評分（VRS）

0級	無痛。
1級（輕度）	雖然有疼痛但是還可以忍受，能夠正常地生活，睡眠並不會受到干擾。
2級（中度）	疼痛相當明顯，不能忍受，入眠較淺，易於疼醒，要求服用止痛劑。
3級（重度）	疼痛劇烈，不能忍受，需要服用止痛劑，睡眠受到嚴重的干擾，會伴隨著自律神經紊亂或被動體位。

4-9 **疼痛（三）**

（十）疼痛的護理措施

　　減少或消除引起疼痛的原因，緩解或解除疼痛，止痛（藥物止痛、物理止痛、針灸止痛），心理護理，促進舒適感與健康教育。

（十一）藥物止痛

　　1. **癌性疼痛的處理**：第一階段（使用非麻醉性止痛藥，添加輔助性藥物）。第二階段（弱麻醉性止痛藥，添加第一階段的藥物）。第三階段（使用強麻醉性止痛藥，添加第二階段的藥物）。

　　2. **給藥的原則**：（1）以口服給藥為主。（2）依據階段來給藥。（3）按時給藥。（4）劑量個別化。

　　3. **使用藥物性止痛的注意事項**：（1）在給止痛劑之前，護理人員要瞭解藥物的相關知識。（2）在診斷未明確之前，不能隨意使用止痛劑。（3）依據需求來給藥轉換到按時給藥（4）合併使用，交替使用。（5）使用不同的劑量。（6）避免病人成癮。（7）及時地加以評估。

（十二）非藥物性止痛

　　1. **鬆弛術**：（1）組織活動。（2）有節奏的呼吸。（3）指導性想像。

　　2. 心理治療。

　　3. 皮膚刺激。

　　4. 適當的活動。

　　5. 針灸治療。

　　6. 為疼痛的病人制定護理計畫。

（十三）鎮痛藥

　　作用於中樞神經系統，選擇性地消除或緩解痛覺的藥物，在鎮痛時，意識清醒，其他的感覺不會受到影響。

小博士解說

疼痛的護理措施

　　1.減少或消除引起疼痛的原因。

　　2.適度地運用緩解或解除疼痛的方法。

　　（1）藥物止痛：鎮痛藥物的分類、鎮痛藥物的常見給藥途徑、世界衛生組織（WHO）所推薦的三階段鎮痛療法的基本原則和內容、患者自己控制鎮痛泵的使用。

　　（2）物理止痛：是指使用各種人工的物理因子運作於患病的身體，而引起身體的一系列生物學效應，使疾病得以康復。物理因子可以分成兩大類：大自然的物理因子和人工所產生的物理因子。

　　（3）針灸止痛：根據疼痛的部位，針刺相應的穴位，使人體的經脈疏通、氣血調和，以達到止痛的目的。

　　（4）經由皮神經電子刺激療法：經由皮膚將特定的低頻脈衝電流輸入人體，利用其所產生的無損傷性鎮痛作用，來治療疼痛為主疾病的電子刺激療法稱為經皮神經電子刺激療法。主要用於治療慢性疼痛。

非麻醉性與麻醉性止痛藥

非麻醉性止痛藥	具有解熱鎮痛的功效，用於解除中度疼痛。例如：肌肉痛、關節痛、神經痛等。
麻醉性止痛藥	透過中樞抑制作用而改變痛覺，用於難以控制的劇烈疼痛。

癌痛的"三階段療法" 原則

按照藥效的強弱依據階段的順序使用

使用口服藥；按時、合併服藥

用藥的劑量個別化

癌痛的"三階段療法"

第一階段	主要針對輕度疼痛的病人。選用非鴉片類藥物、解熱鎮痛藥、抗發炎類藥，例如阿司匹靈、布洛芬等。
第二階段	主要適用於中度疼痛的病人，若用非鴉片類藥物止痛無效，可以選用弱鴉片類藥物。例如配西汀、可待因等。
第三階段	1. 主要用於重度和劇烈性癌痛的病人。 2. 選用強鴉片類藥，例如嗎啡、呱替啶、美沙酮等。 3. 輔助性用藥：在癌痛治療中，經常採取合併用藥的方法，即加用一些輔助性藥物以減少主藥的用量和副作用。 4. 常用的輔助性藥物有：非甾體抗發炎藥，例如阿司匹靈類；弱安定類，例如艾司唑崙和地西泮等；強安定類，例如氯丙嗪和氟呱啶醇等；抗憂鬱症藥物，例如阿米替林。

4-10 **保護具與輔助器的使用**

保護具與輔助器為保護患者安全的措施。

1. 保護具的使用

（1）是用來限制患者身體或身體某個部位的活動，以達到維護患者安全與治療效果的各種器具。

（2）常用的保護具：床檔（Bedside Rail Restraint）、約束帶（Restraint）、支被架（Overbed Cradle）。

（3）適用的範圍：（a）小兒患者；（b）墜床發生的機率較高者；（c）實施某些眼科特殊手術者；（d）精神病患者；（e）長期臥床、極度消瘦、虛弱及其他壓瘡易於發生者；（f）皮膚搔癢者。

（4）使用的原則：知情同意原則、短期使用原則、隨時評估原則。

（5）床檔：主要用於預防患者墜床。分為多功能床檔、半自動床檔、圍欄式床檔。

（6）約束帶：用於保護躁動患者，限制身體或肢體活動，防止患者自傷或墜床。約束帶分為寬繃帶、肩部約束帶、膝部約束帶、尼龍搭扣約束帶。

（7）支被架：（a）主要用於肢體癱瘓或極度衰弱的病人，防止被蓋壓迫肢體。（b）也可以用於灼傷病人的暴露療法而需要保暖時。

（8）使用約束帶的注意事項：（a）嚴格掌握保護具使用的適應症，維護病人自尊，不能以約束來對病人加以威脅或處罰。（b）保護具只能短期使用，使用時肢體處於功能位置，並協助病人翻身，保證病人安全、舒適。（c）在使用約束帶時，約束帶下應墊襯墊，固定必須鬆緊適宜，其鬆緊度以能夠伸入 1～2 個手指為宜。注意每 15～30 分鐘觀察一次受約束部位的血液循環，包括皮膚的顏色、溫度、活動及感覺等；每 2 小時定時鬆解一次，並改變病人的姿勢，同時給予受約束的肢體運動，在必要時要做局部的按摩，促進血液的循環。

記錄使用保護具的原因、時間、每次觀察的結果、相應的護理措施、解除約束的時間。

2. **輔助器的使用：**輔助器是為患者提供保持身體平衡與身體支援物的器材，是維護患者安全的護理措施之一。

（1）拐杖（Crutch）：提供給短期或長期殘障者離床時使用的一種支持性輔助用具。

（2）手杖（Cane）：一種手握式的輔助性用具，常用於不能完全負重的殘障者或老年人。

（3）助行器（Walking Aid）：適用於上肢健康，下肢功能較差者。

（4）輔助器的使用目的：為身體有殘障或因疾病及高齡行動不方便的病人，使用輔助性器材來輔助病人的活動，保障病人的安全。

輔助器使用的注意事項

輔助器使用的注意事項	使用者意識清楚，身體狀態良好、穩定。
	選擇適合自身的輔助器。
	使用者的手臂、肩部或背部無傷痛，以免影響手臂的支撐力。
	在使用輔助器時，患者的鞋要合腳、防滑，衣服要寬鬆、合身。
	在調整拐杖和手杖之後，將全部的螺釘栓緊、橡膠底墊靠牢拐杖與手杖底端。並應經常檢查確定橡皮底墊的凹槽能否產生足夠的吸力和摩擦力，且緊栓於拐杖與手杖的底端。
	選擇較大的練習場地，同時地面應該保持乾燥，而並無可以移動的障礙物。

輔助器使用的評估

輔助器使用的評估	病人的年齡、病情、意識狀態、生命徵象及肢體的活動情況。
	病人因為約束帶可能會引起的心理反應，例如不安、反抗。
	病人及家屬對保護具的使用方法的瞭解程度、配合程度。
	需要使用保護具的種類及時間。

輔助器使用的目標與物品準備

目標	1.患者瞭解應用保護具的重要性、安全性，同意使用並配合。 2.患者位於安全保護之中，無血循環不良、皮膚破損、骨折等意外發生。
物品準備	根據需求來準備床檔、約束帶、支被架。

＋ 知識補充站

輔助器的使用目的

　　為了防止發高燒、譫妄、昏迷、躁動及急重症病人因為虛弱、意識不清而發生墜床、撞傷、抓傷等意外，限制病人身體或肢體的活動或為保護受壓部位而採取的必要措施，以確保病人安全和治療、護理的順利進行。

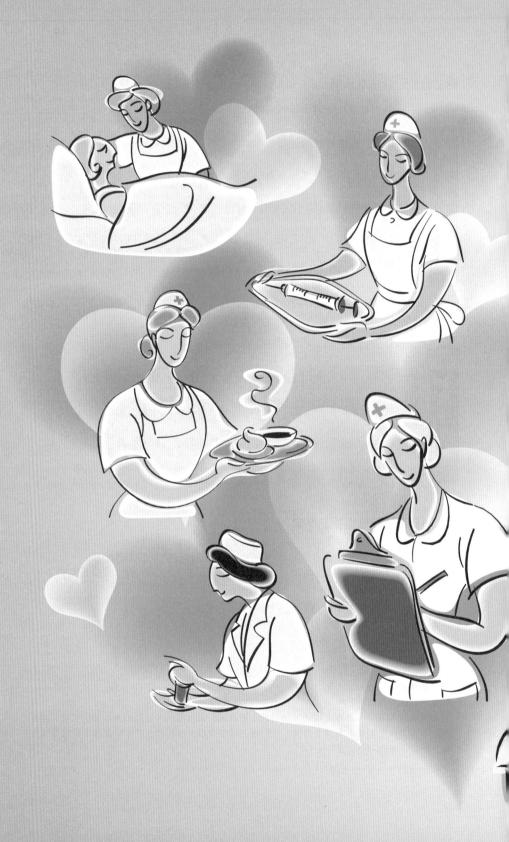

第5章
病人的清潔衛生

本章學習目標：

1. 確實掌握壓瘡的概念，壓瘡易發生的多發部位、口腔、頭髮、皮膚護理及晨晚間護理的目的、計畫與執行

2. 熟悉壓瘡的發生原因、預防、治療及護理

3. 確實瞭解口腔的評估內容、頭髮的護理評估、皮膚的結構、功能與護理評估

4. 敘述壓瘡發生的原因

5. 敘述壓瘡各個時期的臨床表現及護理措施

6. 正確執行壓瘡的預防措施

7. 確實掌握壓瘡的分期、治療和護理

5-1 **口腔的護理（一）**

（一）口腔護理相關的知識

1. 口腔的結構：口腔的結構涵蓋前壁、兩側壁、下部、上壁、懸雍垂、舌根、軟齶、咽呷。

2. 唾液之氫離子濃度指數（Hydrogen Ion Concentration）pH 值：唾液之 pH 值為 6.6 ～ 7.1。

3. 在患病時：抵抗力會低落，口腔自潔的功能會下降，pH 值會降低至 5.0 ～ 6.0 而導致口腔潰瘍糜爛、黴菌性口腔炎與口臭等症狀。

（二）概論

口腔是病原微生物侵入人體的主要途徑之一。口腔的溫度、濕度以及食物殘渣非常適合微生物的生長繁殖，所以健康人的口腔內含有大量的致病細菌和非致病細菌，但由於身體的抵抗力較強，加上飲水、進食、刷牙、漱口等活動發揮了減少或清除細菌的功能，通常並不會引起口腔的問題。當患病時，例如發高燒、昏迷、手術之後或口腔疾患等，促使身體抵抗力會降低，進食、飲水及刷牙等活動會減少，使得細菌得以在口腔內大量繁殖而引起口臭、潰瘍及其他的併發症，導致食慾減退、消化功能下降，並影響與人的正常交往。因此，做好口腔護理對病人十分重要。

（三）口腔的護理評估

1. 目的：診斷任何現存的或潛在的口腔衛生問題，確立護理計畫並提供適當的護理措施，從而減少口腔疾病的發生。

2. 評估的內容：自理能力的評估（瞭解患者每日清潔口腔的情況，瞭解患者在口腔清潔過程中的自理程度）、病人對牙齒保健知識瞭解程度的評估、口腔檢查的評估與配戴義齒病人的口腔評估。

（1）口唇：（a）顏色；（b）乾裂、出血；（c）皰疹。

（2）口腔黏膜：（a）潰瘍；（b）出血；（c）皰疹、膿液。

（3）牙齒：（a）齲齒；（b）義齒；（c）牙結石、牙垢。

（4）牙齦：（a）腫脹；（b）出血；（c）萎縮。

（5）舌頭：（a）顏色；（b）潰瘍、腫脹；（c）舌苔顏色及厚薄。

（6）口腔氣味：（a）口臭；（b）與疾病相關的氣味：例如爛蘋果的氣味。

口腔衛生的護理措施

口腔衛生諮詢	清潔用具使用的諮詢、刷牙方法的諮詢、牙線剔牙法（Flossing）與其他牙籤、漱口水、海綿棒、電動牙刷、潔白牙貼等。
義齒（Dentures）的清潔與護理	義齒分為全口義齒、局部義齒、活動義齒與固定義齒四種。義齒要定時清洗，在白天持續配戴，在晚間要卸下來，卸下的假牙要浸泡在冷水中，不能自理者要由護理人員提供協助，使用牙刷刷洗假牙的各面，用冷水沖洗，暫時不用的假牙，可以浸泡於冷水杯，並且禁用酒精及禁用熱水消毒。
特殊的口腔護理（Special Oral Care）	適宜的族群為發高燒、昏迷、急重症、禁食、鼻飼、口腔疾患、術後而生活不能自理的病人，一般每天大約 2 ～ 3 次左右。

義齒的清潔護理

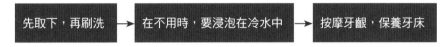

先取下，再刷洗 → 在不用時，要浸泡在冷水中 → 按摩牙齦，保養牙床

特殊的口腔護理

適用的範圍	對於發高燒、昏迷、急重症、禁食、鼻飼、口腔疾患、術後、生活不能自理的病人，護理人員應給予特殊的口腔護理。
要求	每天 2 ～ 3 次，可以酌情來增加次數。

＋ 知識補充站

口腔護理的目的

1. 保持病人的口腔清潔、濕潤、預防口腔感染及併發症；
2. 防止口臭、口垢，增進食慾，保證病人舒適；
3. 觀察口腔內的變化，提供病情變化的資訊。

5-2 口腔的護理（二）

（四）一般病人的口腔健康教育

1. **正確的飲食習慣**：平衡飲食、粗細搭配，多吃健齒的食品，多喝水與補鈣。

2. **正確地篩選口腔清潔用具**：要慎選牙刷與牙膏。

3. **正確的刷牙方法**：「三、三、三」制原則。

4. **牙線剔牙法**。

5. **叩齒與咽津**：（1）叩齒的方法：先靜心聚神，輕微地閉口，然後上下牙齒相互輕輕叩擊數十次，所有的牙都要接觸，用力不要過大，防止咬舌。經常叩齒可以增強牙齒的堅固性，使其不易鬆動和脫落，使咀嚼力加強，促進消化的機能。民間諺語說：清晨叩齒三十六次，到老牙齒不會落。（2）咽津的方法：在每天清晨漱洗之後，使用舌尖來微頂上齶，即會感覺有津液湧出，等待至充滿口腔之後，使用舌頭攪拌數次而緩緩地咽下，將之稱為下注丹田。咽津主要是為了使口腔內多生津液，可以清潔口腔，有助於消化，並增強身體的免疫力。所以 "惜唾如金" 是有科學根據的。

6. **按摩牙齦**：為了促進牙周組織的血液循環，改善局部的營養，增強口腔粘膜組織抗感染和抗損傷能力，防止牙垢和結石的沉積。其實際採用的方法為洗淨雙手，將拇指、食指放在牙齦的邊緣上，用指尖做一壓一鬆的動作，同時按摩上齶部，注意指甲不能刮到黏膜。

7. **義齒的清潔與護理**。

（五）特殊病人的口腔護理（Special Oral Care）

1. **目的**：（1）保持口腔清潔、濕潤，預防口腔感染等併發症；（2）去除口臭、口垢，使患者舒適，促進食慾，保持口腔的正常功能；（3）觀察口腔黏膜、舌苔和有無特殊的口腔氣味，提供病情變化的動態資訊，以協助診斷；（4）改善日常的生活能力。

2. **對象**：適宜的族群為發高燒、昏迷、急重症、禁食、鼻飼、術後、口腔疾病、生活不能自我料理的患者。一般每天為 2～3 次。

3. **操作中的重點和難點**：棉球個數，擦洗口腔的順序，彎血管鉗及小鑷子的使用方法與做口腔護理評估要富有整體性。

4. **注意事項**：棉球不可過濕，防患者將溶液吸入呼吸道；在擦洗時要夾緊棉球，每次一個，防止棉球遺留在口腔之內；在擦洗時動作要輕柔一些，儘量避免損傷黏膜及牙齦。

1. 牙刷與齒面以四十五度刷洗。

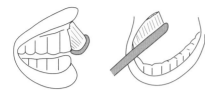

2. 要清洗舌苔。一般病人的口腔健康教育採用正確的刷牙方法：「三、三、三」制原則

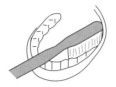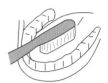

特殊病人的口腔護理：常用的漱口溶液

名稱	功能
生理鹽水	清潔口腔、預防感染
複方硼砂溶液(朵貝爾溶液)	除臭、抑制細菌
1%～3%的過氧化氫溶液	遇到有機物時，放出新生氧氣，抗菌除臭
2%～3%的硼酸溶液	防腐、抑制細菌
1%～4%的碳酸氫鈉溶液	破壞細菌的生長環境，用於真菌感染
0.02%的呋喃西林溶液	清潔口腔，廣泛地抗菌
0.1%的醋酸溶液	用於銅綠假單胞菌感染
0.08%的甲硝唑溶液	用於厭氧菌感染

＋ 知識補充站

1. 特殊病人口腔護理的評估：
   （1）病人的病情。（2）病人口腔內的衛生狀況。（3）病人的自理能力、心理反應及合作程度。
2. 特殊病人口腔護理的計畫：
   （1）用物的準備：備治療盤等、常用的漱口液、外用藥（口腔潰瘍膏、1%龍膽紫、維生素B2粉末；西瓜霜、冰硼散、錫類散；液狀石蠟；金黴素、致黴菌素甘油等）。（2）病人的準備。（3）環境的準備。
3. 執行之注意事項：
   （1）在擦洗時動作要輕柔，以免損傷口腔黏膜。（2）擦洗舌面、硬齶切勿過深，以免引起噁心。（3）昏迷病人禁忌漱口及注洗。（4）在擦洗時棉球不宜過濕，要夾緊防止遺留在口腔。（5）在發現病人喉部痰多時，要及時地吸出。（6）對長期使用抗生素要觀察口腔黏膜有無黴菌感染。（7）傳染病人用物必須按照消毒隔離原則來處理。（8）做好假牙的護理。（9）凝血功能較差或血液病的病人，動作要輕柔一些。

5-3 皮膚的護理（一）

（一）概論

皮膚護理有助於身心健康，促進舒適，預防感染及其它併發症。皮膚是身體最大的器官，分為表皮、真皮和皮下組織三層，具有保護身體、調節體溫、吸收、分泌、排泄及感覺等功能。

（二）影響皮膚健康的因素

1.內部因素：精神神經因素、飲食營養狀況、內分泌、內臟系統疾病、藥物等。

2.外部因素：物理、化學因素（紫外線、細菌、真菌、病毒、昆蟲）與衛生習慣、季節氣候、濕度、護理情況等因素。

（三）皮膚的評估

完整的皮膚為溫暖、柔嫩、不乾燥、不油膩，並沒有潮紅和破損，無腫塊與其他疾病的徵象。自我感覺清爽、舒適，對冷、熱、針刺和觸摸感覺敏銳。

1.皮膚的顏色：（1）蒼白：休克或貧血（血紅蛋白會下降）。（2）發紺：缺氧（單位容積血液中還原血紅蛋白量會上升）。（3）發紅：發熱性疾病（毛細管擴張充血，血流速度加快及紅血球含量會上升）。（4）黃疸：膽道堵塞（血中膽紅素濃度會上升）。（5）色素沉著：黑色素會增多（皮膚基底層的黑色素會上升）。

2.皮膚的溫度：（1）使用手指的背部評估。（2）有賴於真皮層的血液循環量。（3）可以顯示患者有無感染。（4）循環障礙與受到室溫的影響。

3.皮膚的柔軟度和厚度：（1）皮膚的彈性是指皮膚柔韌度或易於活動。（2）正常皮膚的厚度受到身體部位、年齡及性別因素的影響。

4.皮膚的彈性。

5.皮膚的完整性：有無破損、斑點、丘疹、水泡、硬結等症狀。

6.皮膚的感覺：冷、熱、觸、痛與癢（過敏）。

7.皮膚的清潔度。

（四）皮膚的清潔護理

皮膚的衛生諮詢：（1）皮膚衛生清潔的諮詢：易於出汗者（要時常洗澡）、皮膚乾燥（要減少洗澡）、妊娠 7 月以上者（禁用盆浴）、傳染病病人（依據隔離的原則來進行）、活動受限者（床上擦浴）。（2）清潔用品使用的諮詢：浴皂、沐浴露、潤膚劑、爽身粉等。依據患者的皮膚狀況、完整性、個人喜好及清潔用品使用的目的與效果來篩選。

（五）皮膚衛生的諮詢

清潔用品使用的諮詢：在沐浴時護理人員要根據患者皮膚的狀況，例如乾燥、油性、完整性、個人喜好及清潔用品使用的目的和效果來篩選清潔與保護皮膚的用品。

患者的評估

1. 健康知識	患者對保持皮膚清潔、健康的相關知識的瞭解程度及需求。
2. 清潔習慣	清潔習慣及對清潔品的篩選。
3. 自我料理的能力	需要完全協助還是部分協助。
4. 關節的活動	有無關節活動的限制。
5. 意識的狀態	患者的意識狀態，是否癱瘓或軟弱無力。

皮膚衛生清潔的諮詢

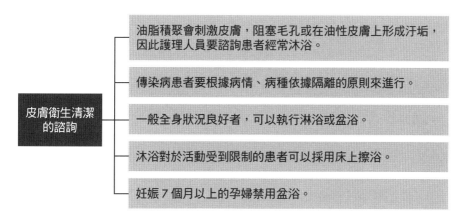

皮膚衛生清潔的諮詢

油脂積聚會刺激皮膚，阻塞毛孔或在油性皮膚上形成汙垢，因此護理人員要諮詢患者經常沐浴。

傳染病患者要根據病情、病種依據隔離的原則來進行。

一般全身狀況良好者，可以執行淋浴或盆浴。

沐浴對於活動受到限制的患者可以採用床上擦浴。

妊娠 7 個月以上的孕婦禁用盆浴。

＋ 知識補充站

1. 護理師執行青黴素皮膚實驗（PST），在注射時，針頭斜面向上，完全插入真皮內。
2. 在盤尼西林皮膚實驗（PST）中，在注射時，針頭斜面向上，由醫師檢查反應，而過敏反應常用之急救藥物為1/1000腎上腺素。
3. 為預防下肢行皮膚牽引病患發生血栓靜脈炎，可以教導病患來執行等長運動。

5-4 **皮膚的護理（二）**

（六）淋浴（Shower）或盆浴（Tub Baths）

1. 目的：（1）為護理人員提供觀察患者並與病人建立良好關係提供機會。（2）沐浴可以使肌肉得到放鬆並增加病人活動的機會。（3）可以刺激皮膚的血液循環，增強皮膚的排泄功能。（4）預防感染和壓瘡等併發症。（5）清潔皮膚，促進患者生理和心理上的舒適感，增進健康。（6）適用於全身一般情況良好者。

2. 用物的準備：臉盆、毛巾 2 條、浴巾、浴皂、洗髮精、乾淨衣褲、拖鞋。

3. 患者的準備：（1）協助患者瞭解沐浴的目的，做好準備。（2）沐浴要在進食 1 小時之後進行，以免影響消化。

4. 環境的準備：調節室溫在 22℃以上，水溫維持在 41℃至 46℃左右。

5. 評估：（1）評估病人的身體狀況及自行完成沐浴的能力。（2）評估皮膚的清潔及有無異常的改變。（3）評估病人的清潔習慣，對清潔衛生知識瞭解程度。

6. 計畫：（1）用物準備：臉盆、毛巾 2 條、浴巾、浴皂、洗髮精、乾淨衣褲與拖鞋。（2）病人的準備：協助患者瞭解沐浴的目的，做好萬全的準備。沐浴要在進食 1 小時之後進行，以免影響消化的功能。（3）環境的準備：調節室溫在 22℃以上，水溫維持在 41℃至 46℃左右。

7. 執行：（1）操作重點為（a）在飯後必須經過 1 小時才能夠沐浴。（b）水溫不宜太熱，水溫控制在 41℃～ 46℃左右。（c）室溫不宜太高，時間不宜過長。（2）要做好健康教育的工作。

8. 注意事項：（1）加強安全防範的措施，避免患者滑倒等意外的發生。（2）患者盆浴的時間不宜過長（不要超過 20 分鐘），浸泡過久，很容易導致疲倦。（3）必須在進食 1 小時之後沐浴，以免影響消化的功能。（4）傳染病患者要根據病情與病種，依據隔離原則來做淋浴。（5）妊娠 7 個月以上的孕婦禁用盆浴。

（七）床上擦浴（Baths In Bed）

適用於活動受限及十分衰弱的患者，例如使用石膏、牽引、必須臥床等無法自行沐浴的患者。

1. 目的：（1）適用於病情較重長期臥床，活動受到限制，生活不能自我料理者。（2）去除皮膚汙垢保持清潔，促進病人的舒適感。（3）促進皮膚的血液循環、排泄，增強皮膚的排泄功能，預防感染和壓瘡等併發症的發生。（4）觀察病人的一般情況，活動肢體，防止肌肉攣縮和關節僵硬等併發症。

2. 計畫：（1）用物準備：臉盆 2 個、治療盤（50％乙醇、指甲刀、清潔衣褲、被服）、水壺（50 至 52℃）、水桶 2 個。（2）準備便盆和屏風，病人自備：臉盆、浴巾與毛巾 2 條、浴皂、梳子與護膚用品。（3）病人的準備：病情穩定，全身的狀況較好。（4）環境的準備：護理人員準備調節室溫在 24 至 25℃左右。關好門窗，拉上窗簾或使用屏風來遮擋。

床上擦浴（Baths In Bed）

床上擦浴的重點	1. 準備：室溫為 24 ～ 26℃ 左右，水溫為 50 ～ 52℃ 左右。 2. 順序：從頭至腳，由面頸至上肢至胸腹部至背部至下肢再至會陰部。 3. 方法：先洗濕再打肥皂，再洗去肥皂。 4. 穿脫衣服：先脫近側，後脫對側，若有外傷，先脫健康肢體之後再脫患肢。 5. 換水：根據水溫及汙染程度來決定。 6. 按摩。
評估	1. 觀察皮膚的清潔度及皮膚有無異常性的改變。 2. 評估病人的病情、瞭解及合作能力。 3. 評估病人的清潔習慣與對清潔知識的瞭解程度。 4. 評估病人是否需要使用便器。
執行操作的重點	1. 保護病人，防止受涼。 2. 每擦洗一個部位均應在其下面墊浴巾。 3. 擦洗動作要輕柔與連貫，要在 15 ～ 30 分鐘之內完成。 4. 在脫衣褲時先近後對，有患肢時先健後患，穿衣則反之而行。 5. 要注意擦洗腋窩、腹股溝等皺褶處。 6. 背部骨突處塗 50% 乙醇來按摩。 7. 根據季節篩選爽身粉、潤膚劑，而且要做好健康教育的工作。
注意事項	1. 護理人員在操作時，要運用人體力學的原理，才能夠節力、省力，從而避免肌肉的損傷。 2. 在操作時，要隨時觀察病情的變化，例如出現寒顫、面色蒼白，脈速等徵象時，要立即停止擦洗並給予適當的處理。 3. 在操作時，除了依據基本原則來進行之外，在患者可以忍耐的情況下，以擦洗乾淨為準，要注意皮膚皺褶處。對膠布等汙跡可以用汽油來擦拭。 4. 注意調節室溫與水溫，隨時添加或更換熱水，防止不必要的暴露及濕汙床單。 5. 在操作時要體貼與尊重患者，尊重患者的個人習慣。 6. 注意遮擋患者與保護患者的隱私權。 7. 隨時觀察病情的變化，在發生異常情況時，要馬上停止操作。 8. 要注意室溫與水溫，及時擦乾頭髮，防止著涼。 9. 防止水流入眼睛與耳朵之內，避免沾濕衣服與床單。 10. 較為衰弱的病人不宜洗頭髮。

床上擦浴的重點

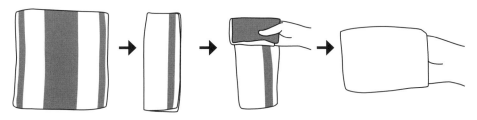

5-5 頭髮的護理（一）

（一）頭髮的護理

頭髮的護理分為床上梳髮、床上洗髮與滅頭蝨、蟣法。

（二）頭髮的評估

1. 頭髮及頭皮的評估：頭髮的評估包括毛髮的素質、分佈、濃密程度、長度、脆性及韌性、乾濕度、衛生情況、光澤度、顏色、數量與有無蝨子等，頭皮的評估包括頭皮是否乾燥、有無鱗片、有無頭蝨、傷口或皮疹、皮膚擦傷和表皮脫落等。

2. 患者頭髮護理知識、自理能力及健康諮詢所需要的評估：包括洗髮或梳髮的需求與習慣，是否臥床，有無關節活動受到限制，有無肌肉張力減弱或共濟失調，在洗髮或梳髮時需要完全協助還是部分協助，個人對頭髮清潔及相關知識的瞭解程度等。

3. 病人的病情及治療情況：患病及某些治療的需要均會影響患者頭髮的清潔與否。

（三）頭髮的清潔護理

適用的族群為長期臥床、關節活動受限、肌肉張力減低與共濟失調的患者。

床上梳髮（Combing Hair In Bed）：

1. 目的：去除頭皮屑，使頭髮整齊、清潔，減少感染的機會。按摩頭皮，刺激頭部的血液循環，促進頭髮的生長和代謝。維護患者的自尊和自信心，建立良好的護患關係。

2. 操作前的準備：●用物：梳子、治療毛巾；在有必要時要準備 30% 的乙醇。●患者：如果病情允許，可以坐起來或搖起床頭，採取半坐臥位。●環境：室內寬敞、明亮與溫度適宜。●護理人員：著裝整齊，要洗手。

3. 評估：病人的病情、自理能力、梳頭習慣、心理反應及合作程度；病人頭髮的分佈、濃密程度、長度與衛生情況。

4. 計畫：用物準備、病人準備與環境準備。

5. 執行：執行的操作重點，勿將頭屑和碎髮落在床上，在梳頭時儘量篩選圓鈍齒的梳子，避免過度牽拉，注意要邊梳邊按摩，髮辮不要綁太緊與做好健康教育的工作。

（四）床上洗髮（Shampooing Hair In Bed）

1. 目的：（1）去除頭皮屑及汗物使得頭髮整潔美觀，減少感染的機會；（2）按摩頭皮，刺激頭部的血液循環，促進頭髮的新陳代謝，消除搔癢感，（3）使病人舒適，促進身心的健康，建立良好的護患關係與預防和滅除虱蟣。

2. 床上洗髮的操作方法：床上洗髮的操作方法有洗頭車法、馬蹄形法與叩杯法。

床上洗髮（Shampooing Hair In Bed）

評估	1. 評估病人的病情，注意生命徵象的變化，若病情允許可以加以操作。
	2. 頭髮的衛生情況，觀察有無虱、蟣及頭皮損傷的情況。
	3. 評估病人的瞭解及合作程度。
計畫	用物準備（橡膠馬蹄形墊或自製馬蹄形墊，治療盤內備大、小橡膠單、浴巾、毛巾等）、病人準備與環境準備。
執行	1. 洗頭的頻率取決於個人日常習慣和頭髮衛生狀況。
	2. 對於出汗較多或頭髮上沾有各種汙漬的患者，要增加洗頭的次數。
	3. 長期臥床的患者，每週要洗髮一次。
	4. 遇有頭蝨的患者必須經過滅虱處理之後再將頭髮洗乾淨。
	5. 根據現有的條件可以採取多種洗頭的方法。

洗頭車床上洗頭法

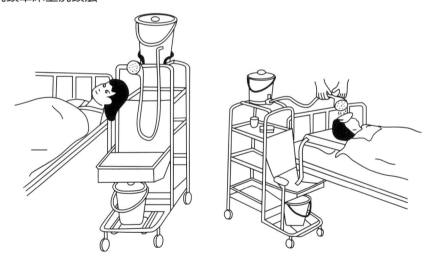

✛ 知識補充站

床上洗髮的步驟：

1. 採取合適的室溫與水溫來洗髮。
2. 保持患者合適的體位來洗髮。
3. 擦乾頭髮為床上洗髮的操作重點。

5-6 頭髮的護理（二）

（五）床上洗髮的操作重點

1. 操作前的準備：分為用物準備、患者準備與環境準備。（1）用物準備：治療盤為大、小橡膠單浴巾、毛巾、別針、紗布、棉球、量杯、水壺（43℃至45℃左右）與水桶，橡膠馬蹄形墊或自製馬蹄形墊、臉盆或汙水桶、洗髮液、梳子。

2. 操作的重點：（1）採取合適的室溫與水溫；（2）保持患者合適的體位、洗髮、擦乾；（3）保護眼睛、耳朵、衣服、床單；（4）護理人員要節省力氣；（5）注意動作要輕穩、運用省力的原則；（6）保護床單枕頭衣服不被沾濕；（7）要注意不要將泡沫、汙水進入眼睛、耳朵；（8）要及時將頭髮吹乾，避免著涼；（9）注意觀察病人，如有異常，要立即停止。

3. 注意事項：（1）在洗頭時，護理人員要保持良好的姿勢，避免過度疲勞；（2）要考量到患者的忍受程度；（3）要注意觀察病情變化，面色、脈搏、呼吸有異常時要立即停止操作；（4）在洗髮的過程中要避免因為頻繁地轉動患者的頭部而引起的不適；（5）洗髮的時間不宜過長，以免患者過度疲勞，（6）要注意調節水溫，及時擦乾頭髮，避免患者著涼；（7）儘量滿足患者的遮擋要求；（8）要注意調節室溫，在冬季要注意保暖。

（六）滅頭蝨、蟣的方法

滅頭蝨、蟣法分為頭蝨、體虱、陰虱等。很小，呈現卵圓形，淺灰色。其卵（蟣）很像頭屑，係為固態顆粒，而不是薄鱗片，以一種黏性物質緊緊附著在頭髮上，不易去掉，一旦發現要立即消滅虱、蟣。

1. 目的：消滅頭蝨和蟣，預防相互之間的傳染和疾病傳播。

2. 評估：

（1）評估病人的病情，觀察頭髮上虱、蟣的分佈情況；

（2）評估病人的瞭解與合作程度；

（3）評估病人對頭髮清潔衛生知識的瞭解程度。

3. 計畫：

（1）用物的準備（洗頭用物、治療巾、蓖子等）：常用的藥液（使用30％含有酸百部酊劑：將酸百部酊劑30g放入瓶內＋50％乙醇100ml，在蓋緊48小時之後即可以使用純乙酸1ml；30％酸百部酊劑含酸煎劑：可以使用食醋來代替乙酸，純乙酸1ml相當於市售的食醋30ml，攝氏65°高粱酒100ml加上純乙酸1ml並加以蓋緊，在蓋緊48小時之後即可以使用）。

（2）病人的準備。

（3）環境的準備。

滅頭蝨、蟣的方法

護理人員的準備	使用隔離衣與戴手套
環境的準備	與床上洗頭法相同
患者的準備	動員患者剪短頭髮，剪下的頭髮在紙包裹焚燒
用物的準備	治療盤：洗頭用物、治療巾、篦子、治療碗、紗布、塑膠帽、紙袋、汗物袋、乾淨衣褲、被服
目的	消滅頭蝨和蟣，預防相互之間的傳染和預防疾病傳播
常用的藥液	1. 30% 含酸百部酊劑 2. 百部 30g 放入瓶內 +50% 乙醇 100ml 在蓋緊 48 小時之後可以使用 3. 65° 白酒 100ml+ 純乙酸 1ml 在蓋緊 48 小時之後才可以使用
注意事項	1. 滅虱要徹底，做好用物的處理，避免傳播 2. 要觀察患者在用藥之後的局部及全身反應 3. 護理人員要注意確實做好個人的防護工作

✚ 知識補充站

操作的重點：

1. 保護操作者以防止被傳染。
2. 防止藥液沾汙面部及眼部。
3. 均勻塗抹藥液，反覆地揉搓10分鐘。
4. 汙髒衣物袋要紮好做高壓消毒。
5. 梳子、篦子亦需要消毒。
6. 動作要輕穩。

5-7 壓瘡的預防與處理（一）

（一）壓瘡的概念是什麼？

壓瘡（Pressure Sores/Ulcer）是身體局部組織長期受壓，導致血液循環障礙，持續缺血、缺氧，組織營養不良而導致皮膚失去正常的功能而使軟性組織潰爛與壞死，又稱為壓力性潰瘍。一般醫院壓瘡的發生率為 2.5％～ 8.8％，甚至高達 11.6％。脊髓損傷病人的發生率在 25％～ 85％，且 8％與死亡有關；對住院老年人，發生率為 10％～ 25％，而老人護理院入院時的患病率為 17.4％，發生壓瘡的老年人較無壓瘡的老年人，死亡率增加 4 倍，若壓瘡不癒合，則其死亡率會增加 6 倍。

（二）引起壓瘡的原因（Cause）

1.壓力因素：（1）垂直壓力（Pressure）：當持續性的垂直壓力超過毛細管壓時（正常值為 16 ～ 32mmHg），則組織會發生缺血與潰爛壞死。（2）摩擦力（Friction）：容易損傷角質層。（3）剪切力（Shearing Force）：摩擦力加上壓力。

2.營養的狀況：營養不良會降低組織的修復能力、對缺氧的耐受力及對感染的抵抗力，然後導致壓瘡。

3.局部潮濕與溫度：潮濕和摩擦等物理因素的刺激，會導致酸鹼度的改變，皮膚角質層受損，組織變得鬆軟而脆弱，而使抵抗力降低與皮膚組織潰爛。

4.年齡的因素：皮膚彈性及循環因為年齡的因素而變差，組織對缺氧的耐受力也會降低，皮膚會變薄，而使易損性增加。

5.體溫的升高：當體溫升高時，身體的新陳代謝率會增高，組織細胞對氧的需求會增加。加之身體局部組織受壓，使已有的組織缺氧更加嚴重。

6.矯形儀器使用不當：在使用石膏固定和牽引時，會限制患者的運動，特別是夾板內襯墊放置不當、石膏之內不平整或有渣屑、矯形儀器固定過緊或肢體有水腫時，容易使肢體血液循環受阻，而導致壓瘡的發生。

（三）多發的部位（Sites）

壓瘡大多發生在受壓和缺乏脂肪組織保護、無肌肉包裹或肌層較薄骨隆突處。

（四）壓瘡的評估（Assessment）

1. 易患族群的評估：易患的族群為患神經系統疾病者、老年人、瘦弱及肥胖者、癱瘓和意識不清者、身體衰弱、營養不良、貧血及糖尿病患者、水腫及發高燒的病人、疼痛與因為醫療護理措施的限制而不能活動者、石膏固定的病人、大小便失禁病人與使用鎮靜劑的病人。 2.易患部位的評估：大多發生於骨隆突處及受壓部位：（1）仰臥位：枕骨粗隆、肩胛部、肘、脊椎體隆突處、尾部、足跟。（2）側臥位：耳部、肩峰、肘部、髖部、膝關節的內外側、內外踝。（3）俯臥位：耳、頰部、肩部、女性乳房、男性生殖器、髂脊、膝部、腳趾。（4）坐位：坐骨結節。

引起壓瘡的原因：壓力的因素

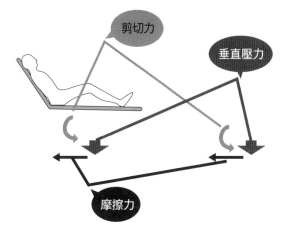

剪切力

垂直壓力

摩擦力

營養的狀況

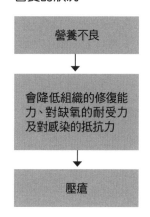

營養不良

↓

會降低組織的修復能力、對缺氧的耐受力及對感染的抵抗力

↓

壓瘡

壓瘡發生的原因

局部組織受壓過久

皮膚受到潮濕、摩擦因素的刺激

全身營養不良

其他的因素

壓瘡多發的部位：仰臥位

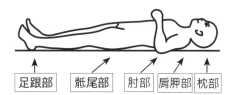

足跟部　骶尾部　肘部　肩胛部　枕部

壓瘡多發的部位：側臥位

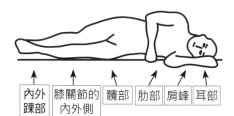

內外踝部　膝關節的內外側　髖部　肋部　肩峰　耳部

壓瘡多發的部位：俯臥位

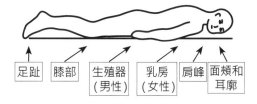

足趾　膝部　生殖器（男性）　乳房（女性）　肩峰　面頰和耳廓

✛ 知識補充站

1. 皮膚的評估：（1）皮膚的顏色；（2）皮膚的溫度；（3）皮膚的柔軟度和厚度；（4）皮膚的彈性；（5）皮膚的完整性；（6）皮膚的感覺；（7）皮膚的清潔度。

2. 通常傷口標本培養時，不需做任何傷口清洗可直接取樣，但如分泌物太多時仍可先以生理食鹽水清洗後再取樣。

5-8 壓瘡的預防與處理（二）

（五）壓瘡的預防措施（Prevention）

七勤為勤觀察、勤翻身、勤按摩、勤擦洗、勤整理、勤更換與勤交班。壓瘡的預防措施為避免局部組織長期受壓（更換臥位，保護骨隆突處和支持身體空隙處，在半臥位時，床頭抬高切勿超過 45 度），避免局部刺激，促進局部血液循環，改善身體的營養狀況，增加病人的活動與增加病人及其家屬有關的健康知識。

1. 避免局部組織的長期受壓：（1）間歇性解除壓力：每兩小時要更換姿勢，在必要時每 30 分鐘要翻身一次。若坐位每 15 分鐘至 20 分鐘抬高臀部一次，並加以記錄。（2）保護骨隆突處：使用減壓床墊、明膠床墊、交替壓力和充水床墊、噴氣式床墊、脈衝式充氣床墊、枕頭、水褥、海綿褥等。（3）正確地使用石膏、繃帶及夾板來加以固定。

2. 避免摩擦力和剪切力：（1）床頭不要高於 30°。（2）避免因為衣物、被子的皺折、縫線、結節而引起的摩擦。在翻身、更換床單與衣物時，一定要抬起病人身體，避免拉、拽、拖等動作。（3）便盆使用得當，可以防止擦傷皮膚。

3. 保護病人的皮膚：（1）保持皮膚和床單的清潔乾燥。（2）使用石膏、夾板、牽引的病人，襯墊要鬆軟適度。（3）對於長期臥床的病人，每天要做整體性範圍的關節運動（Range of Motion，ROM）的練習。（4）對於因為受壓而出現反應性充血的皮膚組織不要按摩。（5）對於長時間臥床的嬰幼兒臀部因為受壓或大小便刺激發紅的情況執行臀部烤燈法，33 公分，20～30 分鐘／次，Tid。

4. 背部按摩（Back Rub）護理：
（1）目的：（a）促進皮膚的血液循環，預防壓瘡等併發症；（b）觀察病人的一般情況。
（2）執行：操作的重點為（a）動作要均勻有節奏、連貫，手法正確，力道要適中；（b）使用大浴巾遮蓋，避免受涼；（c）受壓的部位若充血發紅，則禁止按摩；（d）保護床單、使衣物不被沾濕；（e）整理床單衣物，使受壓部位平整而無皺褶。

5. 增進病人的營養：（1）給予高蛋白、高熱量、高維生素的飲食，保證正氮平衡，促進面部創傷的癒合；（2）不能進食者，要使用鼻飼；（3）水腫要限制水、鈉的攝取；（4）脫水要補充水、電解質；（5）若感染時，要使用有效的抗生素；（6）若發生潰瘍時要使用 $ZnSO_4$。

6. 鼓勵病人活動：（1）根據病人的情況，適量活動；（2）長期臥床者，每天要做主動或被動的整體範圍的關節運動練習，以維持關節的活動性和肌肉張力，促進肢體的血液循環；（3）若要有效地預防壓瘡，護理人員在工作中要確實做到"六勤"。

7. 健康教育：使患者及家屬有效地參與或獨立地採取預防壓瘡的措施，使其瞭解發生壓瘡的原因、危險因素、預防和護理知識。

翻身記錄卡　姓名：李哲俠　床號：7

日期/時間	臥位	皮膚情況及備註	執行者
2013/4　8AM	左側臥位	皮膚完整性良好	李哲俠
2013/4　10AM	平臥位	局部皮膚無法紅潤，良好	李哲俠
2013/4　12AM	右側臥位	良好	李哲俠
2013/4　1PM	平臥位	良好	李哲俠
2013/4　3PM	左側臥位	良好	李哲俠

壓瘡的預防

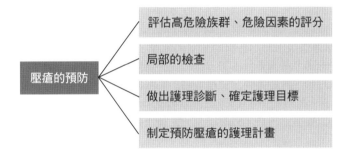

壓瘡的預防：〞六勤〞

勤觀察　　勤翻身　　勤按摩　　勤擦洗　　勤整理　　勤更換

✚ 知識補充站

1. 護理診斷：有皮膚完整性受損的危險、與壓瘡有關、制定護理目標與制定護理計畫。
2. 護理措施為：在整體上護理人員要做到勤觀察、勤翻身、勤按摩、勤擦洗、勤更換、勤整理、嚴格交接班。

5-9 壓瘡的預防與處理（三）

（六）壓瘡的治療與護理評估

壓瘡的治療與護理評估涵蓋壓瘡的臨床分期與病人的一般狀況（例如年齡、病情、營養狀況、活動能力、心理狀態等）。

1. 瘀血紅潤期：重點是去除致病的原因，防止壓瘡的繼續發展。（1）要做營養的補充。（2）使用減壓床墊等。（3）要適時翻身。（4）將床單拉平。（5）忌用紙尿褲，使用紙尿片墊於床鋪上，防止大小便汙染床墊。大便失禁者：若在腹瀉時，使用大便失禁收集袋。小便失禁者：女性使用存留導尿管小便訓練法；男性使用尿套來收集尿液。（6）要保持皮膚的乾燥清潔。（7）穿易於吸汗的衣服。

2. 發炎性浸潤期：重點是保護皮膚，防止感染的發生。（1）加強一般性護理。（2）小水泡防止破裂感染，大水泡需無菌處理。（3）藥物預防（優碘、凡士林、滑石粉等）。（4）紫外線照射：每天或隔天一次，每次 15 至 20 分鐘。（5）紅外線照射：有消炎、促進血液循環、增強細胞功能、乾燥與減少滲出等功能。

3. 淺度潰瘍期：重點是儘量保持局部瘡面清潔與乾燥。（1）鵝頸燈距離面部創傷 25 公分，照射 10 至 15 分鐘，每天 1 至 2 次。（2）在照射之後做無菌換藥法的處理。（3）雞蛋內膜、纖維蛋白膜、骨膠原膜、白糖等貼於面部創傷，羊膜囊治療等。（4）清潔面部創傷，敷料覆蓋，敷料勤換。（5）使用氧氣吹氣療法。（6）使用濕潤療法：甲硝唑、磺胺嘧啶銀加上維生素 B12（VitB12）、雙黃連粉針劑、葛根粉、紫草油、濕潤燒傷膏等。

4. 壞死潰瘍期：此時期要清潔瘡面，去除壞死組織，保持引流的暢通，促進肉芽組織的生長。（1）要做中藥治療。（2）在面部創傷感染時，要清洗面部創傷，敷料包紮，每 1 至 2 天要更換敷料。（3）若有瘺道形成者，要做 "T" 型管引流。（4）要做肌皮瓣移植修復術。（5）全身治療：要積極地治療原發病，增加營養與全身抗感染治療等。

（七）壓瘡的治療和護理（Cure and Nursing）

1. I 度壓瘡：去除危險因素，避免壓瘡進展；增加翻身次數；做濕熱敷與紅外線燈照射；將 2% 的碘酊塗抹局部部位；加強營養。

2. II 度壓瘡：保護面部創傷，預防感染。

3. III 度壓瘡：解除壓迫，清潔面部創傷，去除壞死組織和促進肉芽組織的生長。

淤血紅潤期（Ⅰ度壓瘡）

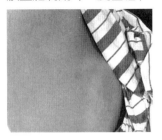

發炎性浸潤期（Ⅱ度壓瘡）

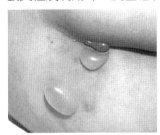

發炎性浸潤期之紅外線燈照射

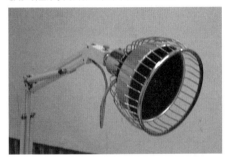

(上列圖片為編著者群拍攝之相片，擁有相片著作權)

壓瘡的評估

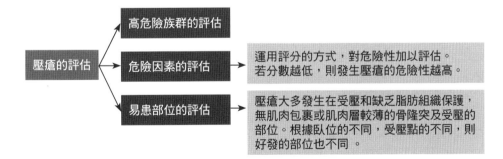

壓瘡的評估	高危險族群的評估	
	危險因素的評估	運用評分的方式，對危險性加以評估。若分數越低，則發生壓瘡的危險性越高。
	易患部位的評估	壓瘡大多發生在受壓和缺乏脂肪組織保護，無肌肉包裹或肌肉層較薄的骨隆突及受壓的部位。根據臥位的不同，受壓點的不同，則好發的部位也不同。

➕ 知識補充站

長期臥床的病人，因其小血管長期受壓迫，阻斷了局部組織血液的供應，故容易導致壓瘡。

5-10 壓瘡的預防與處理（四）

（八）壓瘡的分期與臨床表現（Stages and Manifestation）

1. 淤血紅潤期（Ⅰ度壓瘡）：在局部皮膚受壓或受濕刺激之後，出現紅、腫、熱、痛、麻，有的病無腫熱的反應。此期皮膚的完整性並未被破壞，為可逆性改變，要及時去除病因，會阻止壓瘡的發展。

淤血紅潤期的處理措施：處理原則為去除危險的因素，避免繼續延伸。①此時期要加強護理的措施，護理人員應該盡力治療壓瘡，使之不再繼續延伸。②增加翻身的次數，避免摩擦、潮濕和排泄物的刺激。③改善局部的血液循環，加強營養的攝取和增強身體的抵抗力。

2. 發炎性浸潤期（Ⅱ度壓瘡）：損傷達到皮下脂肪層，如果紅腫部繼續受壓，血液循環得不到改善，受壓皮膚轉為紫紅，皮下產生硬結，皮膚因為水腫變薄而出現水泡，在此時極易於破潰，顯露出潮濕紅潤的面部創傷。

發炎性浸潤期處理措施：處理的原則為保護皮膚，避免感染。除了加強上述的措施之外，有水泡者必須：①小水泡：減少摩擦，防止破裂，使其自行吸收。②大水泡：使用無菌注射器抽出泡內液體（不剪去表皮）塗消毒液，無菌敷料包紮。

3. 潰瘍期：淺度潰瘍期為表皮水泡破潰，真皮層瘡面有黃色滲出液，在感染之後有膿液覆蓋潰瘍形成，疼痛會加重。

淺度潰瘍期的處理措施：①處理原則為清潔面部創傷，促進癒合。②儘量保持局部的清潔、乾燥，以鵝頸燈距離面部創傷 25 公分來照射，1 至 2 次／天，10 至 15 分鐘／次。③在照射之後，以外科無菌換藥法處理面部創傷。④還可以採用雞蛋內膜、纖維蛋白膜等貼於面部創傷治療。

4. 壞死潰瘍期：重者壞死組織會發黑，膿性分泌物增多，有臭味。感染向周圍及深部延伸，可以達到骨骼，甚至會引起敗血症。

壞死潰瘍期的處理措施：①處理原則為去除壞死組織，促進肉芽組織的生長。②清洗面部創傷，去除壞死組織，保持引流的暢通，促進癒合。③潰瘍面有膿液者可以用優瑣溶液或利凡諾溶液清潔面部創傷，再使用無菌敷料包紮。④潰瘍面較深，引流不暢者，使用 3% 的過氧化氫來沖洗，以抑制厭氧菌。

（九）物理療法

利用純氧抑制面部創傷厭氧菌的生長，提高面部創傷組織中氧氣的供應量，改善局部的組織代謝。氧氣流吹乾面部創傷之後，形成薄痂，有利於癒合。

方法：使用塑膠袋罩住面部創傷，固定牢靠，通過一個小孔向袋內吹氧，氧流量大約為 5 至 6 公升／分鐘，每次 15 分鐘，每天 2 次。在治療完畢之後，面部創傷覆蓋無菌紗布或暴露均可。對分泌物較多的面部創傷，可以在濕化瓶內放置 75% 的酒精，使得氧氣在通過濕化瓶時，會帶出一部分酒精，從而發揮抑制細菌生長，減少分泌物，加速面部創傷癒合的功能。

壓瘡處理注意事項

```
壓瘡處理注意事項
```

保持床鋪清潔、平整、無皺褶，乾燥與無碎屑。

有大小便失禁、嘔吐、出汗者，要及時擦洗乾淨、衣服、被單隨濕隨換。傷口若有分泌物，要及時更換敷料，不可讓患者直接臥於橡膠單之上。

使用便器時，應選擇無破損便器，抬起患者腰骶部，不要強塞硬拉。

長期臥床或病重者，要注意全身的營養，在病情允許的情況下給予高蛋白、高熱量、高維生素的飲食，保證正氮的平衡。

不能進食者要給予鼻飼，在必要時需添加支援性療法，例如補充液體、輸血、靜脈滴注高度營養的物質等，以增強抵抗力及組織修復能力。

要適當補充礦物質，例如硫酸鋅，可以促進潰瘍的癒合。

對長期臥床的病人，要經常檢查受壓部位，每天做整體範圍的關節運動。

定期為病人溫水擦浴，使用50%的酒精來按摩受壓的部位。按摩分為局部按摩、全背按摩與電動按摩。

使用石膏、夾板、繃帶、牽引或其他矯正儀器，襯墊應鬆緊適度，平整柔軟，尤其要注意骨骼突起部位襯墊，觀察局部和肢端皮膚的顏色和溫度。

✚ 知識補充站

壓瘡是由於身體局部組織長期受壓，血液循環障礙，組織營養缺乏致使皮膚失去正常的機能，組織壞死而引起的皮膚潰瘍。老年人由於皮下脂肪減少，真皮層變薄，彈性纖維少，使得皮膚彈性變差，同時老年人消化系統功能減退容易造成營養不良，而老年人多發的腦血管意外、運動神經病變等，容易造成肢體活動障礙、偏癱、大小便失禁，加以長期臥床，糖尿病等，使得壓瘡發生的風險顯著地增加。據相關文獻證實患病未入院居家臥床治療者，其壓瘡發生率為50%，而給患者造成極大的痛苦，甚至因為壓瘡感染而危及生命。

5-11 晨間與晚間護理

（一）晨間護理（Morning Care）

1. 晨間護理包括刷牙、漱口、洗臉、梳頭等。
2. 對於能夠離床活動的病人，要鼓勵其自行漱洗。
3. 對於病情較重、不能離床活動的病人，護理人員協助其完成洗漱。
4. 濕式掃床，要根據清潔的程度，更換床單，整理病人的床鋪，使床單清潔而舒適。
5. 與病人要做有效的溝通，及時瞭解病情的變化。
6. 晨間護理的目的：（1）使病人清潔舒適，便於接受治療，預防併發症的發生。（2）觀察和瞭解病情。增進護患的交流，滿足病人的身心需求。（3）保持病床、病房與病人三大整潔要素。
7. 晨間護理的步驟：（1）先關閉門窗；（2）再使用衛浴設備；（3）再做口腔護理；（4）洗臉洗手；（5）梳頭；（6）使用溫水擦背；（7）按摩；（8）掃床；（9）更換床單；（10）開窗通風。

（二）晚間護理

1. 協助病人刷牙、漱口或口腔防護、個人的衛生清潔。
2. 瞭解病人的病情，觀察全身皮膚的受壓情況。
3. 要改善病房的環境，為病人營造良好的睡眠氛圍。
4. 要巡視病人的入睡情況，失眠的病人要予以護理。
5. 執行操作的動作要輕柔一些。
6. 晚間護理的目的：使病人易於入睡。
7. 晚間護理的內容：（1）一般性的內容；（2）協助病人甜蜜地入睡，創造良好的環境；（3）誘導入睡與巡視病房。

（三）壓瘡的照護

壓瘡最重要的照護包括避免長時間壓迫以及保持皮膚清潔，臥床病人至少每兩小時應翻身變換姿勢，可合併枕頭及軟墊協助擺位，如個案為坐姿最好不要超過三十分鐘，飲食可多補貼蛋白質及維生素 C，有利於傷口修復。氣圈的使用會使局部血液循環受損，可能會造成靜脈充血及水腫。

小博士解說

病人的清潔、舒適與安全護理，是整體性護理之中最基本、最重要的一部分，尤其是對急重症或生活不能自我料理的病人來說，身體的清潔、舒適有利於人體新陳代謝產物的排泄，能夠預防感染，減少併發症的發生，從而提昇病人的生活品質，達到促進身體康復的目的。

病人的清潔、舒適與安全護理

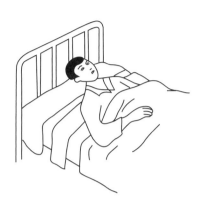
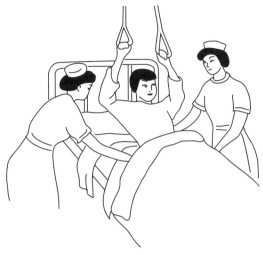

晨晚間的護理

晨間的護理	1. 病情較輕而能夠離床活動的患者 2. 病情較重而不能離床活動的患者
晚間的護理	1. 生活護理 2. 創造良好的睡眠環境 3. 經常巡視病房

＋ 知識補充站

思考題

　　患者，男，71歲，在1周之前因為腦血管意外致左側偏癱，神智清醒，體質瘦弱，大小便失禁，近日發現其尾骶部皮膚呈現紫紅色，有水泡，皮下會觸及硬結，請判斷：

1. 病人皮膚出現了什麼問題？
2. 該問題如何做分期？
3. 針對其皮膚應該執行哪些護理措施？

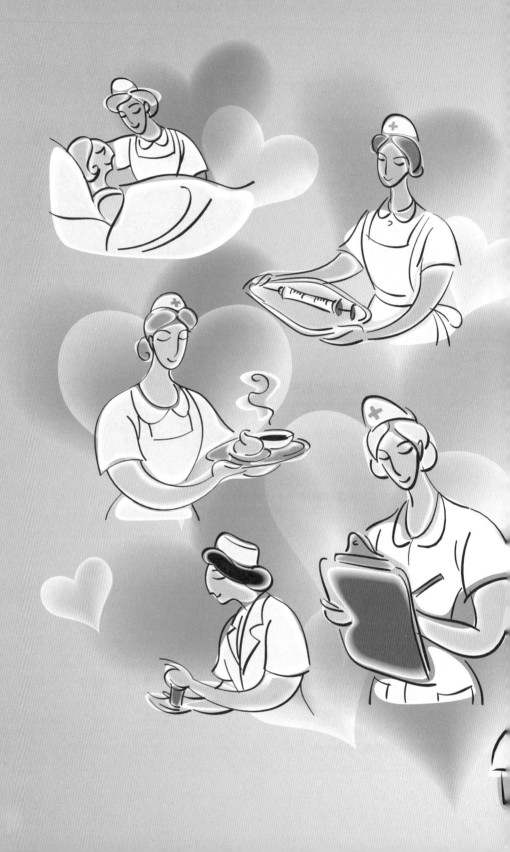

第6章
醫院感染的預防與控制

本章學習目標：

1. 掌握醫院感染、交叉感染、感染來源、外源性感染、內源性感染、清潔、消毒、滅菌、無菌技術、無菌區、無菌物品的概念，物理消毒的無菌方法，無菌技術的操作原則

2. 熟悉醫院感染發生的三個基本條件、四種傳播途徑、主要類型、預防及控制、化學消毒劑的作用範圍及注意事項

3. 瞭解預防和控制醫院內感染的意義

4. 掌握隔離的原則、種類、措施、隔離技術

5. 熟悉傳染病區區域的劃分

6. 瞭解供應室的工作

7. 學會常用無菌技術基本操作方法及穿脫隔離衣

8. 說出感染鏈的架構

9. 闡述燃燒、煮沸、壓力蒸汽、日光、紫外線消毒滅菌的方法及注意事項

10. 說出化學消毒劑的使用方法及注意事項

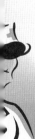

6-1 醫院感染的預防與控制（一）

（一）截至 2005 年為止的幾個資料

1. 美國每年發生兩百多萬次的醫院感染，為此至少要消耗 40 億美元。2. 德國每年因為醫院感染增加消耗 5 至 10 億馬克。3. 國內每位醫院感染患者的住院費用增加一萬～七萬元臺幣，延長住院的時間將近 20 天。

（二）醫院感染所造成的直接損失

1. 直接的損失（患者）：增加醫療的費用、增加患者的痛苦（無法使用資料來衡量）與增加死亡率（依據美國的報告增加 15％）。2. 直接的損失（醫院）：增加醫護的工作量，服務與報酬不成比例，在嚴重的情態下需要關閉病房。

（三）醫院感染

醫院感染（Nosocomial Infections）又稱為醫院獲得性感染（Hospital-Acquired Infections，HAI），是指一切在醫院內活動的族群在醫院之內受到感染所出現的症狀。包括在住院期間發生的感染和在醫院內獲得出院之後所發生的感染；但並不包括住院之前已開始或住院時已存在的感染。

分類：（1）外源性感染（交叉感染/可預防性的感染）（Exogenous Nosocomial Infection）：病原菌來自體外，分為直接感染和間接感染。（2）內源性感染（自身感染/難預防性的感染）（Endogenous Nosocomial Infection）：病原菌來自體外，分為直接感染和間接感染。由病人自身攜帶的病原體所引起，有下列幾種情況：寄居部位的改變、宿主的局部或全身免疫功能的下降、菌群失調與二重感染（Super Infection）。

（四）醫院感染的形成

感染來源透過致病細菌與醫院的工作人員而傳染給易於感染的病人。醫院感染的形成分為感染來源、傳播途徑與易於感染的宿主三種。

1. 感染源即感染的來源，指病原微生物自然生存、繁殖、及排出的場所或宿主。分為內源性（病人身體特定部位）與外源性。

2. 傳播途徑是指從感染源傳到新宿主的途徑和方式。傳播途徑分為

（1）接觸傳播：●直接接觸傳播：例如母—嬰傳播。●間接接觸傳播：病人傳播至汙染醫護人員的手、醫護用品、病人用品，再感染其他人，會透過皮膚與物品來傳播。（2）空氣傳播。（3）生物媒介傳播。（4）注射、輸血傳播。（5）飲水、飲食傳播。

3. 易於感染的宿主（易感族群）：指對感染性疾病缺乏免疫力而易於感染者。分為（1）老年及嬰幼兒；（2）燒傷、外傷、發炎性疾病的病人；（3）接受各種損傷性診療操作者；（4）營養不良者；（5）長期使用抗生素者；（6）長期使用化療藥物者。

小博士解說

對降低院內感染的措施為在處理所有病人的傷口或檢體時均應戴上手套。

醫院感染的形成

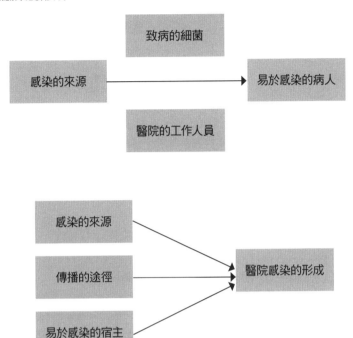

6-2 醫院感染的預防與控制（二）

（五）醫院內部感染的預防和控制

1. 建立三級監控系統。

2. 健全各項制度（管理制度 / 監測制度 / 消毒品質管制標準）。

（1）管理制度：醫院之院內感染報告制度

- 每一個醫療小組要選出一位醫師和一位感染監控護理人員，每個月向感染監控室填送感染報表。
- 護理長及科主任要積極地支持感染監控的工作，協助兼職人員每月按時完成該工作。
- 重點科別及有感染危害物環境科別要經常做監測，在發現較為嚴重的汙染時要向感染辦公室報告，以便於採取措施。
- 感染監測專職人員對全院的監測資料每月做匯總、分析、歸納、寫成報告，並向上級有關部門上報，年終要寫歸納性報告。
- 院感染委員會對上報來的資訊和監察、調查資料做評估，整合本院情況判定相應的執行方案，或向醫院有關部門或科別提出相應的建議。

（2）監測制度：在醫院之內需要重點監控的單位為供應室、手術室、產房、嬰兒室、加護病房（Intensive Care Unit，ICU）、血液透視室、換藥室、燒傷病房等。

3. 醫院佈局合宜。

4. 人員控制：

銳器傷處理：

（1）健側手立即從近心端向遠心端擠壓受壓部位，使部分血液排出，相對地減少受到汙染的程度。

（2）同時使用肥皂來沖洗接觸的部位（必須使用流動的水）。

（3）使用碘酒、酒精來消毒受傷的部位。

（4）報告護理長登記在冊，同時通知醫院感染管理科。

（5）被 B 肝病毒（HBV）陽性反應的病人血液、體液所汙染的銳器刺傷，要在 24 小時之內注射 B 肝免疫高價球蛋白，同時做血液 B 肝標靶物檢查，陰性反應者要皮下注射 B 肝疫苗 10ug、5ug、5ug（按照 0、1 個月、6 個月的間隔）。

5. 加強醫院感染學的教育。

6. 醫院內部感染的治療。

7. 做好消毒與滅菌的處理。

8. 加強清潔衛生的工作：

醫療垃圾的處理方法：（1）焚燒：治療廢棄物（例如棉籤、棉球等）、廢棄的標本、感染性敷料、切除的組織器官等為黃色垃圾袋。（2）回收毀形：廢用一次性醫療用品（例如注射器、輸液器、引流袋、手套、檢驗用品等）為黃色垃圾袋。（3）一般性處理：不與病人接觸醫用品（化藥棉籤、醫用品外包裝）及生活垃圾（飯菜、紙張等）為黑色垃圾袋。（4）放射性垃圾，例如將化療藥物放入紅色袋。

消毒品質管制標準：在醫院分級管理評審中，醫院感染在分等級中的控制指標

	一級	二級	三級
1. 醫院感染率	≤10%	≤8%	≤7%
2. 無菌手術切口感染率	≤1%	≤0.5%	≤0.5%
3. 肌內注射化膿率	≤0.2%	0.2%	0
4. 一般性儀器消毒合格率	100%	100%	100%

醫院內部感染的主要因素

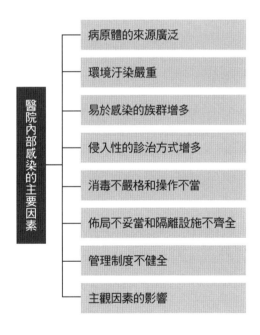

醫院內部感染的主要因素
- 病原體的來源廣泛
- 環境汙染嚴重
- 易於感染的族群增多
- 侵入性的診治方式增多
- 消毒不嚴格和操作不當
- 佈局不妥當和隔離設施不齊全
- 管理制度不健全
- 主觀因素的影響

＋ 知識補充站

醫院感染的預防和控制

1. 建立醫院感染的管理機構，加強三級監控。
2. 健全各項規章制度，依法管理醫院的感染。
3. 落實醫院感染的管理措施，阻斷感染鏈。
4. 加強醫院感染知識的教育，督促各級人員自覺地預防與控制醫院感染。

6-3 清潔、消毒與滅菌（一）

（一）相關的概念

1. 清潔（Cleaning）：清除一切的汙穢。2. 消毒（Disinfection）：消除或殺滅除芽孢之外的各種病原微生物。3. 滅菌（Sterilization）：消除或殺滅一切微生物（包括芽孢）。

（二）清潔法

清潔法涵蓋水洗、機械去除汙染與去汙劑去除汙染。

（三）消毒滅菌方法

1. 物理消毒滅菌法：

（1）熱力消毒滅菌法：（a）乾熱法（燃燒法）：①焚燒（用於毫無保留價值的汙染物）；②酒精燃燒；③火焰灼燒與乾烤法。（b）濕熱法：①煮沸消毒法（Boiling Disinfection）：方法為洗乾淨，浸沒，加熱煮沸至 100℃，在 5 ～ 10 分鐘左右殺滅繁殖體，在 1 ～ 3 小時左右殺滅芽孢；加入 1%～ 2%碳酸氫鈉，可以提高沸點達到 105℃，同時可以去汙防銹；用於耐濕耐高溫的物品（金屬、搪瓷、玻璃、橡膠類）。煮沸消毒法之注意事項為要洗淨，浸沒，容量小於 3/4，在水沸之後加以計時；玻璃類：用紗布來包裹，在冷、溫水時放入；橡膠類：在水沸之後放入，3 至 5 分鐘後取出；空腔導管：要先灌滿水；有軸節、容器蓋：先打開，不重疊；較小物品：紗布包好沉入水中；不宜使用尖銳的器具；要即時取出，要無菌儲存。②溫蒸汽消毒法。③流通蒸汽消毒法。④壓力蒸汽滅菌法：分為下排氣式壓力蒸汽滅菌器（壓力 102.97 ～ 137.30kpa，溫度：121 ～ 126℃，時間：15 ～ 30 分鐘）與預真空高壓蒸汽滅菌器（壓力：105.95kpa，溫度：132℃，時間：5 至 10 分鐘）。壓力蒸汽滅菌法之注意事項為：★清潔乾淨並擦乾，晾乾。★布類物品放於金屬、搪瓷類之上。★定期檢查滅菌效果。★包紮不宜過大（應小於 30×30×25 公分）與過緊。★隨時觀察壓力及溫度的情況。壓力蒸汽滅菌效果的監測方法有：物理監測法（留點溫度計）、化學監測法（化學指示管、指示卡《高壓蒸汽滅菌化學指示卡，將指示卡放入包裝的中間，若指示劑由白變黑，表示符合滅菌的條件》、膠帶）與生物監測法（菌紙片、芽孢指示管）。

（2）光照消毒（輻射消毒）法：（a）日光曝曬法。（b）紫外線燈管消毒法（其殺菌原理為蛋白質光解變性、核酸作用、對酶的作用與電離產生臭氧）。方法：①每 10 平方公尺安裝 30 瓦特（W）燈管 1 支。②空氣消毒法：有效距離為 2 公尺，30 分鐘。③物品消毒法：有效距離 25 至 60 公分，20 至 30 分鐘。物品要攤開或掛起。紫外線燈管消毒法之注意事項為在照射之前環境要整潔乾淨、保持燈管清潔與保護眼睛及皮膚，要從燈亮 5 至 7 分鐘左右開始計時。消毒效果需經常監測：日常監測（使用超過 1000 小時要更換）、照射強度監測（使用紫外線強度測定儀與紫外線光敏塗料指示卡）、生物監測（要定期做空氣培養的工作）。（c）臭氧滅菌燈消毒法。

（3）微波消毒滅菌法。

（4）電離輻射滅菌法。

（5）過濾除菌方法。

清潔的相關概念

1. 清潔（Cleaning）	清除一切的汙穢
2. 消毒（Disinfection）	消除或殺滅除芽孢之外的各種病原微生物
3. 滅菌（Sterilization）	消除或殺滅一切微生物（包括芽孢）

物理消毒滅菌法

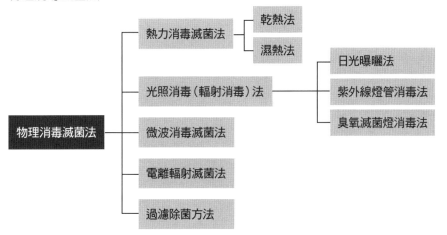

+ **知識補充站**

1. 消毒為利用物理或化學方式殺滅致病的微生物，但室並不包括芽孢與繁殖體以及濾過性病毒，在臨床上常用物理或化學方式殺滅致病的微生物的芽孢與繁殖體，即為滅菌。
2. 在高壓蒸氣滅菌之後，保存時間一般是七天；開放架配合防塵套的使用，可以延長保存期限6～9個月；無菌物品的取用需要保持在腰部以上，不可以抱在胸前或夾在腋下。

6-4 清潔、消毒與滅菌（二）

（三）消毒滅菌方法（續）

2. 化學消毒滅菌法：

化學消毒滅菌藥物的使用原則如下所示：

- 選擇合適的藥物。
- 掌握有效濃度、時間和方法。
- 現配現用；浸沒，打開軸節或套蓋。
- 在使用之前必須使用無菌等滲鹽水來沖洗。
- 定期更換，加蓋，定期檢測比重，調整濃度。

（四）常用的化學消毒劑

1. 高度效能滅菌：包括醛類（2%戊二醛）、環氧乙烷、過氧乙酸、高濃度碘、含氯消毒劑（0.1%非金屬康威高達 2 片／公斤、0.2%金屬康威高達 1 比 5）。

2. 中度效能消毒（環境和汙染物品）：包括醇類（75%乙醇）、低濃度碘消毒劑（碘伏）、低濃度氯消毒劑，例如金屬康威達、0.05%非金屬康威達。

3. 低度效能消毒（皮膚、黏膜、外部的環境）：例如 0.1%新潔爾滅、洗必泰等。

（五）醫院常用的消毒液用法

1. 不適於蒸汽滅菌物品的消毒滅菌使用 2%戊二醛來浸泡，第一盤 30 分鐘，第二盤 6 小時以上（3 週更換一次）。在使用之前要使用生理食鹽（NS）來沖洗。

2. 非金屬康威達片劑（每片含氯 500mg）：

- 體溫計：2 片／ 1 公斤（0.1%，每天更換），第一盤浸泡 5 分鐘，第二盤浸泡 30 分鐘以上，用酒精擦乾來儲存。
- 連續使用的氧氣濕化瓶、霧化器、呼吸機的管道、早產兒暖箱的濕化器等器材（必須每天消毒，在用畢後要消毒，乾燥儲存）：1 片／ 1 公斤（0.05%，三天更換一次，浸泡 30 分鐘以上）。
- 擦手毛巾：1 片／ 2 公斤（0.025%）。
- 在使用之後的一次性針頭、帶血跡的針筒：1 片／ 1 公斤（0.05%）。
- 金屬康威達：蒸汽滅菌器械初次消除：1 比 5（0.2%），浸泡 30 分鐘以上。

（六）常用化學藥物的消毒滅菌方法

常用化學藥物的消毒滅菌方法有浸泡法、噴霧法、擦拭法與薰蒸法。

常用的化學消毒劑

| 常用的化學消毒劑 | 不適用於蒸汽滅菌物品的消毒滅菌使用 2% 戊二醛浸泡，第一盤 30 分鐘，第二盤 6 小時以上（3 週更換一次）。在使用之前要使用 NS 來沖洗。 |
| | 非金屬康威達片劑（每片含氯 500mg）。 |

薰蒸法

空氣消毒法	1. 純乳酸：0.12ml/m³ 加等量水，30～120 分鐘。 2. 37～40% 甲醛 2～10ml/m³＋水 40ml 或高錳酸鉀（KMnO4）氣化：2～10 ml/m³ 甲醛＋KMnO4 1～5 公克（2：1）＋等量水，6～12 小時。 3. 過氧乙酸：2％，8 ml/m³，30～120 分鐘。 4. 食醋：5～10ml/m³，水 1～2 倍，30～120 分鐘。
物品消毒	
環氧乙烷氣體密閉消毒法	

消毒、滅菌的方法：物理消毒滅菌法

熱力消毒滅菌	乾熱：燃燒、乾烤 濕熱：壓力蒸汽、低溫蒸汽、流通蒸汽
光照消毒法	日光曝曬、紫外線消毒法、臭氧滅菌燈消毒法
電離輻射滅菌法	
微波消毒滅菌法	
機械除菌法	

消毒、滅菌的方法：化學消毒滅菌法

| 浸泡法 | 噴霧法 | 擦拭法 | 薰蒸法 |

6-5 清潔、消毒與滅菌（三）

（七）選擇消毒滅菌方法的原則

1. 儀器滅菌要將壓力蒸汽滅菌法做為第一選擇。

2. 空氣消毒處理要將過濾除菌的動態淨化處理方法做為第一選擇。

3. 耐濕、耐熱物品消毒要將濕熱消毒滅菌法做為第一選擇。

4. 對非致病性微生物輕度汙染物品及環境的處理可以採用清潔的器具濕式清掃、擦拭、清洗、自然通風淨化等清潔衛生處理方法。

5. 根據物品汙染後的危害程度選擇：進入人體組織或無菌器官的醫療用品必須滅菌；接觸皮膚黏膜的醫療用品必須消毒。

6. 根據微生物汙染的種類和數量選用方法和使用劑量。

7. 根據消毒物品的性質選擇：（1）耐熱、耐濕物品滅菌要將物理滅菌法做為第一選擇；（2）手術器具及物品、各種穿刺針、注射器等要將壓力蒸汽滅菌做為第一選擇；（3）油、粉、膏等要將乾熱滅菌做為第一選擇；（4）不耐熱但是耐潮濕的物品篩選化學滅菌法。

8. 嚴格遵守消毒的標準作業流程（Standard Operation Procedure，SOP）。

（八）醫院用品的危險性分類

醫院診療器材在依據汙染之後，會造成的危害程度和在人體接觸部位不同分為下列三類：

1. 高度危險的器材：進入無菌組織或器官。

2. 中度危險的器材：與皮膚、黏膜密切接觸。

3. 低度危險器材和物品：不進入人體的組織，不接觸黏膜。

（九）消毒法的分類

1. 預防性消毒。

2. 疫源地消毒：（1）隨時消毒；（2）最後消毒。

小博士解說

有效性的洗手可以清除手中90%以上的細菌。

各類環境空氣、物體表面、醫務人員手的消毒衛生標準

環境的類別	範圍	空氣 (cfu/m³)	物體表面 (cfu/m²)	手
第 I 類	層流潔淨手術室、層流潔淨房	≤10	≤5	≤5
第 II 類	普通手術室、產房、嬰兒室、早產兒室、普通保護性隔離室、供應室無菌區、燒傷病房、重症監護病房	≤200	≤5	≤5
第 III 類	兒科病房、婦產科檢查室、注射室、換藥房、治療室、供應室清潔區、急診搶救室、化驗室、各類普通病房	≤500	≤10	≤10
第 IV 類	傳染科及病房	-	≤15	≤15

消毒、滅菌方法的分類

根據消毒因子的適當劑量（濃度）或強度和作用時間對微生物的殺滅能力，分為：

滅菌法	高水準消毒法	中水準消毒法	低水準消毒法

✚ 知識補充站

　　使用蒸汽消毒法，是目前消毒嬰兒奶嘴最安全、最有效的方法之一。95℃至97℃的水蒸氣蒸上12至15分鐘即可以有效地殺死大部分的致病細菌，同時，蒸汽消毒不會破壞奶嘴材質，可以使奶嘴更為持久耐用。

6-6 無菌技術

（一）相關的概念

1. 無菌技術（Aseptic Technique）：是指在執行醫療與護理技術的流程中，防止一切微生物侵入身體和保持無菌物品及無菌區域不被汙染的操作技術和管理方法。2. 無菌物品（Aseptic Supply）：在經過物理或化學方法滅菌之後，未被汙染的物品稱為無菌物品。3. 無菌區域（Aseptic Area）：經過滅菌處理而未被汙染的區域，稱為無菌區域。4. 非無菌物品或區域（Non-Aseptic Area）：未經過滅菌或經過滅菌之後被汙染的物品或區域，稱為非無菌物品區域或有菌區域。

（二）無菌技術的操作原則

無菌技術的操作原則為：1. 環境清潔寬敞。2. 衣著符合需求：護理人員要穿戴整潔。3. 物品的管理要有秩序：（1）無菌物品與非無菌物品要分開放置；（2）無菌的物品要有明顯的標籤；（3）取出的無菌物品不可以再放回來。4. 確認無菌區：（1）確認無菌區與非無菌區；（2）在操作時手臂要在腰部以上；（3）操作者要面對無菌區域；（4）不能跨越無菌區域。5. 一人一物：一套無菌物品專供一個人專用。

（三）幾種無菌技術的基本操作法

（1）無菌持物鉗、鑷使用法；（2）無菌容器使用法；（3）無菌包使用法；（4）無菌盤的準備；（5）取用無菌溶液法；（6）戴無菌手套法；（7）工作帽的使用；（8）口罩的使用；（9）洗手、刷手、消毒手。

（四）一般性的洗手七步法

①掌心擦掌心；②十指交叉掌心擦掌心；③掌心擦掌背；④兩手互握，互擦指背；⑤指尖摩擦掌心；⑥拇指在掌中旋轉；⑦手腕。

一般使用消毒皂液在流動清水下進行，每一個步驟至少來回十次以上。

（五）醫院工作中洗手的指標

1. 在接觸病人前後，特別是在接觸有破損的皮膚、黏膜和侵入性操作前後；2. 在進行無菌操作的前後，進入和離開隔離病房、加護病房（Intensive Care Unit，ICU）、母嬰室、新生嬰兒病房、感染性疾病病房等重點性部門時；戴口罩和穿脫隔離衣前後；3. 接觸血液，體液和被汙染的物品之後；4. 脫手套之後。

（六）夾取無菌物品 "五不" 注意事項

1. 不可以夾取非無菌物品；2. 不可以夾取無菌油紗布；3. 不得用於皮膚消毒及換藥；4. 不得到遠處取物；5. 在汙染之後不得放回。

（七）無菌盤的使用注意事項

1. 上下邊緣對齊；2. 手不可以觸及內面；3. 手臂不可以跨越無菌區；4. 無菌盤不可以打濕；5. 4 小時內使用，有效。

小博士 解說

教學目標

1.解釋下列概念：無菌技術、無菌物品、無菌區域、非無菌物品（區域）；2.闡述無菌技術的操作原則；3.正確地執行操作的技術並說出操作的注意事項。

無菌技術的操作原則

1. 環境清潔寬敞	(1) 無菌操作前半小時停止衛生清掃工作，減少走動； (2) 治療室、處置室、病房每天做空氣消毒工作； (3) 操作區域的環境要清潔寬敞。
2. 衣著符合需求	護理人員要穿戴整潔，操作之前必須洗手，戴口罩、帽子，修剪指甲，工作服清潔。
3. 物品的管理要有秩序	(1) 無菌物品與非無菌物品要分開放置； (2) 無菌的物品要有明顯的標籤； (3) 取出的無菌物品不可以再放回來。
4. 確認無菌區	(1) 確認無菌區與非無菌區； (2) 在操作時手臂要在腰部以上； (3) 操作者要面對無菌區域； (4) 不能跨越無菌區域。
5. 無菌物品要保管得當	(1) 無菌物品、非無菌物品分開放置，嚴禁混合亂放； (2) 無菌物品不可暴露於空氣中； (3) 無菌物品必須註明名稱、滅菌日期； (4) 無菌容器 (或包) 未使用、並未汙染，有效期為 1 週； (5) 過期或受潮的無菌物品應重新滅菌。
6. 執行無菌操作規範的要求	(1) 面對無菌區域，不可大聲講話、咳嗽、打噴嚏； (2) 身體與無菌區域要保持一定的距離； (3) 在取用時必須用無菌持物鉗； (4) 無菌物品一經取出，即不可以再放回； (5) 汙染或疑有汙染的物品不可以繼續使用； (6) 一人一物：一份無菌物品，只供一位病人使用。

＋ 知識補充站

醫院工作中洗手的指標

1. 在接觸病人前後，特別是在接觸有破損的皮膚、黏膜和侵入性操作前後。
2. 在進行無菌操作的前後，進入和離開隔離病房、加護病房（Intensive Care Unit，ICU）、母嬰室、新生嬰兒病房、感染性疾病病房等重點部門時；戴口罩和穿脫隔離衣前後。
3. 接觸血液，體液和被汙染的物品之後。
4. 脫手套之後。

6-7 **隔離的技術（一）**

（一）隔離的概念（Isolation）

隔離是將傳染病人及帶菌者在傳染期間安置在指定的地點，與健康的族群分開，暫時避免和人群接觸，防止病原體向外擴散。

（二）傳染病區的設置需求

1. 遠離公共場所，2. 分道進出，3. 以病人為單位或以病種為單位，4. 凡是未確診或發生混合感染及急重症病人有強烈的傳染性時，要住單間病房加以隔離。

（三）清潔區與汙染區的劃分

1. 清潔區（Clean Area）：凡是未被病原微生物汙染的區域稱為清潔區，並未直接接觸病人。2. 半汙染區（Half Contaminated Area）：有可能被病原微生物汙染的區域稱為半汙染區。3. 汙染區（Contaminated Area）：凡是被病原微生物汙染或被病人直接接觸和間接接觸的區域。

（四）隔離消毒的原則

一般性的消毒隔離：（1）懸掛隔離的標誌。（2）按照規定穿戴；備齊用品，計畫周詳，在規定的範圍之內活動。（3）每天做空氣消毒的工作。（4）汙染物品先消毒後清潔。（5）在解除隔離之後必須做最後消毒的工作。

（五）最後的消毒處理（Terminal Disinfection）

最後的消毒是對轉科、出院或死亡的病人及所在病房、用品、醫療儀器加以消毒。最後的消毒處理分為患者與床單兩種。

（六）隔離的種類

1. 嚴密隔離：適用於傳染性較強或傳播途徑不明的疾病。要求①單間，不得隨意開啟門窗。②物品簡單，醒目的標誌，禁止走出去與探視。③戴口罩、手套、穿隔離衣、換鞋。④汙染敷料裝袋、貼標籤，焚燒處理；分泌物、排泄物及其汙染品要及時地嚴格消毒處理。⑤空氣每天消毒 1 次，地面及距地面 2 公尺以下的牆壁、傢俱用消毒液每天擦洗 1 次。

2. 一般性隔離：

（1）呼吸道隔離：適用於病原體經由呼吸道傳播的疾病。要求①相互之間不得借用品。②戴口罩、帽子和穿隔離衣，並保持乾燥。③病人會診或治療時要戴口罩，呼吸道分泌物必須在經過消毒之後方能倒入專用下水道。④每天做空氣消毒 1 次。

（2）消化道隔離：適用於病原體透過汙染食物、食具、手及水源，並經口引起傳播的病症。要求①儘可能分房收住，不互相接觸。②穿隔離衣，接觸病人前後要嚴格地消毒雙手。③食具、便器、嘔吐物、排泄物必須做嚴密消毒；病房地面、傢俱每天用消毒液噴灑或擦拭。④不得交換用品、書報等。⑤採用防蠅設施，保持無老鼠與無蟑螂的狀況。

隔離的概念

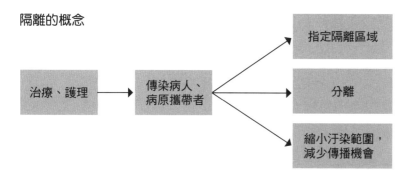

隔離的原則

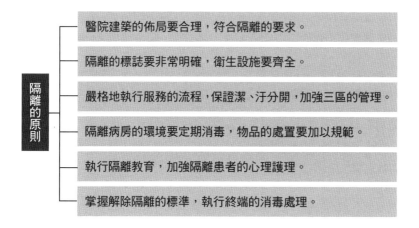

➕ 知識補充站

1.穿、脫隔離衣的目的為保護工作人員和病人，避免交叉感染。

2.教學目標

　（1）解釋：隔離、清潔、半汙染區、汙染區；（2）說出隔離的原則；（3）說出隔離的種類及措施；（4）以範例來說明隔離區域的劃分並闡述隔離的要求；（5）熟練執行穿脫隔離衣。

6-8 隔離的技術（二）

2. 一般性隔離 （續）

（3）接觸隔離：適用於病原體經由皮膚或黏膜進入體內的傳染病。要求：

（a）不同種類的病人分房收住，不得接觸他人；（b）穿隔離衣，皮膚有破損者，要避免傷口換藥及護理，在必要時要戴手套；（c）已被汙染的用具和敷料要裝袋貼標籤並嚴格地消毒或焚燒。

（4）昆蟲隔離：適用於病原體透過蚊、虱、蚤等昆蟲傳播的疾病。要求：

（a）B 型腦炎、瘧疾：防蚊設備為紗門窗、噴滅蚊藥等；（b）虱：病人洗澡、更衣並且經由滅虱處理之後方可進入病房；（c）流行性出血熱：滅蟎，噴殺蟲劑，防鼠、滅鼠，在野外要注意個人防護等。

（5）血液與體液的隔離：適用於病原體透過血液、體液（引流物、分泌物）等傳播的疾病。要求：

（a）嚴格地遵循"一人一針一管一巾"的要求，嚴防被利器所刺破；（b）若需要回收用具要在病房內進行先消毒後交換的工作；（c）標本要醒目地加以註明；（d）戴手套，體液可能汙染工作服時要穿隔離衣；（e）被汙染的手或物品要立即地使用消毒液洗手或擦拭血液。

（6）床邊隔離：適用於普通病區所發現的胃腸道傳染病人，傳染病區暫無床位收住，臨時以病床為隔離區的一種隔離方法。要求：

（a）床頭要懸掛隔離的標誌；（b）床間相距不小於兩公尺或用屏風來隔開；（c）要有專用隔離衣、洗手消毒液、聽診器、體溫計；（d）不得相互接觸；（e）病人的各種用品、排泄物、便器等必須經消毒處理；（f）病人在出院或轉院時，病房及病床設施要做妥善的消毒工作。

3. 保護性隔離：

保護性隔離亦稱為逆向隔離。適用於抵抗力低落或易於感染的病人，例如大面積燒傷的病人（20% 以上），早產嬰兒，白血病，淋巴瘤，再障貧血，粒細胞缺乏症，免疫缺陷症候群，絨癌，器官移植，接受全身化療，放射性治療或免疫抑制劑治療時期等免疫機制受到嚴重損害的病人。要求：

（a）病人要住單間病房，傢俱及地面每天消毒，在接觸病人之前必須洗手，戴口罩、帽子、換鞋並穿清潔隔離衣；患有呼吸道疾病者或咽部帶菌者要避免接觸病人；（b）未經消毒處理的物品不可帶入隔離區；（c）病房每天要做空氣消毒 2 小時，在通風換氣時要注意保暖，以免病人受涼。

隔離性技術

1. 手消毒的特徵	在進入和離開隔離病房，穿脫隔離衣前後；接觸血液，體液和被汙染的物品之後；接觸特殊感染病原體之後。
2. 手消毒的方法	（1） 使用快速手消毒劑（例如美逸柔）來揉搓雙手。 （2） 使用消毒劑（例如 0.5%碘伏）來浸泡雙手。
3. 避免使用骯髒的汙紙	（1） 取出：從頁面抓取，不可掀頁撕取。 （2） 處理方式：集中焚燒。 （3） 用途：保持雙手或物品不被汙染，省略消毒的手續。
4. 注意事項	（1） 保持隔離衣內面及領部的清潔。 （2） 在穿隔離衣時要避免接觸清潔物，在穿好之後只限於在規定的區域內工作。 （3） 隔離衣每天更換一次，在潮濕或有破損時要立即加以更換。 （4） 在接觸不同病種病人時要更換隔離衣。

隔離性技術的目的為保護患者和工作人員，避免互相傳播，減少感染和交叉感染的發生。
隔離性技術分為工作帽及口罩的使用與手的清潔及消毒法。

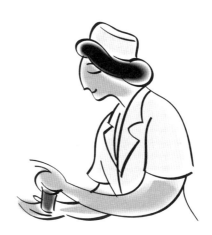

6-9 供應室

（一）工作的重要性

供應室是醫院無菌器材的供應部門，任務是對醫療儀器做清潔、包裝、消毒和滅菌以及各種敷料的加工工作，要保證醫療儀器的絕對無菌和各種治療包物品的齊全與完好。

（二）供應室的佈局

一般要求靠近院區和門診部之間，周圍的環境清潔、無汙染的來源，成為一個相對獨立的區域。室內要有足夠的照明、通風、淨化和汙水排放設施，牆面、地面要光滑，便於沖洗。

供應室要設置在醫院內的適中位置。在供應室內要嚴格地劃分為"汙染區"、"清潔區"、"無菌區"。

1. 汙染區（室）：任務是將各種汙染物品加以分類，初步處理和清洗，並與其他區域做嚴格的隔離工作，其中包括汙染接收室、儀器洗滌室與煮沸室。

2. 清潔區（室）：任務是將已經洗好的物品加以檢查和包裝，除了與汙染區隔離之外還要與無菌區隔離，其中包括包裝室、敷料製備室與儲藏室。

3. 無菌區（室）：其任務是做無菌處理的工作，並儲存和發放無菌物品，包括高壓滅菌室、無菌物品發放室。要求工作人員在進入無菌區時必須消毒刷手，更換消毒的隔離衣。無菌物品存放室有條件地可以安裝空氣淨化裝置，空氣淨化裝置的空氣流向應該為：無菌區→清潔區→汙染區。

（三）供應的範圍與方法

1. 供應的範圍：各種無菌儀器、敷料及其它有關物品與特殊性醫療用具。

2. 供應的方法：預約供應、固定供應與臨時借用。

小 博 士 解 說

要深入地瞭解供應室的工作。

供應室內的嚴格劃分

汙染區	1. 回收室，2. 洗滌室
清潔區	1. 包裝室，2. 敷料室，3. 儲藏室
無菌區	1. 高壓蒸汽滅菌室，2. 發放室：無菌物品存放室有條件地可以安裝空氣淨化裝置，空氣淨化裝置的空氣流向應為：無菌區→清潔區→汙染區。

敷料的加工

製備的原則	1. 敷料使用脫脂棉花或脫脂紗布來製成。 2. 製成的敷料要平整，薄厚要均勻。 3. 要放在清潔處保存，絕對要防止灰塵汙染。
敷料的加工方法	1. 紗布類： 　（1）方紗布：大方紗、小方紗 　（2）紗球 　（3）開口紗布 　（4）紗布條：普通紗條、凡士林紗條 2. 棉花類： 　（1）棉球：大型、中型、小型 　（2）棉籤 　（3）棉墊 3. 布類：治療巾、毛巾、包布

＋ 知識補充站

常用物品的保養

1. 為了延長物品的使用期限，節省浪費，要做好物品的保養工作。
2. 搪瓷類、玻璃類、橡膠類、金屬儀器類、布類及毛織品。

第 7 章
生命徵象的評估與護理

本章學習目標：

1. 正確評估正常體溫及生理變化

2. 解釋發燒的概念；正確區分發燒的流程、程度及熱型

3. 詳述高燒的護理

4. 詳述體溫過低及護理

5. 正確地測量體溫

6. 能準確陳述脈搏的正常值範圍

7. 能正確陳述異常脈搏的種類及其臨床意義

8. 能說明脈搏的生理性變化

9. 能正確測量脈搏，做到態度認真、方法正確、操作標準化

10. 能準確識別脈搏的異常變化，並能採取相應的護理措施

11. 能準確陳述血壓的正常值範圍

12. 能準確陳述高血壓、低血壓、臨界高血壓、速脈、緩脈的劃分標準

13. 能正確陳述異常脈搏的種類及其臨床意義

14. 能正確解釋下列概念：收縮壓、舒張壓、脈壓、平均動脈壓、間歇脈、短絀脈、交替脈

15. 能說明脈搏、血壓的生理性變化

16. 能說明血壓計的構造（主要是汞柱式）及其保管

17. 能正確歸納測量血壓的注意事項

18. 能正確測量脈搏、血壓，做到態度認真、方法正確、操作規範

19. 能準確識別脈搏、血壓的異常變化，並能採取相應的護理措施

20. 能正確地陳述呼吸評估的主要內容

21. 能舉例說明影響呼吸變化的因素

22. 能正確地列舉各種異常呼吸的常見原因

23. 能正確地識別呼吸的異常情況，並提出相應的護理措施

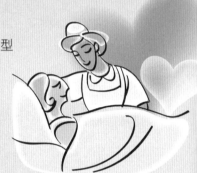

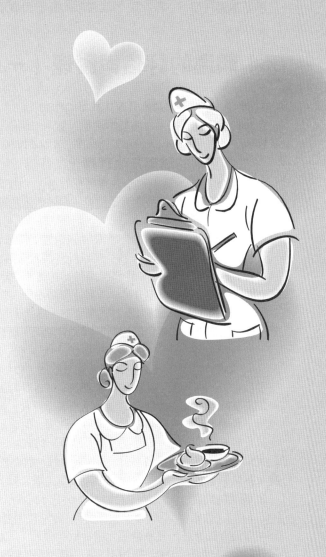

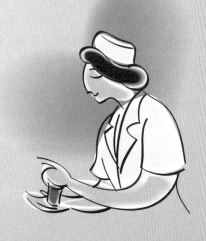

7-1 **體溫的評估與護理（一）**

（一）**生命的徵象**（Vital Signs）

生命的徵象是維持生命的基本徵象。生命的徵象涵蓋了體溫（Temperature）、脈搏（Pulse）、呼吸（Respiration）與血壓（Blood Pressure）。

（二）**正常的體溫及生理變化**

1. **體溫的形成**：體溫是指身體內部的溫度。由下丘腦體溫調節中樞體調節，維持產熱與散熱的動態平衡。體溫是由糖、脂肪、蛋白質三大營養物質氧化分解而產生。

2. **產熱與散熱**：

（1）產熱：營養物質（糖、脂肪、蛋白質）經過氧化分解而釋放能量、產生熱量。

（2）增加產熱的因素：（a）交感神經興奮會導致代謝率上升；（b）甲狀腺激素會導致代謝率上升；（c）骨骼肌運動：在寒冷的環境中會導致寒顫再產生熱量。上述三種因素皆會導致體溫升高。故熱主要是由於人體新陳代謝和骨骼肌運動所產生。

（3）產熱的流程：以化學方式來產熱，成年人以顫慄產熱為主，而非顫慄產熱對新生嬰兒尤為重要。產熱部位為肝臟與骨骼肌。體液因素和神經因素會參與產熱的調節。

（4）散熱的方式：人體以物理方式來散熱，散熱分為（a）輻射：在低溫環境中的主要散熱方式；（b）傳導；（c）對流；（d）蒸發：在環境溫度高於人體皮膚溫度時的主要散熱方式。故散熱的器官是皮膚、呼吸、排泄，當外界溫度低於人體皮膚溫度時，身體大部分的熱量會透過輻射、傳導、對流等方式來散熱。當外界溫度等於或高於人體皮膚溫度時，蒸發就成為人體唯一的散熱方式。

（5）散熱的流程：以物理的方式來散熱，散熱的器官以皮膚為主要的散熱器官，總散熱量佔 70%、呼吸（佔 29%）與排泄（尿、糞）（佔 1%）。

3. **體溫的調節**：分為自主性體溫調節與行為調節。

（1）自主性體溫調節：●溫度感受器：分為外圍溫度感受器（熱感受器與冷感受器）與中樞溫度感受器（熱敏神經元與冷敏神經元）。●體溫調節中樞：下丘腦視前區—下丘腦前部（PO／AO）是體溫調節中樞整合的關鍵部位。

（2）行為調節：是人類有意識的行為活動，透過身體在不同環境中的姿勢和行為改變而達到目的。以自主性體溫調節為基礎，是對自主性體溫調節的補充。

4. **體溫的生理變化**：體溫波動在 0.5～1℃之內。（1）晝夜的變化：為週期性波動，以清晨 2 至 6 時最低，在午後 2 至 8 時最高。（2）年齡的變化：兒童與青少年的體溫高於成年人，老年人的體溫低於青、壯年；新生嬰兒，尤其是早產兒，易於受到環境溫度的影響而變化。嬰幼兒受到環境溫度的影響大於成年人，成年人受到環境溫度的影響大於老年人。（3）肌肉活動。（4）性別：女性稍高於男性，女性體溫隨著月經週期的變化而出現週期性的變動，即排卵之後體溫會升高（女性排卵後＞排卵前）。（5）劇烈活動會增加產熱，在運動與進食之後體溫會升高。（6）藥物。（7）其他：環境與情緒因素。

成人的正常體溫

部位	平均溫度	正常的範圍	
口溫	37.0℃	36.3～37.2℃	97.3～99.0℉
肛溫	37.5℃	36.5～37.7℃	97.7～99.0℉
腋溫	36.5℃	36.0～37.0℃	96.8～98.6℉

換算公式：℉＝℃×9/5＋32　　℃＝（℉－32）×5/9

發燒的判斷

低發燒	37.3～38.0℃	（99.1～100.4℉）
中等發燒	38.1～39.0℃	（100.6～102.2℉）
高發燒	39.1～41.0℃	（102.4～105.8℉）
超高發燒	41.0℃以上	（105.8℉以上）

體溫的調節

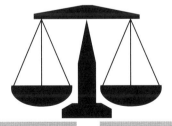

產熱：產熱中樞　　散熱：散熱中樞

體溫是指身體內部的溫度：由下丘腦體溫調節
中樞體調節，維持產熱與散熱的動態平衡。

體溫的生理變化

晝夜的變化

年齡變化

性別

肌肉的活動

藥物

7-2 體溫的評估與護理（二）

（三）體溫的評估與護理

體溫的評估與護理分為正常體溫及生理變化、體溫評估與體溫的測量共三種。

1. 體溫（Body Temperature）：（1）又稱為體核溫度，是指身體內部胸腔、腹腔和中樞神經的溫度。（2）其特色是較為穩定；比皮膚溫度高。

2. 皮膚溫度：（1）又稱為體表溫度。（2）其特色為穩定性較差；低於體核溫度。

3. 體溫的評估：

（1）體溫過高（Hyperthermia，發燒）：腋溫超出 37.0℃ 或口溫超出 37.5℃。任何的原因引起產熱過多、散熱減少、體溫調節障礙、致熱源作用於體溫調節中樞，使得調定點上移而引起的體溫升高，超過正常的範圍，稱為體溫過高。即指身體在致熱源的作用下使體溫調節中樞的調定點上移，產熱增加，散熱減少，導致體溫超過正常的範圍。其原因分為感染性與非感染性兩種。

（2）發燒的分類：分為四種（以口溫為標準）：（a）發低燒（37.5 ～ 37.9℃）；（b）發中燒（38.0 ～ 38.9℃）：呼吸會加快；（c）發高燒（39.0 ～ 40.9℃）；（d）發超高燒（超過 41℃），人體最高耐熱為 40.6 ～ 41.4℃，若高達 43℃ 則很少能夠存活，直腸的溫度若持續地超過 41℃ 則會引起永久性的腦損傷。

（3）發燒的流程：體溫上升期、高燒持續期與退燒期。

（4）常見的發燒類型：●體溫上升期（發作期）：其特色為產熱超過散熱，其呈現方式為發抖、皮膚蒼白、乾燥無汗、畏寒、寒顫、呼吸快且深、皮膚發酣。體溫上升的方式有驟升的方式（在數小時之內會升至高峰值，見於肺炎球菌肺炎、瘧疾等）與漸升方式（逐漸上升，在數天之內升至高峰值，見於傷寒等）。●高燒持續期：其特色為產熱和散熱在較高水準趨於平衡；呈現方式為面色潮紅、皮膚灼熱、口唇乾燥、呼吸脈搏加快、頭痛頭暈、食慾不振、全身不適、軟弱無力。●退燒期：其特色為散熱超過產熱，呈現方式為大量出汗、皮膚潮濕；退燒的方式有驟退方式（在數小時之內降至正常值，見於大葉性肺炎與瘧疾，體溫驟退者要防止虛脫或休克）與漸退方式（在數天之內會降至正常值，見於傷寒與風濕熱）。

4. 常見的發燒型：（1）稽留熱（Constant Fever）：定義為體溫持續在 39 ～ 40℃，高達數天或數週之久，24 小時波動範圍不超過 1℃，見於肺炎球菌性肺炎與傷寒。（2）弛張熱（Remittent Fever）：定義為體溫在 39℃ 以上，在 24 小時內溫差達 2℃ 以上，在體溫最低時仍高於正常水準；見於敗血症、風濕熱與化膿性疾病。（3）間歇熱（Intermittent Fever）：定義為體溫驟然升高至 39℃ 以上，持續數小時或者更長，然後下降至正常值或正常值以下，經過一個間歇，又反覆發作，即高燒期和無燒期會交替出現，見於瘧疾。（4）不規則性發燒（Irregular Fever）：定義為發燒並無一定的規則，且持續的時間不一定，見於流行性感冒與癌性發燒。常見發燒的原因為感染。

小博士 解說

發燒期症狀包括：皮膚發紅發燒、全身倦怠無力、心跳呼吸及脈率加快、焦躁甚至產生譫妄及神智不清、神經系統敏感（頭痛及畏光）、寒顫、淋巴結腫大、出血的現象、肝、脾腫大、結膜充血、單純皰疹、關節腫痛、發生意識障礙等。而持續高溫要注意脫水徵象的評估，甚至可能會破壞體內蛋白質所造成的蛋白尿。在脫水時，尿的比重會降低。

發燒的三個階段

	特點	表現
體溫上升期	產熱＞散熱，體溫上升	皮膚蒼白、乾燥，畏寒、寒顫
高燒持續期	產熱＝散熱，體溫維持在較高水準	皮膚紅熱；熱性面容；口唇、皮膚乾燥、呼吸、心率改變；頭痛、驚厥、昏迷、噁心、便秘、腹脹、口乾、尿少等
體溫下降期	散熱＞產熱，體溫下降	大量地出汗、皮膚潮濕、皮膚溫度降低，防止虛脫

異常體溫評估：發燒程度的判斷（以口溫為例）

發低燒	37.5～37.9℃
發中等燒	38.0～38.9℃
發高燒	39.0～40.9℃
發超高燒	41.0℃以上

體溫測量的評估方法

體溫測量的方法	口溫、腋溫、肛溫
用物的準備	已經消毒的體溫計，消毒液，紗布，記錄本，筆，有秒針表，體溫單。

腋溫法的執行步驟

1. 核對，解釋，詢問，觀察	
2. 擦乾汗液	將體溫計放於腋窩處，緊貼著皮膚
3. 測量時間 10 分鐘	
4. 取出，擦淨，讀數，記錄	
5. 消毒	浸泡於消毒液中，5 分鐘之後取出，甩下水銀，再放入另一消毒液中，30 分鐘之後取出，用冷開水沖淨後備用

腋溫法的注意事項

1. 在測量之前檢查體溫計有無破損	
2. 在測量時交代測量的方法，來取得合作	
3. 幾種特殊情況的注意	（1）精神異常，昏迷及病兒要加以守護 （2）在洗澡後相隔 15 分鐘後方可量腋溫 （3）腋下有傷，手術，腋下出汗者禁用
4. 發現體溫和病情不符合應重新測量	

7-3 **體溫的評估與護理（三）**

（三）體溫的評估與護理（續）

5. 體溫的評估

（1）體溫過高的護理措施：●降溫的方法為物理降溫，包括局部與全身和藥物的降溫。在降溫之後 30 分鐘要測量體溫。採取藥物和物理降溫，較好的是物理降溫：若體溫超過 39℃則使用冰敷，若體溫超過 39.5℃則使用酒精來擦拭。●加強病情的觀察（生命的徵象、伴隨的症狀、原因及誘因、治療效果、出入量與體重）。●在頭部使用冰枕時，則選擇測量腋溫，①測量體溫：發高燒的病人每 4 小時測量體溫一次，在體溫恢復正常 3 天之後改為每天 2 次。在物理降溫 30 分鐘之後測量體溫 1 次；②觀察脈搏（P）、呼吸（R）、血壓（BP），伴隨的症狀，發燒的原因及治療的效果。●補充營養和水份：①易於消化的流質或半流質（高熱量、高蛋白、高維生素、易消化），少量多餐；②多喝水，每天喝 3000ml，在必要時要按照醫囑做靜脈補液。●促進患者舒適地休息：①發高燒者務必要臥床休息，以減少消耗；發低燒者要適當地休息；②口腔護理（晨起、餐後、睡前漱口與防止口腔感染）：唾液分泌減少，抵抗力較差，易於發生口腔感染，要保持口腔清潔；③皮膚護理（保持皮膚的清潔與乾燥，及時更換衣服、床單與防止壓瘡等）與室溫要適宜，環境要安靜與空氣要流通。●心理上的護理：體溫上升期（瞭解心理的反應，給予精神的安慰）、高燒持續期（解除身心的不適，滿足合理的需求）與退燒期（要做清潔衛生與補充營養），要經常地探視病人，耐心地解釋與安慰。

（2）體溫過低的護理措施：●體溫過低：體溫低於正常的範圍稱為體溫過低（Hypothermia），體溫低於 35℃稱為體溫不上升，其原因為散熱過多、產熱減少或體溫調節中樞受損。其臨床分級為輕度（32 ～ 35℃或 89.6 ～ 95.0℉），中度（30 ～ 32℃或 86.0 ～ 89.6℉）與重度（小於 30℃或 86.0℉，瞳孔會放大，對光反射會消失），致死的溫度為 23 ～ 25℃（73.4 ～ 77.0℉）。其原因為早產兒、全身衰竭的急重症病人、低溫的環境、低溫的麻醉。●臨床表現：發抖、血壓降低、心跳呼吸減慢、皮膚蒼白冰冷、躁動不安、嗜睡、意識障礙、甚至會出現昏迷的症狀。●提高環境的室溫至 22 ～ 24℃；●保溫的措施要提高身體的體溫，新生的嬰兒要置於暖箱之中；●加強監測生命的徵象，密切地觀察病情的變化：每小時監測生命的徵象 1 次；●熱飲、輸注溫暖的溶液；●做病因治療與做正面的宣導工作。

發燒的護理措施

1. 發燒過程的護理重點	（1）體溫上升期：保暖，心理上的護理。 （2）高燒持續期：降溫物理降溫或藥物降溫方法。 （3）退燒期：皮膚護理，防涼。
2. 加強病情的觀察	（1）觀察生命的徵象：定時量體溫（4 次 / 天，或 1 次 /4 小時）。 （2）注意發燒的類型、程度及經過，及時注意 P、R、BP 的變化。 （3）觀察發燒的伴隨症狀是否出現及其程度。 （4）觀察原因及誘因有否解除。 （5）觀察的治療效果。 （6）觀察飲水量、飲食的攝取量、尿液量及體重的變化。
3. 補充營養和水分給予高熱量，高蛋白，高維生素，易於消化的流質或半流質的食物。	
4. 使病人舒適	（1）休息；（2）口腔護理；（3）皮膚護理。
5. 心理護理	

體溫的測量

口溫的測量方法	時間為 3 分鐘，注意事項：●嬰幼兒、精神異常、昏迷、口腔疾患、口鼻手術、呼吸困難者不宜量口溫。●若有進食、冷燒敷，間隔 30 分鐘再測。●咬破體溫表：清除玻璃碎屑，口服蛋清、牛奶，攝取粗纖維食物。
腋溫的測量方法	時間為 7 ～ 10 分鐘，注意事項：●腋窩疾患、出汗較多、肩關節受傷、過度消瘦不宜測量腋溫。●若洗澡、腋部做冷燒敷，間隔 30 分鐘再測量。
肛溫的測量方法	時間為 3 分鐘，（1）適用的對象：嬰幼兒、昏迷的患者。（2）注意事項：●直腸肛門疾患、手術、腹瀉、心肌梗塞的病人不宜測量肛溫。●坐浴，在灌腸之後要間隔 30 分鐘。一個人所測得的體溫：肛溫大於口溫大於腋溫，其間各相差大約 0.5℃，其中肛溫比較接近體內的核心溫度。

✛ 知識補充站

體溫計的種類與構造：

1.水銀體溫計（Mercury Thermometer）：口表（盛水銀端較細長，可以做口腔或腋下測量）、肛表（盛水銀一端呈現圓柱形，用於直腸測溫）、腋表（盛水銀端長而扁）與攝氏體溫計和華氏體溫計。2.電子體溫計（Electronic Thermometer）：採用電子感溫探頭測量體溫，測得的溫度值直接由數字來顯示，分為醫院用電子體溫計與個人用電子體溫計。3.可棄式體溫計（Disposable Thermometer）：單次使用，其構造為一個含有對熱敏感的化學指示點薄片，點狀薄片隨著身體的溫度而變色，而顯示所測量的溫度，最後變為藍色點。4.感溫膠片（Temperature Sensitive Tape）：對體溫敏感的膠片，可以放置於前額或腹部，根據膠片顏色的改變而知道體溫的變化，並不能顯示其實際的體溫數值，只能用於判斷體溫是否在正常範圍之內；適用於兒童。5.遠紅外線測溫儀：利用遠紅外線的感應功能，快速測試人體的體溫；常用於民眾的密集聚集處，又需要快速檢測體溫。6.報警體溫計：一種能夠連續監測患者溫度的儀器，一般用於急重症的嚴重患者。

7-4 體溫的評估與護理（四）

（三）體溫的評估與護理（續）

5. 體溫的評估

（3）體溫的測量：●體溫計的消毒：其目的為防止交叉感染，時間為在體溫計測量體溫之後，其方法為水銀體溫計消毒法與電子體溫計消毒法。消毒的方法有兩種，方法一為病人單獨用將體溫表浸泡在消毒中，在使用之前用清水洗淨擦乾，方法二為病房集體消毒浸泡5分鐘→甩表→將第二盒浸泡30分鐘（常用的消毒液：70% 酒精、1:200 84 消毒液、0.5% 過氧乙酸碘伏）→冷開水沖洗→擦乾→放清潔盒備用。口表、腋表、肛表要分開清洗及消毒。

（4）體溫計的檢查：其目的為保證體溫計的準確性，時間為在使用新體溫計之前，定期消毒體溫計之後；其方法為體溫計甩在 35℃ 以下，在同一時間放入已測量好的40℃ 以下水中，在 3 分鐘之後取出檢視，若誤差超過 0.2℃ 或玻璃管有裂縫，則不能使用。

（5）體溫測量的方法：其目的為判斷體溫有無異常，動態地監測體溫的變化，分析發燒型及所伴隨的症狀；協助診斷，為了預防、治療、康復、護理提供參考。

（6）在操作之前的準備：評估患者並加以解讀、患者的準備、護理人員本身的準備、用品的準備與環境的準備。

（7）體溫測量的注意事項：●在集體測量體溫前後，應清點體溫計的數量，並檢查體溫計是否完好無缺，水銀柱是否在 35℃ 以下。●嬰幼兒、精神異常、昏迷、口腔疾患、口鼻手術、張口呼吸者禁忌口溫測量。●腋下有創傷、手術、發炎症，腋下出汗較多者，肩關節受傷或消瘦夾不緊體溫計者禁用腋溫來測量。●直腸或肛門手術、腹瀉、心肌梗塞患者禁用肛溫來測量。●嬰幼兒、急重症病危嚴重的患者、躁鬱症患者，要有護理人員專人守護，以防止意外。●若患者不慎咬破體溫計，首先要及時清除玻璃碎屑，再口服蛋清或牛奶，若病情允許，可以服用粗纖維食物，以加速汞的排出。●排除與避免影響體溫測量的各種因素。例如運動、進食、冷熱飲、冷熱敷、洗澡、坐浴、灌腸等，若有上述的情況要休息 30 分鐘之後再做測量。●新住院患者每天要測量體溫 4 次，連續測量 3 天，在 3 天之後體溫仍然正常則改為每天測量 2 次。●手術患者，在手術之前 1 天晚上八點鐘（8pm）要量體溫，在手術之後每天測量 4 次，持續地量測 3 天，若體溫恢復正常則改為每天測量 2 次。●根據病情來選擇量體溫的部位。●在發現體溫與病情不符時應監測或測量另一個部位來做對照 ●若不慎咬破體溫計要妥善處理。

（8）健康教育：●向患者及家屬解釋體溫監測的重要性，學會正確地量體溫的方法，以保證測量結果的準確性。●介紹體溫的正常值及測量過程中的注意事項。●學會對體溫的動態性觀察，提供體溫過高、體溫過低的護理諮詢，增強病人自我護理的能力。

體溫的概念

正常的體溫	正常值、生理變化
異常的體溫	發燒：概念、分類、發燒的流程、發燒的類型、護理
體溫的測量	體溫計的種類和構造
注意事項	量體溫的方法、體溫計的消毒、檢查

體溫測量的方法

	口溫	腋溫	肛溫
部位	舌下熱窩	腋窩正中	直腸
方法	閉口鼻呼吸	屈臂過胸	潤滑肛表插入肛門3~4公分
時間	3分鐘	10分鐘	3分鐘

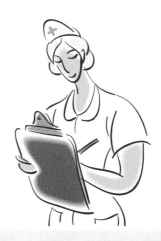

✚ 知識補充站

　　體溫記錄應使用藍筆，口溫以實心圓圈，腋溫以（x）來記錄，肛溫以空心圓圈來記錄，脈搏記錄應使用紅筆，心尖脈以空心圓圈（兒科脈搏以心尖脈測量為主）來記錄，周邊脈搏以實心圓圈來記錄，呼吸則使用黑筆，一律以實心圓圈來記錄。

7-5 脈搏的評估與護理（一）

（一）脈搏的評估與護理

脈搏的評估與護理涵蓋了正常的脈搏及生理變化、異常脈搏的評估及護理與脈搏的測量。

1. 正常脈搏及生理變化：（1）脈搏：在每一個心動的週期中，由於心室的收縮和舒張，動脈內的壓力也會發生週期性的變化，導致全身各處的動脈管壁產生有節奏的搏動，此種搏動的現象稱為動脈脈搏（Arterial Pulse），簡稱為脈搏（Pulse）。（2）脈搏的產生：心臟竇房結發出興奮衝動，當心臟收縮時，左心室會將血射入主動脈，主動脈內壓力會驟然升高，動脈管壁會隨之擴張；當心臟舒張時，動脈管壁會彈性回縮。此種動脈管壁會隨著心臟的舒縮而出現週期性的起伏搏動而形成動脈脈搏。

2. 脈搏的生理變化：我們觀察脈搏是否正常，要注意脈率、脈律、脈搏的強度、脈搏的緊張度與動脈壁的狀態。（1）脈律：脈率是指脈搏的節奏性；在正常時跳動均勻，間隔時間相等。（2）脈搏的強弱：在觸診時，血液流經血管的一種感覺；正常－強弱相同。（3）動脈壁的情況：正常－管壁光滑、柔軟，有彈性。（4）脈率（Pulse Rate）：指每分鐘脈搏搏動的次數（頻率），在正常的情況下，70 ～ 100 次／分鐘，脈率和心率相互一致。影響脈率的因素為年齡（隨著年齡的成長而逐漸減低，到老年時會輕度地增加），性別（女性稍快於男性），體型（身材瘦高者比矮胖者脈率較慢），活動與情緒，飲食與藥物。影響脈搏加快的因素包括運動、進食、姿勢改變、藥物、抽煙、咖啡或濃茶、壓力、出血等。

3. 異常脈搏的評估及護理

異常脈搏的評估涵蓋了脈率異常、節奏異常、強弱異常與動脈壁異常。

（1）脈率異常：

●心動過速（Tachycardia，速脈）：成人的脈率大於 100 次／分鐘，見於發燒、甲狀腺功能亢進、心臟衰竭與血液容量不足。一般體溫每升高 1℃，成人脈率會增加 10 次／分鐘，兒童會增加 15 次／分鐘。

●心動過緩（Bradycardia，緩脈）：成人脈率小於 60 次／分鐘，見於顱內壓增高、房室傳導阻滯、甲狀腺功能減退、阻塞性黃疸。

小博士 解說

什麼是脈搏？脈搏是怎樣形成的？由於心室的收縮和擴張，使全身各處的動脈管壁產生有節奏的搏動，此種搏動現象就稱為脈搏。

量脈搏

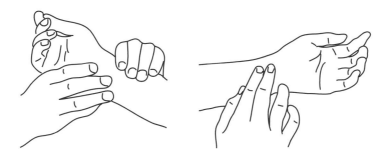

脈率異常

1. 速脈（心動過速）	成人：脈率（P）> 100 次 / 分鐘
2. 緩脈（心動過緩）	成人：脈率（P）< 60 次 / 分鐘

影響脈率的因素

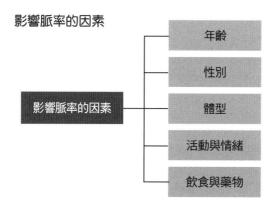

+ 知識補充站
　動脈脈搏（Arterial Pulse），簡稱為脈搏（Pulse），是隨著心臟節奏的收縮和舒張，動脈內的壓力也會發生週期性的改變，導致血管壁產生節奏性的搏動。

7-6 脈搏的評估與護理（二）

（一）脈搏的評估與護理

3. 異常脈搏的評估及護理（續）

（2）節奏異常：

●間歇脈（Intermittent Pulse）：指在一系列正常均勻的脈搏中，出現一次提前而較弱的脈搏，其後會有一個較為正常延長的間歇（代償性間歇）。二聯律（Bigeminy）為每隔一個正常搏動之後會出現一次提前收縮；三聯律（Trigeminy）為每隔二個正常搏動之後會出現一次提前收縮，見於各種器質性心臟病。

●脫落脈：呈現為在正常脈搏之後出現一個長間歇。脈搏會在 2 次、3 次……6 次、7 次中脫落 1 次，成為有規則的不整脈。

●脈搏短絀（Pulse Deficit）：指同一單位時間內脈率少於心率，亦稱為短絀脈。其特色為心律完全不規則，心率快慢不一，心音強弱不等，見於心房纖顫。

（3）脈搏強弱異常

●洪脈（Bounding Pulse）：當心輸出量增加時，動脈充盈度較大，在脈壓較大時，脈搏會強大而有力。見於發高燒、甲狀腺亢進、主動脈瓣關閉不全。

●細脈（Small Pulse）或絲脈（Thready Pulse）：當心輸出量減少，在動脈充盈度降低時，脈搏會細弱無力，捫之如細絲，稱為絲脈，亦稱為細脈。其特色為脈搏弱而小，見於心臟功能不全、大出血、休克與主動脈瓣狹窄。

●交替脈（Alternating Pulses）：意指節奏正常，而強弱交替出現的脈搏，主要由於心室的收縮強弱交替出現而引起，為心肌損害的一種表現。見於高血壓性心臟病與冠心病。

●水沖脈（Water Hammer Pulse）：脈搏驟起驟降，急促而有力，有如洪水沖湧一般。主要是由於收縮壓偏高，舒張壓偏低而使得脈壓增大所致。見於主動脈瓣關閉不全、甲狀腺亢進。

●重搏脈（Dicrotic Pulse）：正常脈搏波在其下降支中有一重複上升的脈搏波，但較第一波為低，不能觸及。在病理的情況下，此波增高會觸及，見於傷寒與熱性病等。

●奇脈（Paradoxical Pulse）：意指在平靜吸氣時，脈搏會明顯減弱甚至消失的現象，稱為奇脈。見於心包積液和縮窄性心包炎，心包填塞的重要徵象之一。

●弦脈（Wiry Pulse）：由於心跳弱，脈波亦細，較難觸診。

（4）脈搏的消失：在嚴重休克時與多發性大動脈炎時，會有脈搏消失的症狀。

（5）脈搏緊張度和動脈壁異常：早期的症狀為動脈壁會變硬、失去彈性、呈現條索狀；在嚴重時，動脈壁不僅硬，且會迂曲和呈現結節狀。

（6）異常脈搏的護理：休息與活動（在必要時要給予氧氣療法），加強觀察（觀察脈搏的脈率、節奏、強弱；觀察藥物的治療效果和不良反應），準備急救物品和急救儀器。心理護理（穩定情緒與消除緊張恐懼）、健康教育（飲食、戒煙限酒、控制情緒；切勿用力排便；自我監測脈搏與觀察藥物的不良反應）。

脈搏測量的評估方法

脈搏測量的部位	凡是淺表部位的動脈均可以測量脈搏。
用物的準備	有秒鐘的表、記錄本、筆、體溫單。

脈搏測量的方法：以撓動脈測量法為例

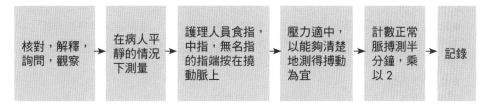

脈搏測量的注意事項

在安靜時測量	按壓的壓力要適當
測量的部位、時間要準確	勿用拇指診脈

＋ 知識補充站

脈搏緊張度和動脈管壁異常

　　早期硬化僅可以觸知動脈壁彈性消失，呈現條索狀；在嚴重時動脈壁不僅硬，且有迂曲和呈現結節狀。

7-7 脈搏的評估與護理（三）

（一）脈搏的評估與護理（續）

4. 脈搏的測量

（1）脈搏測量的部位：

靠近骨骼的淺表大動脈均會捫及；最常用與最方便的診脈部位為橈動脈。

（2）脈搏測量的方法：

●目的：為判斷脈搏有無異常的症狀，動態監測脈搏變化，瞭解心臟的狀況與協助診斷。

●操作之前的準備：評估患者並加以解釋、患者的準備、護理人員本身的準備、用品的準備與環境的準備。用品的準備為有秒針的錶、筆、記錄本與聽診器（在必要時）。

●操作的步驟：

（a）體位：臥位或坐位；手腕伸展，手臂舒適。

（b）方法：食指、中指、無名指觸脈，不用拇指。

（c）壓力：適中。

（d）計數：測量 30 秒兩次，異常者測量 1 分鐘。

（e）脈搏短絀：對有短絀脈的病人，要由兩位護理人員來測量。以分數方式來記錄，例如心率 96 次，脈率 76 次，記錄為 96 ／ 76 ／分鐘（心率／脈率／分鐘）。

（f）記錄：先記錄在記錄本，例如 76 次／分鐘，再繪製在體溫單上。

小博士解說

1. 不同部位測得之脈搏：頸動脈大於60mmHg，若頸動脈小於60mmHg，則頸動脈的脈搏測量不到，故於急救的情況下，直接測量病人的頸動脈較為適用。

2. 心搏過速常見於發燒、甲狀腺機能亢進、貧血、出血、缺氧等患者。心搏過緩常見於顱內壓升高、甲狀腺機能低落者。

3. 注意事項：

（1）在安靜時測量。

（2）確實掌握測量的部位、時間的準確性。

（3）按壓的力道要適當。

（4）勿使用拇指來診脈。

健康教育

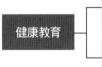

| 健康教育 | 解釋脈搏監測的重要性及正確的測量方法，並指導其對脈搏做動態性的觀察。 |
| | 學會自我護理的技巧，提昇患者對異常脈搏的判斷能力。 |

注意事項

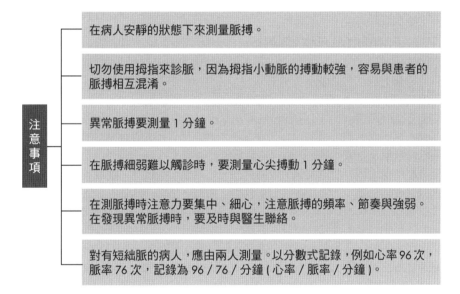

注意事項	在病人安靜的狀態下來測量脈搏。
	切勿使用拇指來診脈，因為拇指小動脈的搏動較強，容易與患者的脈搏相互混淆。
	異常脈搏要測量 1 分鐘。
	在脈搏細弱難以觸診時，要測量心尖搏動 1 分鐘。
	在測脈搏時注意力要集中、細心，注意脈搏的頻率、節奏與強弱。在發現異常脈搏時，要及時與醫生聯絡。
	對有短絀脈的病人，應由兩人測量。以分數式記錄，例如心率 96 次，脈率 76 次，記錄為 96 / 76 / 分鐘 (心率 / 脈率 / 分鐘)。

✛ 知識補充站

1. 在通常的情況下，脈搏與心率是保持一致的，它是隨著心臟收縮和舒張，動脈管壁相應的出現擴張和回縮而產生的搏動。當脈搏出現微弱或者與心率不齊時，應該對此加以測量。

2. 脈搏測量的注意事項：
   （1）在診脈之前病人要安靜，體位舒適。
   （2）不可使用拇指診脈，因為拇指小動脈的搏動較強，易與病人的脈搏混淆。
   （3）為偏癱的病人測脈，應選擇健側的肢體。
   （4）若發現脈搏短絀，由兩人同時測量，計時1分鐘。

7-8 血壓的評估與護理（一）

（一）血壓的評估與護理

血壓的評估與護理分為正常血壓及生理變化、異常血壓的評估及護理與血壓的測量。

（二）基本概念

1. 血壓（Blood Pressure）：血壓是指血管內流動著的血液對單位面積血管壁的側壓力（壓強），一般所說的血壓是指動脈血壓。2. 收縮壓（Systolic Pressure）：在心室收縮時，動脈血壓上升所達到的最高值。左心室之收縮壓會對血管壁造成壓力。3. 舒張壓（Diastolic Pressure）：在心室舒張末期，動脈血壓下降所達到的最低值。4. 脈壓（Pulse Pressure）：收縮壓與舒張壓之差。5. 平均動脈壓（Mean Arterial Pressure）：平均動脈壓等於舒張壓加上 1/3 脈壓。

（三）正常的血壓及生理變化

1. **血壓的形成：**（1）形成的前提為循環系統內具有足夠量的血液充盈；（2）基本因素為心臟有射血的功能，外圍有阻力；（3）重要的功能為大動脈發生彈性回縮儲存器的功能。

2. **影響血壓的因素：**（1）心臟每搏的輸出量會影響收縮壓；（2）心率會影響舒張壓；（3）周邊的阻力會影響舒張壓；（4）主動脈和大動脈管壁的彈性儲存器的功能；（5）循環系統血液量及血管容量的比例皆會影響血壓。

影響血壓的個人因素包括年齡、身高、性別、體型（體重）、體溫、抽煙、喝酒、疾病或激素改變及壓力，其他因素包括姿勢、活動、時間、氣溫等。氣溫高時，因末梢血管擴張故血壓較低；飲酒過多時則因血管運動神經麻痺造成血管擴張故血壓較低；留鹽激素、腎素、腎上腺素的增多可能造成血壓升高。一般正常女性的血壓略低於同齡男性，而年齡和身高則是年齡越大或身高越高則血壓越高。

3. **正常血壓的範圍：**成人，在安靜時：（1）收縮壓為 90 ～ 140mmHg（12 ～ 18.6 kpa），（2）舒張壓為 60 ～ 90mmHg（8 ～ 12kpa），（3）脈壓為 30 ～ 40mmHg（4 ～ 5.3kpa），（4）平均動脈壓為 100mmHg（13.3kpa）左右，（5）換算 1 kpa= 7.5mmHg；1mmHg=0.133kpa。

小博士解說

在測量血壓時，每次打氣不可以超過10mmHg，在放氣時每秒不可以超過2～4mmHg。在測量血壓時，當壓脈帶放氣太快時，容易發生收縮壓假性偏低，舒張壓假性偏高。

血壓的生理性變化

1. 年齡	隨著年齡的成長，收縮壓和舒張壓均有增高的趨勢，但是收縮壓比舒張壓的升高更為顯著。
2. 性別	在更年期之前，女性血壓低於男性；在更年期之後，其差異較小。
3. 晝夜和睡眠	傍晚最高，會睡眠不佳與血壓升高。
4. 體型	高大、肥胖者血壓會較高。
5. 體位	臥位＜坐位＜立位。
6. 身體不同的部位	右上肢會高於左上肢（10～20mmHg），下肢血壓會高於上肢（20～40mmHg）。
7. 環境	在寒冷的環境，血壓會略微升高；在高溫的環境，血壓會略微下降。
8. 運動、情緒激動、緊張、恐懼、興奮、吸煙、飲酒與藥物等。	
9. 精神或生活習慣	

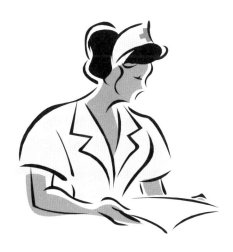

7-9 血壓的評估與護理（二）

（四）異常血壓的評估及護理

1. **異常血壓的評估：**（1）高血壓（Hypertension）、（2）低血壓（Hypotension）與（3）脈壓異常（脈壓增大或脈壓減小）。

2. **高血壓：**（1）高血壓是指 18 歲以上成年人收縮壓 ≥140mmHg 或舒張壓 ≥90mmHg。（2）高血壓的原因為原發性高血壓與繼發性高血壓。（3）高血壓標準為 WHO／ISH 高血壓分級（1999 年）。高血壓患者在脈壓部份可能出現高壓脈，也就是摸脈時感覺血管硬化及搏動明顯，在脈量的部份則會出現洪脈，也就是心跳較強，血量較大。高血壓患者服用動情素要特別注意血壓上升的變化。

3. **低血壓：**（1）血壓低於 90／60mm（12.0／8.0 kPa）～ 50mmHg。（2）見於大量失血、休克、急性心力衰竭等。

4. **脈壓異常：**（1）脈壓增大：脈壓 > 40mmHg（5.3 kpa），見於主動脈硬化、主動脈瓣關閉不全、動靜脈瘺與甲狀腺功能亢進。（2）脈壓減小：脈壓 < 30mmHg（3.9 kpa），見於心包積液、縮窄性心包炎與末梢循環衰竭。

5. **異常血壓的護理：**（1）四定：時間、部位、體位、血壓計。（2）加強監測與觀察病情。（3）休息與活動：充足的睡眠與生活規律及做持續性的運動。（4）良好的環境：安靜、舒適與溫濕度適宜。（5）情緒：控制情緒的穩定。（6）調配合宜的飲食：易於消化、低脂肪、低膽固醇、高維生素，含有纖維素。（7）健康教育：戒煙酒；保持大便的暢通；生活有規律。

（五）血壓的測量

1. **血壓計的種類：**（1）水銀血壓計（Mercury Manometer）、（2）無液血壓計（Aneroid Manometer）與（3）電子血壓計。

（1）水銀血壓計：（a）又稱為汞柱血壓計。（b）組成：是由玻璃管、尺規、水銀槽三部分所組成，玻璃管管面上標有雙刻度（尺規）0 ～ 300mmHg（0 ～ 40kPa），最小分度值分別為 2mmHg 或 0.5kPa，玻璃管上端與大氣相通，玻璃管下端和水銀槽相連。（c）優點：其優點為所測得的數值相當準確與可靠，但是較為笨重且玻璃管部分容易破裂。

（2）無液血壓計：（a）又稱為彈簧式血壓計與壓力錶式血壓計。（b）外形呈現圓盤狀，正面盤上標有刻度，盤中央有一個指標會顯示血壓的數值。（c）優點：其優點為攜帶起來相當方便，但是可靠性較差。

（3）電子血壓計：（a）在袖袋內有一個能量轉換器，有自動式抽樣電腦控制來做數位運算與自動排氣程序。在數秒鐘之內會得到收縮壓、舒張壓與脈搏數值。（b）優點：其優點為操作起來相當方便，不需用到聽診器，省略了排氣系統，排除了聽覺不靈敏、噪音干擾等所造成的誤差，但是準確性較差。

2. **血壓計的構造：**（1）加壓氣球和壓力活門、（2）袖帶與（3）血壓計。

對異常高血壓的觀察：高血壓

範圍	收縮壓(mmHg)	舒張壓 (mmHg)
最佳 BP 正常 BP 高度正常 BP	＜120 ＜130 130～139	＜80 ＜85 85～89
第一級 (輕微) 子群組(邊界線)	140～159 140～149	90～99 90～94
第二級 (溫和)	160～179	100～109
第三級 (嚴重)	≥ 180	≥ 110
孤立的收縮壓高血壓ISH 子群組 (邊界線)	＞140 140～149	＜90 ＜90

對異常高血壓的觀察：低血壓

收縮壓	＜ 90mmHg (12.0 kpa)
舒張壓	＜ 60mmHg (8.0 kpa)

脈壓的變化

脈壓減小	脈壓＜ 30mmHg (3.9 kpa)
脈壓增大	脈壓＞ 40mmHg (5.3 kpa)

排除影響血壓值的外界因素

袖帶太窄測得血壓值偏高

袖帶過寬測出的血壓偏低

袖帶過鬆測得血壓偏高

袖帶過緊測出的血壓值偏低

放氣太慢，舒張壓測量值偏高；
放氣太快，值難以聽準、看清

注意事項

注意事項

- 發現血壓聽不清或異常，應重測，在重測時，使水銀柱降至 "0" 點，稍等片刻後再測量。

- 舒張壓的變音和消失音之間有差異時，可以記錄兩個讀數，即變音／消失音數值，例如：180 ／ 80 ／ 60mmHg。

＋ 知識補充站

將空氣打入壓脈帶，至橈動脈消失之後再打30mmHg為正確測量血壓的方式。

7-10 血壓的評估與護理（三）

（五）血壓的測量（續）

3. 血壓測量的方法：

（1）目的：（a）判斷血壓有無異常的現象，（b）動態地監測血壓的變化，間接地瞭解循環系統的功能與（c）協助診斷。

（2）操作前的準備：評估患者並加以解釋、患者的準備、護理人員本身的準備、用品的準備與環境的準備。

（3）操作的步驟：（a）核對、（b）測量（肱動脈與膕動脈）、（c）整理血壓計、（d）體位恢復與（e）記錄（收縮壓／舒張壓，例如 120 ／ 84mmHg；收縮壓／變音／消失音，例如 120 ／ 84 ／ 60mmHg）。

（4）測量的部位：

（a）肱動脈：●體位：手臂的位置與與心臟為同一水準，坐位為平第四肋，臥位為平腋中線；患者要捲起袖子，露臂，手掌向上，肘部伸直；打開血壓計，垂直地放妥，開啟水銀槽開關；纏袖帶要平整地放置於上臂中部，下緣距肘窩 2 ～ 3 公分（cm），鬆緊程度以能夠插入一個手指為宜。●注氣：聽診器胸件放置於肱動脈搏動最為明顯處，注氣至肱動脈搏動消失為止，再升高 20 ～ 30mmHg（2.6 ～ 4kPa）。●排氣：以水銀柱下降 4mmHg（0.5kPa）／秒為宜，要注意水銀柱刻度和肱動脈聲音的變化。●判斷：聽診器出現的第一聲搏動音為收縮壓，當搏動音突然變弱或消失則為舒張壓，世界衛生組織（WHO）規定成人要以動脈搏動音消失作為判斷舒張壓的標準。

（b）膕動脈：體位為仰臥、俯臥與側臥，患者捲起褲管，臥位舒適；纏袖帶纏於大腿下部，下緣距膕窩 3 ～ 5 公分。

上肢肱動脈、下肢膕動脈，肱動脈較表淺，方便測量，所測得的數值較為準確。

（5）用品：血壓計、聽診器、記錄紙與筆。

（6）注意事項：（a）定期檢測、校對血壓計，在測量之前要檢查血壓計是否處於完好的狀態。（b）在患者處於安靜休息地狀態來測量，避免緊張的心理。（c）避免血液重力作用影響測量的準確性。（d）若發現血壓聽不清或異常時必須重複測量。在重複測量時，先驅除袖帶內的空氣，待水銀柱降至"0"點，稍等片刻之後再測量。在必要時，要作雙側對照。（e）需要密切觀察血壓者，要做到"四定"，即定時間、定部位、定體位與定血壓計。（f）偏癱、肢體外傷、手術患者量血壓，要選擇健側的肢體來測量。（g）血壓計應定期校驗，以防止血壓計本身所造成的誤差。（h）要注意測壓裝置（血壓計、聽診器）、測量者、受檢者、測量環境等因素所引起的血壓測量的誤差，以保證測量血壓的準確性。（i）排除影響血壓值的外界影響因素：袖帶過寬會導致血壓（Blood Pressure，BP）值下降，袖帶過窄會導致血壓（BP）值上升，袖帶過鬆會導致血壓（BP）值上升，袖帶過緊會導致 BP 值下降;，手臂低於心臟水準會導致血壓（BP）值上升，手臂高於心臟水準會導致血壓（BP）值下降。

健康教育

注意事項

解釋血壓的正常值及測量過程中的注意事項。

學會正確使用血壓計和測量血壓,協助患者營造在家中自我測量血壓的條件,以便患者能夠及時掌握自己血壓的動態變化。

學會正確地判斷降壓效果,及時調整用藥諮詢,採用合宜的生活方式,提昇自我保健的能力。

測量血壓的方法:直接測量法

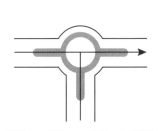

1. 所有通口打開,兩側同時輸液,或一側輸液,一側注射

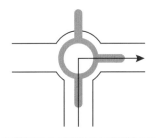

2. 一側通口開放,可輸、注或測中心靜脈壓

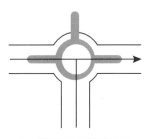

3. 只有主通口開放,用於一種輸液

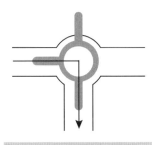

4. 將主、側通口開放,用於灌注中心靜脈壓管或排氣

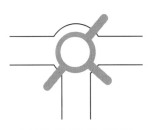

5. 將所有通口關閉

7-11 呼吸的評估與護理（一）

呼吸的評估與護理分為正常的呼吸及生理變化、異常呼吸的評估及護理、呼吸的測量與促進呼吸功能的護理技術四大部份。

（一）正常的呼吸及生理變化

1. 呼吸：身體在新陳代謝的過程中，需要不斷地從外界環境中攝取氧氣，並把自身產生的二氧化碳排出體外，身體與環境之間所進行氣體交換的過程，稱為呼吸（respiration）。

2. 呼吸的過程：涵蓋了（1）外呼吸（External Respiration）：肺通氣、肺換氣與氣體在血液中的運輸（Gas Transport）；（2）內呼吸（Internal Respiration）：組織換氣與細胞內的氧化代謝。

3. 呼吸運動的調節：（1）呼吸中樞：延髓和腦橋是產生基本呼吸節律性的部位；大腦皮質會隨機控制呼吸的運動。（2）呼吸的反射性調節：肺牽張反射、呼吸肌本體感受性反射與防禦性呼吸反射（咳嗽反射與噴嚏反射）。（3）呼吸的化學性調節：$PaCO_2$ 為呼吸調節之中最重要的生理性化學因素。

4. 正常呼吸運動：（1）兩側基本上呈現對稱性，呼吸頻率成人為 12～18 次／分鐘，節奏均勻，深淺度適中，呼吸運動均勻無聲且不費力；（2）呼吸頻率與心率比（脈搏比）為 1：4～5 左右；（3）男性及兒童以腹式呼吸為主，女性以胸式呼吸為主，正常成人潮氣量為 400～600mL。

5. 影響呼吸變化的因素：藥物、年齡（年齡越小則呼吸頻率越快，新生嬰兒 30～40次／分鐘）、活動（在劇烈運動時，呼吸會加深加快;在休息和睡眠時呼吸會減慢）、情緒的變化、性別（女性比男性稍快）、血壓（在大幅度的變動時，會反射性地影響呼吸，在血壓升高時，呼吸會減慢減弱;在血壓降低時，呼吸會加快加強）、疾病（會改變呼吸的頻率和節律）與環境（氣壓）（在高壓低氧的環境，呼吸的代償性會加深加快）。

6. 正常呼吸的觀察：●視：（1）判斷胸廓的形態有無畸形。（2）觀察呼吸運動（胸式呼吸、腹式呼吸，呼吸頻率、節律、幅度、對稱度）。（3）判斷臉部等有無紫紺與呼吸困難等。●觸：判斷呼吸的深淺度。●叩：判斷有無胸水、氣胸等。●聽：觀察呼吸音強度、音調、時相與性質的變化。

小博士解說

1. 嗎啡類藥物使用過量時的呼吸型態為呼吸過慢。
2. 腦膜炎病人通常會出現陳施氏呼吸型態，抽煙會使呼吸速度加快，而小孩呼吸速度高於成人。
3. 年齡越小、女性、運動後、溫度增加、海拔增高、焦慮、疼痛、大出血、休克、胸腔積水、急性感染、長久抽煙、血壓下降、體溫上升等狀況，會導致呼吸速率增加。
4. 呼氣時沒有肌肉收縮作用，屬於被動的過程，在呼氣時，外肋肌呈現舒張放鬆、肋骨往下移動、橫膈膜鬆弛、胸腔容積縮小。

腹式呼吸與胸式呼吸的比較

腹式呼吸	胸式呼吸
以橫膈肌舒縮，腹壁起伏為主腹壁起伏	以肋間外肌舒縮，胸壁運動為主
男性與兒童	女性
胸膜炎與胸腔積液等	妊娠期、肥胖與腹腔發炎症等

註：通常會同時存在，以其中一種為主

呼吸調節

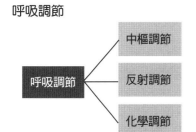

正常呼吸及其生理變化

正常呼吸正常成人安靜下呼吸頻率為 16 ～ 20 次 / 分鐘，R：P 為 1：4

生理的變化

正常呼吸：12 ～ 18 次 / 分鐘

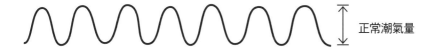

正常潮氣量

✚ 知識補充站

　　吸氣平均約兩秒，外肋間肌及橫膈膜收縮，橫膈膜下降，肋骨向前後左右移動並且胸腔擴大；呼吸氣平均約三秒，且第一秒呼出之氣體最多，橫膈膜放鬆回復原位，內肋間肌收縮且肋骨下降，胸腔變小並回復原狀。

7-12 呼吸的評估與護理（二）

（二）異常呼吸的評估及護理

1. 異常呼吸的評估：頻率異常、深度異常、節律異常、聲音異常、形態異常、呼吸困難。

（1）頻率異常：●呼吸過速（Tachypnea，氣促）：（a）其特色為呼吸頻率大於 24 次／分鐘，（b）見於發燒、疼痛、甲狀腺亢進，（c）體溫每升高 1℃，呼吸頻率會增加 3～4 次／分鐘。●呼吸過緩（Bradypnea）：（a）其特色為呼吸頻率小於 12 次／分鐘，（b）見於顱內壓增高、巴比妥類藥物中毒。

（2）深度異常：●深度呼吸：（a）又稱為庫斯莫氏（Kussmaul's）呼吸，（b）其特色為深度而規則的大呼吸，（c）見於糖尿病酮症酸中毒和尿毒症酸中毒。●淺快呼吸：（a）其特色為淺表而不規則，（b）見於呼吸肌麻痺、肺與胸膜疾病與瀕死者。

（3）節律異常：●潮式呼吸：（a）又稱為陳－施（Cheyne-Stokes）潮式呼吸，（b）其特色為淺慢－深快－淺慢－暫停，周而復始，（c）見於中樞神經系統疾病，也見於臨終患者。●間斷呼吸（Biots Respiration）：（a）又稱為畢奧氏（Biots）呼吸，（b）其特色為呼吸和呼吸暫停現象會交替地出現。其發生機制為與潮式呼吸相同，但比潮式呼吸更為嚴重，大多在臨終之前出現。常見的原因為顱內病變或呼吸中樞衰竭。●嘆息狀呼吸（Sighing Respiration）：在一段淺快的呼吸節律中，插入一次深大呼吸，並會伴隨著嘆息聲。其發生機制一般為呼吸功能性改變；常見在神經衰弱、精神緊張或憂鬱症患者，也會見於臨終患者。

（4）呼吸聲音異常：●蟬鳴狀呼吸（Strident）：（a）特色：在吸氣時會發出一種極高的似蟬鳴狀而高音調的音響，（b）見於喉頭水腫痙攣與喉頭異物等病人。●鼾聲呼吸（Stertorous）：（a）特色：在呼氣時會發出粗大的鼾聲，（b）見於深度昏迷等病人。

（5）形態異常：●胸式呼吸減弱、腹式呼吸增強：見於肺、胸膜或胸壁疾病。●腹式呼吸減弱、胸式呼吸增強：見於腹部疾病。

（6）呼吸困難（Dyspnea）：呼吸困難是一種呼吸頻率，深度，節律均發生異常的綜合性症狀和徵象。常見的症狀及徵象為：●在主觀上會感到空氣不足，在客觀上表現為呼吸費力，出現發紺、鼻翼煽動、端坐呼吸，輔助呼吸肌參與呼吸活動，造成呼吸頻率、深度、節律的異常。●吸氣性呼吸困難：（a）特色（吸氣顯著困難，有明顯的三凹症），（b）見於氣管阻塞、異物、喉頭水腫。●呼氣性呼吸困難：（a）特色：呼氣費力，（b）見於支氣管哮喘、阻塞性肺氣腫。●混合性呼吸困難：（a）特色：吸氣、呼氣均感費力，（b）見於廣泛性肺部疾病。

2. 異常呼吸的護理：（1）提供舒適的環境；（2）加強觀察；（3）提供營養和水分；（4）吸氧；（5）心理護理；（6）健康教育。

小 博士 解 說

出現深而快的呼吸現象，此種呼吸特徵屬於換氣過度的呼吸型態。常見可能造成換氣過度的原因為氣喘、發燒、焦慮、恐慌等，而換氣過度會使血中酸鹼值升高，因而造成呼吸性鹼中毒。

異常呼吸評估： 頻率異常	呼吸過速	呼吸頻率超過 24 次／分鐘，發燒、缺氧、甲狀腺亢進等。
	呼吸過緩	呼吸頻率低於 12 次／分鐘，麻醉劑過量、顱內壓會增高。

深度異常的定義	深度呼吸	深度異常又稱為庫斯莫爾呼吸，是一種深而規則的大呼吸。
	淺快呼吸	是一種淺表而不規則的呼吸，有時會呈現嘆息狀。

深度異常的特色	呼吸深快	過度通氣、呼鹼；劇烈運動、情緒激動或過度緊張
	呼吸深大	庫氏呼吸；代酸（尿毒症與糖尿病）
	呼吸淺快	肺受到壓迫或呼吸中樞、肺實質性病變，例如呼吸肌麻痺、嚴重腹水、胸水、肺炎等

節律異常

潮式呼吸（陳－施呼吸） （Cheyne-Stokes Respiration）	週期性，大約 30 ～ 120 秒。
間斷呼吸 （Biots Respiration）	又稱為比奧呼吸，表現為有規律的呼吸幾次之後，突然停止呼吸，間隔一個短時間後又開始呼吸，如此反覆交替。即呼吸與呼吸暫停現象交替出現。即呼吸與呼吸暫停現象交替出現。 1. 發生的機制：與潮式呼吸相同，比潮式呼吸更為嚴重，大多在臨終前出現。2. 常見的原因：顱內病變或呼吸中樞衰竭。
嘆息狀呼吸 （Sighing Respiration）	在一段淺快的呼吸節律中插入一次深大呼吸，並伴隨著嘆息聲。 1. 發生的機制：一般為呼吸功能性改變。2. 常見於：神經衰弱、精神緊張或憂鬱症患者，也見於臨終的患者。

✚ 知識補充站
病例

　　患者李某，男，65歲，退休公務員，煙齡為45年，2包／天，以往有慢性咳嗽、咳痰史，近1週來，患者發燒，痰量增多、黏稠不易咳出，自述咳嗽無力、呼吸困難。

　　措施：給氧，協助患者戒煙，協助患者做有效的咳嗽，輔助排痰（例如背部扣擊），濕化痰液，體位引流，吸痰與藥物治療等。

7-13 呼吸的評估與護理（三）

（三）呼吸的測量

1. 目的：（1）判斷呼吸有無異常；（2）動態地監測呼吸的變化，瞭解患者的呼吸功能；（3）協助診斷。

2. 操作前的準備：（1）評估患者並加以解釋；（2）患者的準備；（3）護理人員自身的準備；（4）用物的準備；（5）環境的準備。

3. 操作步驟：（1）體位：舒適；（2）方法：護理人員將手放在患者的診脈部位似診脈狀，眼睛觀察患者胸部或腹部的起伏；（3）觀察：呼吸頻率、深度、節律、音響、形及有無呼吸困難；（4）計數：正常脈搏測 30 秒，乘以 2；異常者測量 1 分鐘；（5）記錄。

4. 健康教育：（1）解釋呼吸監測重要性，學會正確測量呼吸方法；（2）指導患者精神放鬆，具有識別異常呼吸的能力；（3）教會對異常呼吸做自我護理。

（四）促進呼吸功能的護理技術

清除呼吸道分泌物的護理技術：1. 有效咳嗽；2. 叩擊（Percussion）；3. 體位引流（Postural Drainage）；4. 吸痰法（Aspiration of Sputum）；5. 氧氣療法（Oxygenic Therapy）。

1. 有效的咳嗽（Effective Coughing）：咳嗽是一種防禦性呼吸反射，可以排出呼吸道內的異物分泌物，具有清潔 保護和維持呼吸道暢通的功能。

（1）促進有效咳嗽的主要措施：改變患者的姿勢，鼓勵患者做縮唇呼吸（鼻吸氣，口縮唇呼氣），若病情許可，可以增加患者活動量，雙手穩定地按壓胸壁下側，提供一個堅實的力量。

（2）有效咳嗽的步驟：體位（坐位或半臥位，屈膝，上身前傾），雙手抱膝或在胸部和膝蓋上置一枕頭並使用兩肋夾緊，在深吸氣之後屏氣 3 秒鐘，患者腹肌用力及兩手抓緊支持物（腳和枕），用力做爆破性咳嗽，將痰咳出來。

（3）有效咳嗽的注意事項：

●不能有效咳嗽的原因：已有的呼吸道疾病，呼吸短促，害怕疼痛，某些藥物的抑制作用與方法不正確。

●有效咳嗽的方法：爆發性咳嗽、分段咳嗽與發聲性咳嗽。

●有助於有效咳嗽的方法：增加活動度、改變身體姿勢、緩慢深呼吸或延長呼氣、傷口按壓與促進痰液的排出，例如濕化等。

2. 背部扣擊（Chest Percussion）：（1）叩打胸背部，藉助於振動，使分泌物鬆脫而排出體外。（2）方法：背隆掌空，手指彎曲；自下而上，由外向內。（3）注意事項：整合其他的措施，不能在乳房組織、脊椎、肋骨以下部位或傷口處執行，不可在裸露的皮膚上進行，患者並不會感覺到疼痛，在操作時要暫停吸氧。

3. 體位引流（Postural Drainage）：將患者置於特殊的體位，將肺與支氣管所存積的分泌物，藉助於重力的作用使其流入大氣管並咳出體外。（1）患肺處於高位。（2）痰液黏稠者可以吸入祛痰藥。（3）時間與次數：2 ～ 4 次／天，15 ～ 30 分鐘／次。（4）監測：患者的反應，引流液的顏色、品質、數量。（5）合併使用，提高療效：叩打、體位引流、深呼吸、有效咳嗽。

清除呼吸道分泌物的措施

1.有效咳嗽的執行重點	採取坐位或半坐臥位，曲膝（雙手抱膝），身前傾，深吸氣後，做爆破性咳嗽。
2.叩擊的執行重點	採取坐位或側臥位，操作者手以背隆掌空狀，自下而上，由外向內叩擊胸背部。

有效的咳嗽（Effective Coughing）

1.不能有效咳嗽的原因	(1)既有的呼吸道疾病，呼吸短促；(2)害怕疼痛；(3)某些藥物的抑制作用；(4)方法不正確。
2.有效咳嗽的方法	(1)爆發性咳嗽；(2)分段咳嗽；(3)發聲性咳嗽。
3.有助於有效咳嗽的方法	(1)增加活動度；(2)改變身體姿勢；(3)緩慢深呼吸或延長呼氣；(4)傷口按壓；(5)促進痰液排出，例如濕化等。

背部扣擊（Chest Percussion）的注意事項

背部扣擊的注意事項
- 整合其他的措施
- 不能在乳房組織、脊椎、肋骨以下部位或傷口處執行
- 不可在裸露的皮膚上進行
- 患者並不會感覺到疼痛
- 在操作時要暫停吸氧

體位引流（Postural Drainage）

目的	引流氣道分泌物，促進氣管的暢通，改善呼吸的功能。
禁忌症	●心血管病患者要慎用。●嚴重呼吸功能障礙患者。●牽引患者。●外科手術之後的早期患者。●極度疼痛者。●使用人工呼吸機患者等。
體位引流的方法與注意事項	●掌握禁忌症。●協助患者採取正確的體位。●整合其他的措施。●注意安全：防止墜床、防止病情的變化。●在早飯前、晚上睡前各1次，20～30分鐘/次，之後漱口，記錄引流痰量及性狀。●在引流之前切勿進食。●儘量保持舒適的狀態。

體位引流（Postural Drainage）

間隙深呼吸，叩背，咳痰	
稀釋痰液	
時間與次數	2～4次/日，15～30分鐘/次。
監測	①病人的反應；②引流液的顏色，品質，數量。

7-14 呼吸的評估與護理（四）

（四）促進呼吸功能的護理技術（續）

4. 吸痰法：

（1）經由口、鼻腔、人工氣道將呼吸道的分泌物吸出，以保持呼吸道通暢，預防吸入性肺炎、肺不張、窒息等併發症的一種方法。

（2）用於各種原因引起的不能有效咳嗽、排痰者如：年老體弱、危重、昏迷、麻醉未清醒前等。

（3）吸痰的裝置（負壓裝置）：●利用負壓吸引原理，連接導管來吸出痰液。●中心負壓裝置：吸引器管道連接到各病房床單位，使用時只需接上吸痰導管，開啟開關，即可以吸痰。●電動吸引器：由馬達、偏心輪、氣體篩檢程式、壓力錶、安全瓶、貯液瓶所組成。

（4）吸痰裝置（在緊急狀態時）：注射器吸痰（50 ～ 100ml 注射器連接導管抽吸）與口對口吸痰（操作者托起患者下頜，使其頭後仰並捏住患者鼻孔，口對口吸出呼吸道分泌物）。

（5）吸痰的目的：●促進呼吸的功能，改善肺的通氣。●預防併發症與減少感染的機會。●清除呼吸道分泌物，保持呼吸道的暢通。●預防併發症的發生。

（6）操作之前的準備：●評估患者並解釋。●患者的準備。●護理人員自身的準備。●用物的準備。●環境用物的準備。

（7）吸痰的操作步驟：●核對。●調節負壓：成人 40.0 ～ 53.3kpa，兒童小於 40.0kPa。●檢查：口、鼻腔，取下活動義齒。●體位：患者頭部轉向一側，面向操作者。●試吸：連接吸痰管，試吸取少量生理鹽水。●吸痰：先吸口咽部分泌物，再吸氣管內分泌物；若氣管切開吸痰，先吸氣管切開處，再吸口（鼻）部。●方法：左右旋轉，向上提出。●抽吸：吸痰管退出時，用生理鹽水抽吸。●觀察：氣道通暢，患者反應，吸出液色、質、量。●安置患者、整理消毒用物。●記錄。

（8）吸痰的方法：下列吸痰的方法皆為負壓。●電動吸引器吸痰法。●中心吸引裝置吸痰法。●注射器吸痰法。●口對口吸痰法。

（9）吸痰法的注意事項：●嚴格地執行無菌操作，每吸痰一次應更換吸痰管：每根吸痰管只使用 1 次，以防止上呼吸道感染傳至下呼吸道，在吸痰盤內之用品要更換消毒 1 ～ 2 次／天，要勤做口腔的護理工作。●定時吸痰，或有痰鳴音、排痰不暢通。●在吸痰之前，要檢查電動吸引器的性能及連接。●吸痰的動作要輕柔，防止呼吸道黏膜損傷。●在痰液黏稠時，可以配合叩擊、蒸氣吸入、霧化吸入，提高效果。●儲液瓶內吸出液應及時傾倒，不得超過 2/3。●每次的吸痰時間小於 15 秒，以免造成缺氧。●健康教育：①教會清醒患者吸痰時正確配合的方法，向患者和患者家屬宣傳呼吸道疾病的預防保健知識。②教育患者呼吸有分泌物應及時吸出，確保氣道的暢通，呼吸改善，缺氧糾正。

小博士解說

吸痰的目的：1.保持呼吸道的暢通，改善呼吸；2.預防併發症，減少感染。

壁掛式模型機

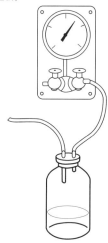

吸痰的方法

電動吸引器吸痰法	負壓
中心吸引裝置吸痰法	負壓
注射器吸痰法	負壓
口對口吸痰法	負壓

吸痰法的注意事項

正確地掌握吸痰要領	正確地控制負壓（成人 40.0～53.3kPa，兒童＜40.0kPa）
妥善地保養吸引器	

導管吸痰的七字要領

一輕	動作要輕
二快	動作要快
三轉	吸痰管一邊提一邊轉
四散	多孔吸痰，分散壓力
五控	控制壓力，在送管時控制負壓、在提管時做負壓吸引
六禁	嚴禁反覆上下提插
七濕	呼吸道的濕化

吸痰法

注射器吸痰及口對口吸痰	常用於緊急狀態而無吸引設備時
中心吸引裝置吸痰法	

✚ 知識補充站

1. 吸痰法：導管吸痰法運用電動吸引器或管道負壓吸引裝置，其目的為清除呼吸道的分泌物，保持呼吸道的暢通，預防併發症的發生。

2. 導管吸痰法的注意事項：嚴格地執行無菌操作；口腔護理；定時及時吸痰；正確地吸痰：動作要輕柔，左右旋轉，每次抽吸＜15秒，若痰液黏稠，可以配合叩擊、霧化、藥物等；小兒之壓力＜40kpa，成人40～53.3kpa；做觀察、記錄。

7-15 呼吸的評估與護理（五）

（四）促進呼吸功能的護理技術（續）

5. **痰標本採集方法（Collection of Sputum Specimen）**：採集下呼吸道分泌物作一般的性狀、顯微鏡及細菌的檢查，以助於診斷之用。

（1）一般性標本：檢查痰的形狀、顏色；塗片查細胞、細菌、蟲卵、協助診斷、觀察療效。

（a）操作前的準備：①用品的準備：蠟紙盒（或痰杯、廣口玻璃瓶）、漱口液等。②患者的準備：評估患者的心理反應與合作程度；瞭解收集痰標本的目的和方法。③環境的準備：病房要整潔，在需要時要準備屏風。

（b）操作的步驟及重點：①備齊用品，攜至床旁，核對床號、姓名與加以解釋。②患者在漱口之後要用力咳嗽，咳出氣管深處的痰液，吐入蠟紙盒中。③檢查癌細胞要立即送驗，或在固定標本之後送驗。④清理用物，洗手與記錄。

（2）24 小時的標本：檢查 24 小時的痰量、觀察痰液的性狀，協助診斷。

（a）操作前的準備：①用品的準備：寬口透明玻璃瓶或痰杯。②患者的準備：評估患者的心理反應與合作程度；瞭解收集痰標本的目的和方法。③環境的準備：保持病房的整潔，在需要時要準備屏風。

（b）操作的步驟及重點：①將容器外貼好標籤，註明起訖的時間，備齊用物至床旁，核對床號、姓名與加以解釋。②指導患者將 24 小時（今天 7Am ～次日 7Pm）的痰液全部吐入容器之中，送驗檢查。

（3）培養標本：檢查痰液的致病細菌，來協助診斷。

（a）操作前的準備：①用品的準備：漱口溶液、寬口無菌玻璃瓶（盒）或集痰器、吸痰器等。②患者的準備：評估患者的心理反應與合作程度；瞭解收集標本的目的和方法。③環境的準備：保持病房的整潔，在需要時要準備屏風。

（b）操作步驟及重點：①備齊用物至床旁，核對床號、姓名、解釋。②護理人員戴口罩。③指導患者使用多貝爾氏溶液漱口，再用清水漱口。④患者深吸氣後用力咳嗽，將痰液吐入無菌容器中，加蓋、送驗。⑤昏迷患者可用吸痰管接大號注射器抽吸或用集痰器連接吸痰器抽吸。⑥清理用物，洗手、記錄。

（4）咽拭子標本採集方法（Throat Swab Culture）：從咽喉部和扁桃體上取分泌物做細菌培養或病毒檢測，來協助診斷。

（a）操作前的準備：①用品的準備：無菌咽拭子培養管、酒精燈、火柴、無菌生理鹽水等。②患者的準備：評估患者的心理反應與合作程度；瞭解收集標本的目的和方法。③環境的準備：保持病房的整潔，在需要時要準備屏風。

（b）操作的步驟及重點：①備齊用物至床旁，核對床號、姓名與加以解釋。②指導患者張口發 "啊" 音，用長棉籤蘸無菌生理鹽水以敏捷、輕柔動作，擦拭兩側齶弓、咽及扁桃體上的分泌物。③將長棉籤插入試管中，送出化驗檢查。

培養標本：接吸引器與接吸痰管

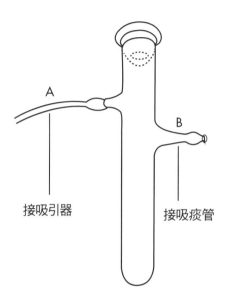

接吸引器　　　　　接吸痰管

咽拭子標本採集方法（Throat Swab Culture）

咽拭子標本採集方法	從咽喉部和扁桃體上取分泌物做細菌培養或病毒檢測，來協助診斷。
操作前的準備	1. 用品的準備：無菌咽拭子培養管、酒精燈、火柴、無菌生理鹽水等。 2. 患者的準備：評估患者的心理反應與合作程度；瞭解收集標本的目的和方法。 3. 環境的準備：保持病房的整潔，在需要時要準備屏風。
操作的步驟及重點	1. 備齊用物至床旁，核對床號、姓名與加以解釋。 2. 指導患者張口發"啊"音，用長棉籤蘸無菌生理鹽水以敏捷、輕柔動作，擦拭兩側齶弓、咽及扁桃體上的分泌物。 3. 將長棉籤插入試管中，送驗檢查。

7-16 氧氣療法（一）

（一）氧氣療法（Oxygenic Therapy）

透過給氧，提高動脈血氧分壓（PaO_2）和動脈血氧飽和度（SaO_2），增加動脈血氧含量（CaO_2），糾正各種原因造成的缺氧狀態，促進組織的新陳代謝，維持生命活動的一種治療方法。

1. 缺氧的分類：低張性缺氧、血液性缺氧、循環性缺氧與組織性缺氧。

（1）低張性缺氧：●動脈血氧分壓（PaO_2）下降，會使得動脈血氧飽和度（SaO_2）下降，組織供氧不足。●原因：吸入氣中氧分壓過低，例如高山病，外呼吸功能障礙，例如慢性阻塞性肺部疾病，靜脈血分流入動脈，例如先天性心臟病。（2）血液性缺氧：●血色素（Hb）數量會下降或性質改變，造成動脈血氧分壓（PaO_2）下降或血色素（Hb）結合的氧不易釋放。●見於貧血、一氧化碳中毒、高鐵血紅蛋白血症。（3）循環性缺氧：●組織血流量會下降，使得組織供氧量減少。●原因：全身性循環性缺氧，例如休克、心力衰竭，局部性循環性缺氧，例如栓塞。（4）組織性缺氧：●組織細胞利用氧異常。●原因：組織中毒，例如氰化物中毒；細胞損傷，例如大量放射線照射。在上述的四類缺氧之中，以低張性缺氧，氧療的效果最好。

2. 供氧的裝置：

（1）氧氣筒及氧氣表：（a）氧氣筒：容納氧氣 6000L，總開關、氣門。（b）氧氣表：由壓力錶、減壓器、流量表、濕化瓶及安全閥所組成。（c）氧氣筒內的氧氣供應時間可以按照下列的公式來計算：

$$可以供應的時間 = \frac{壓力錶壓力 - 5（kg/cm^2）\times 氧氣筒容積（L）}{1kg/cm^2 \times 氧流量（L/min）\times 60\ min（分鐘）}$$

（2）中心供氧裝置：醫院氧氣集中由供應站供給，設管道至病房、門診、急診。供應站有總開關控制，各用氧單位配氧氣表，打開流量表即可使用。

（3）氧氣濃度與流量的關係：吸氧濃度（%）= 21 + 4× 氧流量（L/min）。

3. 氧療的方法：氧療的方法分為（1）鼻導管給氧法；（2）鼻塞法；（3）面罩法；（4）氧氣頭罩法；（5）氧氣枕法。

（1）鼻導管給氧法：●單側鼻導管給氧：鼻導管插入長度為鼻尖至耳垂的 2/3 ●雙側鼻導管給氧：雙側鼻導管插入鼻孔內大約 1 公分（cm），並將導管環固定穩妥。

（2）鼻塞法：將鼻塞塞入一側鼻孔鼻前庭內給氧，兩側鼻孔可以交替使用。

（3）面罩法：●面罩置於患者的口鼻部供氧。●氧流量一般需要 6 ～ 8 公升 / 分鐘。●用於病情較重，氧分壓明顯下降者。

（4）氧氣頭罩法：●患者頭部置於頭罩內，罩面上有多個孔，可以保持罩內相當程度的氧濃度、溫度和濕度。●主要用於兒童。

（5）氧氣枕法：●氧氣枕是一長方形橡膠枕，枕的一角有一橡膠管，上有調節器可以調節氧流量，氧氣枕充入氧氣，接上濕化瓶即可使用。●可以用於家庭氧療、急重症患者的搶救或轉運途中。

缺氧程度的判斷

程度	PaO₂(kpa)	SaO₂(%)	症狀	給氧
輕度	＞6.67	＞80	無發紺	－
中度	＞4～6.67	60～80	發紺 呼吸困難	＋
中度	＜4	＜60	顯著發紺 呼吸困難 三凹症	＋＋

單側鼻導管的優點與缺點

優點	吸入氧濃度可靠、節省氧氣、不易脫出
缺點	刺激鼻黏膜，感覺不適；需經常更換導管

鼻塞的特徵

適用對象	長期給氧者
優點	刺激性較小，感覺舒適，使用方便
缺點	吸入氧濃度不高，吸入氧濃度不穩定，對張口呼吸，鼻腔堵塞者效果較差

面罩的特徵

適用對象	病情較嚴重，氧分壓明顯下降者
優點	給氧濃度高，氣道黏膜並無刺激，便於固定，能利用呼吸道濕化作用
缺點	不便於飲食、吐痰，患者常有憋氣，喘氣費力等不適

✚ 知識補充站

1. 鼻導管給氧法之氧氣表及其安裝設備有壓力表、減壓器、流量表、濕化瓶、安全閥。
2. 家庭供氧方法：
   （1）氧立得：一種可攜式的製氧器。
   　　（a）優點：●製氧純：完全符合醫用標準。●供氧快：立用立得，方便快捷。●易於操作：結構簡單。●易學易會。●好攜帶：小巧輕靈（在加水之後僅有500克）。
   　　（b）缺點：維持的時間較短。
   （2）小型氧氣瓶：●小型瓶裝醫用氧，與醫院用氧一樣，係天然純氧。●特色：安全、小巧、經濟、實用、方便。●有不同的容量：2、2.5、4、8、10、12、15升。

7-17 **氧氣療法（二）**

（一）氧氣療法（Oxygenic Therapy）（續）

5. 吸氧法：

（1）目的：

●糾正各種原因造成的缺氧狀態，提高動脈血氧分壓（PaO_2）和動脈血氧飽和度（SaO_2），增加動脈血氧含量（CaO_2）。

●促進組織的新陳代謝，維持身體的生命活動。

（2）操作前的準備：

（a）評估患者並加以解釋。

（b）患者的準備。

（c）護理人員自身的準備。

（d）用物的準備。

（e）環境的準備。

（3）操作步驟（雙側鼻導管給氧法）：（a）核對。（b）濕棉籤清潔雙側鼻腔。（c）連接鼻導管。（d）調節氧的流量。（e）濕潤鼻導管。（f）插管將鼻導管插入患者的雙側鼻孔 1cm（g）將導管環繞患者耳廓向下放置，根據情況來調整鬆緊度。（h）記錄給氧時間、氧流量、患者的反應。（i）觀察缺氧症狀、實驗室指標、氧氣裝置是否漏氣及通暢、有無出現氧療副作用。（j）在停止用氧時，要先取下鼻導管。（k）安置患者，採取舒適的體位。（l）先關總開關，在放出餘氣、關流量開關之後卸表。卸表口訣：一關（總開關及流量開關）、二扶（壓力錶）、三鬆（氧氣筒氣門與氧氣表連接處）、四卸（表）。（m）處理用物。（n）記錄：停止用氧的時間及效果。

（4）注意事項：（a）在用氧之前，要檢查氧氣裝置有無漏氣，是否暢通。（b）要注意用氧安全，做好〝四防〞：防震、防火、防熱、防油。（c）在使用氧氣時，應先調節流量之後使用。在停用氧氣時，應先拔出導管，再關閉氧氣開關。中途改變流量，先分離鼻導管與濕化瓶連接處，調整好流量再接上。（d）常用濕化液冷開水、蒸餾水。急性肺水腫用 20～30％乙醇。（e）氧氣筒內氧勿用盡，壓力錶至少要保留 0.5kpa（5kg/cm^2）。（f）對未用完或已用盡的氧氣筒，應分別懸掛滿或空白的標誌。（g）在用氧的過程中，應加強監測的工作。

（5）使用鼻導管的注意事項：（a）在使用鼻導管時應注意分離鼻導管，不在病人插管情況下調節流量表。（b）在持續使用時應注意：每日更換鼻導管 2 次以上，雙側鼻孔交替使用；及時地清潔鼻腔，防止導管阻塞；定時地做霧化吸入，口腔護理；濕化瓶水面保持在 1/3 至 1/2 處，定時清洗。

小博士 解說

教學目標：

　　討論吸氧適應症、說出供氧裝置及給氧裝置有哪些、說出氧氣表的結構和功能、闡述給氧的注意事項、正確地換算氧濃度和氧流量，計算氧氣筒內氧的可供時間，正確地執行鼻導管及鼻塞吸氧法、說出氧療的副作用。

健康教育

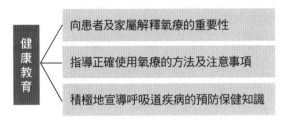

健康教育	向患者及家屬解釋氧療的重要性
	指導正確使用氧療的方法及注意事項
	積極地宣導呼吸道疾病的預防保健知識

氧流量的調節

輕度缺氧	1～2L/分鐘
中度缺氧	2～4L/分鐘
重度缺氧	4～6L/分鐘
兒童	1～2L/分鐘

氧療的監護

1. 缺氧的症狀	• 神智：煩躁轉變為安靜。 • 生命的徵象：平穩。 • 皮膚的色澤：發紺變為紅潤。
2. 實驗室檢查	動脈血氧分壓（PaO_2），動脈血液二氧化碳分壓（$PaCO_2$），動脈血氧飽和度（SaO_2），靜脈血氧分壓（PvO_2）
3. 氧氣裝置是否暢通	
4. 氧療的副作用	• 氧濃度超過 60%，持續時間大於 24 小時。 • 氧中毒；肺實質改變。症狀：胸骨下不適、疼痛、灼熱感；呼吸增快、噁心、嘔吐、煩躁、斷續的乾咳。預防：（a）避免長時間與高濃度的氧療；（b）血氣分析；（c）動態地觀察氧療的治療效果。 • 肺不張：肺泡內氮氣被大量置換，一旦支氣管有阻塞，氧氣被肺循環血液所吸收，會引起吸入性肺不張。症狀：煩躁、呼吸及心率增快、血壓上升、呼吸困難、發紺、昏迷。預防的方式：深呼吸、多咳嗽、要改變體位。 • 呼吸道分泌物乾燥，症狀：呼吸道黏膜乾燥、分泌物黏稠。預防的方式：加強濕化、霧化吸入。 • 晶狀體後纖維組織增生：見於新生兒，以早產兒較為多見。症狀：為不可逆轉的失明。預防的方式：控制氧濃度和吸氧時間。 • 呼吸抑制：見於 II 型呼吸衰竭，動脈血氧分壓（PaO_2）會下降，動脈血液二氧化碳分壓（$PaCO_2$）會上升。預防的方式：低濃度、低流量 (1～2L/min) 給氧。

+ 知識補充站

氧氣療法（Oxygenic Therapy）是指透過給氧，提高動脈血液氧的分壓和血液氧的飽和度，增加動脈血液的氧氣含量，糾正各種原因所引起的缺氧狀態，促進組織的新陳代謝，維持身體生命活動的一種治療方法。

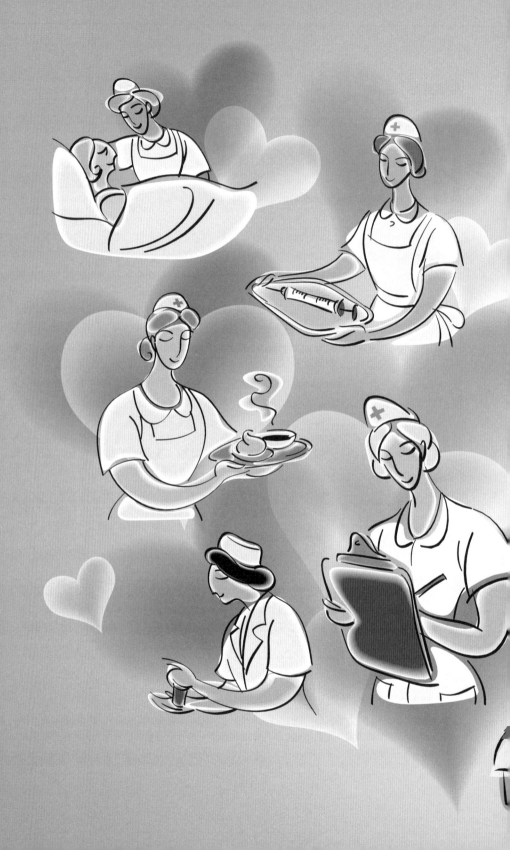

第8章
氧氣吸入療法

氧氣療法（簡稱氧療）是改正缺氧，提昇動脈血氧分壓（PaO_2）和動脈血氧飽和度（SaO_2）的水準，確保組織氧氣供應的重要治療措施。氧療在急症救治、常規性治療和麻醉手術中都具有十分重要的功能。

學習目標：

1. 吸氧的概念

2. 缺氧的程度

3. 氧氣吸入療法的分類

4. 給氧的方法

5. 氧療的副作用及預防

| 8-1　氧氣吸入療法

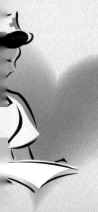

8-1 氧氣吸入療法

（一）基本概念

氧氣吸入療法（Oxygenic Therapy）是指供給病人氧氣，吸入高濃度或純氧來提昇動脈血氧分壓（PaO2）和血氧飽和度（SaO2），增加動脈血氧含量（CaO2），糾正由各種的原因所造成的缺氧狀態，促進代謝，以維持身體生命活動的治療方法。

（二）給氧的方法

1. 常用的方法：（1）鼻導管法（單側鼻導管法與雙側鼻導管法）；（2）鼻塞法（單側鼻塞法與雙側鼻塞法）；（3）面罩法；（4）頭罩法；（5）氧氣枕法。

2. 給氧的裝置：（1）氧氣筒及氧氣表裝置；（2）中心的供氧裝置；（3）氧氣枕；（4）高壓氧艙。

3. 操作技術：

（1）操作前的準備：評估病人、環境的準備、護理人員的準備與用品的準備。

（2）操作的規程。

4. 氧濃度與氧流量的換算公式：

氧的濃度 % = 21 + 4 X 氧流量（L／min）

5. 氧療的副作用：

（1）氧中毒：吸氧最大安全濃度是 40%，在超過 50% 而持續 48 小時之後會產生氧中毒。其預防的方法為避免長時間做高濃度的吸氧動作。

（2）肺不張：其預防的方法為控制吸氧濃度，鼓勵多翻身、更換體位，促進排痰的功能。

（3）呼吸道分泌物乾燥：其預防的方法為加強吸入氣體中的濕化，定期做霧化吸入的功能。

（4）眼水晶體後纖維組織增生：僅見於新生嬰兒，尤其是早產嬰兒。其預防的方法為維持吸氧濃度在 40% 以下，控制動脈血氧分壓（PaO2）在 13.3 ～ 16.0Kpa 左右。

（5）呼吸抑制：見於低氧血症伴隨著二氧化碳（CO2）滯留者在吸入高濃度氧之後。其預防的方法為低流量持續給氧。

6. 注意事項：（1）安全用氧，做好四防：防火、防震、防油、防熱。（2）在吸氧時先調節流量然後插管，在停氧時先拔管然後關流量開關。（3）在使用鼻塞或鼻導管法時，每天要更換鼻塞或導管兩次以上。（4）在氧氣筒內之氧氣不可用盡（當壓力錶為 0.5MPa 或 5Kg／cm² 時便不能再用）。

缺氧的程度

缺氧程度分類	神智	紫紺	呼吸困難	SaO2	PaO2	PaCO2
輕度	清楚	一般並沒有	並不明顯	> 80%	6.6～9.3Kpa	> 6.6kpa
中度	煩躁	相當明顯	相當明顯	60～80%	4～6.6Kpa	> 9.3Kpa
重度	昏迷	相當顯著	嚴重/三凹症	< 60%	< 4Kpa	> 11.9Kpa

用氧的指標：動脈血氧分壓（PaO2）< 6.6Kpa（50mmHg）

氧氣吸入療法的種類

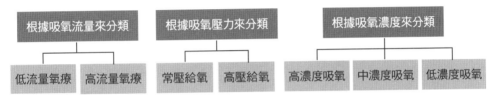

根據吸氧流量來分類
- 低流量氧療
- 高流量氧療

根據吸氧壓力來分類
- 常壓給氧
- 高壓給氧

根據吸氧濃度來分類
- 高濃度吸氧
- 中濃度吸氧
- 低濃度吸氧

給氧的方法

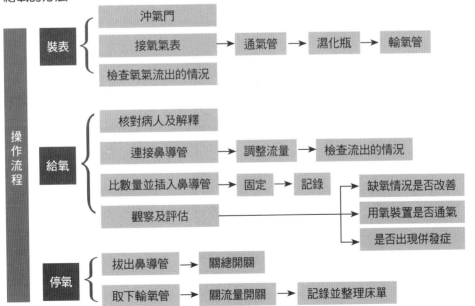

操作流程

裝表
- 沖氣門
- 接氧氣表 → 通氣管 → 濕化瓶 → 輸氧管
- 檢查氧氣流出的情況

給氧
- 核對病人及解釋
- 連接鼻導管 → 調整流量 → 檢查流出的情況
- 比數量並插入鼻導管 → 固定 → 記錄
- 觀察及評估 → 缺氧情況是否改善
- → 用氧裝置是否通氣
- → 是否出現併發症

停氧
- 拔出鼻導管 → 關總開關
- 取下輸氧管 → 關流量開關 → 記錄並整理床單

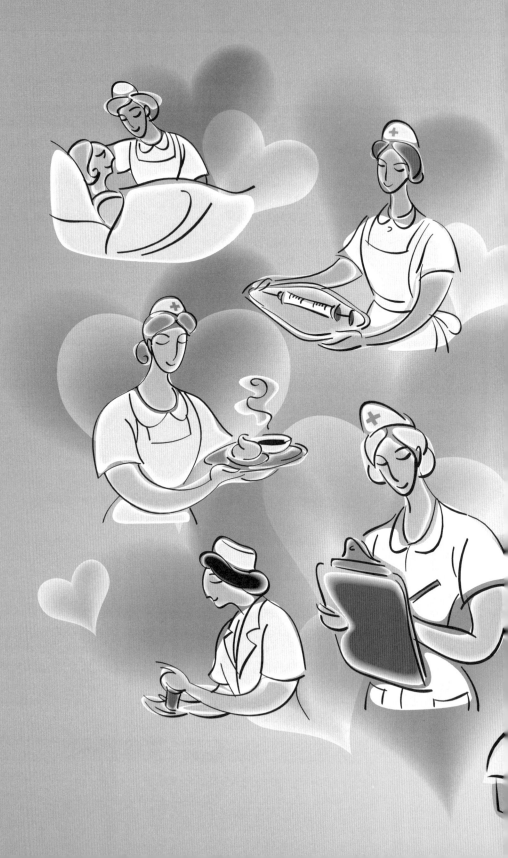

第 9 章
冷熱療法

學習目標：

1. 掌握冷、熱療法的目的、禁忌症及方法

2. 熟悉冷、熱療法的定義與影響效果的因素

3. 瞭解冷、熱療法的效應

4. 學會冰袋、冰帽、冷濕敷、溫水擦浴、酒精擦浴、熱水袋、烤燈、熱濕敷及
   熱水坐浴的應用目的及執行方法

5. 能比較出冷、熱療法的生理效應及功能

6. 能說出上述操作的注意事項

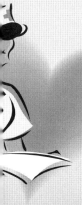

9-1 冷熱療法的應用

（一）冷熱療法的概念
冷熱療法是利用低於或高於人體溫度的物質作用於人體的表面，透過神經傳導引起皮膚或內臟器官血管的收縮或舒張來改變身體個別系統的血液循環和新陳代謝，以達到治療的目的。冷熱療法的共同功能為緩解疼痛。

（二）冷熱療法的使用
冷熱療法是臨床上常用的物理治療方法。人體皮膚內分佈著大量的神經末梢，可以感受到各種不同的刺激。

（三）冷熱療法的效應
冷熱因子是一種溫度刺激，當此種刺激作用於皮膚表面時，神經末梢會發出衝動，透過傳入神經纖維而傳送到大腦皮層，對衝動做識別並透過傳出神經纖維發出指令，使得皮膚和內臟器官的血管收縮或擴張，改變身體各個系統的體液循環和代謝活動，使得身體免受損傷或達到舒適與治療的目的。

1.生理效應（Physiologic Response）：生理效應為基礎代謝率、血液循環、血管通透性、白血球的數量、活動度、肌肉、結締組織、關節腔滑液黏稠度與神經傳導速度；在用冷時與用熱時大部分相反。

2.繼發效應（Secondary Response）：繼發效應之定義為用冷或用熱超過一定時間，所產生與生理效應相反作用的現象，稱為繼發效應，其運用方式為在病人用熱或用冷30分鐘之後，給予1小時的復原。

（四）冷熱療法的目的
1.冷療法：冷療法（Cold Therapy）可以減輕局部充血或出血，適用於扁桃體摘除術後、鼻衄、局部軟性組織早期的損傷，可以控制發炎症的擴散，適用於早期的發炎症。冷療法可以減輕疼痛，適用於急性損傷的初期、牙痛、燙傷等，而降低體溫適用於發高燒與中暑等。

2.熱療法：熱療法（Heat Therapy）可以促進發炎症的消退和侷限，增強新陳代謝和白血球吞噬的功能，發生在發炎症早期與發炎症後期。可以減輕深部組織充血，使體表血液流量增加與深部組織減少。熱療法可以解除疼痛，降低感覺神經的興奮性，加速致痛物質的排出，消除水腫，鬆弛肌肉、肌腱、韌帶與具有保暖的功能。

（五）熱療法的治療功能
1.使局部血管擴張，血液循環改善；2.使微血管的滲透性增加：減輕發炎性水腫對局部末梢的壓力；3.血液循環改善，病人感覺舒適，溫暖。

小博士解說

冷、熱療法的作用機制
冷熱因子是一種溫度刺激，當這種刺激作用於皮膚表面時，使皮膚和內臟器官的血管收縮或擴張，改變身體各個系統的體液循環和代謝活動，使身體免受損傷或達到舒適、治療的目的。

冷、熱療法的效應：生理效應

生理效應	用熱	用冷
細胞代謝	增加	減少
血管的狀態	擴張	收縮
微血管通透性	增加	減少
血液黏滯度	降低	增加
血液流動	增快	減慢
結締組織伸展性	增強	減弱
體溫	上升	下降

繼發效應

繼發效應

用熱引起小動脈擴張，持續用熱 1 小時後，卻會引起小動脈的收縮。

用冷引起小動脈收縮，持續用冷 1 小時後，卻會發生小動脈的擴張。

使用冷、熱療法的禁忌症

冷療法	（1）血液循環不良；（2）在慢性發炎症或深部化膿性病灶時；（3）對冷過敏、心臟病及體質虛弱者要謹慎使用；（4）禁忌部位為枕後、耳廓、陰囊等處、心前區、腹部與足底。（5）大面積組織受損，局部血液循環明顯障礙，感染性休克，皮膚青紫。（6）水腫部位。
熱療法	（1）未經確診的急腹症（急性腹痛）；（2）在臉部鼻子的周圍危險三角區的感染時；（3）軟性組織損傷48小時之內；挫傷早期；（4）急性炎症；（5）各種器官的出血性疾病；（6）在內出血時，軟性組織的損傷或扭傷早期與其他的情況；（7）禁忌部位為枕後、耳廓、陰囊等處、心前區、腹部與足底、心、肝、腎功能不全者、皮膚濕疹、孕婦、金屬移植物部位、惡性病變部位、麻痺與感覺異常者要謹慎使用；（8）內臟器官出血；（9）局部有惡性腫瘤時；（10）局部有金屬移植物者。

✚ 知識補充站

1. 腰酸背痛的治療：冷熱療法
   （1）冷療（冷敷）有止血，消炎與消腫的功能，所以在急性背痛之初一、二天可以用冷療，可以降低紅腫發炎的程度。一般冷敷的時間在五至二十分鐘之間即可，溫度也不需太冷，太冷可能會導致凍傷。
   （2）熱療（熱敷）可以增加局部的血液循環，以提供充分的養分，並儘快帶走廢物，因此能加速組織的復原。熱療適用於慢性或急性背痛第三天起，不僅會緩解疼痛且同時會促進組織的癒合，熱敷時間一次大約20次至30分鐘即可。
2. 用冰枕若未將袋內空氣排出，會影響溫度的傳導，妨害治療的效果；一般經痛可先以熱敷方式減輕疼痛。

9-2 熱療法的應用（一）

（一）熱療法

熱療法（Heat Therapy）是運用高於人體溫度的物質，作用於身體的局部或全身，使血管擴張，促進血液循環，達到消炎、解除痙攣、止痛、舒適等治療的方法。

1. 目的與適應症：可以促進發炎症的消散或侷限，減輕深部組織的充血與腫脹，緩解疼痛，促進傷口癒合，提昇體溫與保暖，增進舒適感。

（1）促進發炎症的消散或限制：熱因子會使局部血管擴張，加快血液循環的速度，增強新陳代謝和白血球的吞噬功能。在發炎症早期使用熱療法，可以促進發炎性滲出物吸收與消散；在發炎症後期使用熱療法，會促進白血球釋放蛋白溶解酶，溶解壞死組織，使發炎症受到限制，因此，臨床多用於某些局部感染與化膿的輔助性治療。

（2）減輕深部組織的充血與腫脹：溫熱會使皮膚血管擴張血流量增多，由於全身循環血液量的重新分佈會減輕深部組織的充血與腫脹。在臨床上採用足浴的方法來減輕頭部充血，採用手浴方法來減輕肺部充血。

（3）緩解疼痛：溫熱的刺激能降低痛覺神經的興奮性，改善血液循環，減少發炎性水腫，解除局部神經末稍的壓力而加速組織胺等致痛物質的運出。熱療會使肌肉、肌腱、韌帶等組織鬆弛，從而緩解疼痛。在臨床上適用於肢體的局部感染、關節與肌肉緊張所導致的疼痛症。

（4）促進傷口癒合：熱可增加局部的新陳代謝，改善局部的血液循環，使組織得到更多的氧和營養物質，有助於肉芽組織的生長，加速傷口的癒合。

（5）提昇體溫與保暖：在體表用熱之後會使皮膚血管擴張，促進血液循環，將體熱帶往全身，使得體溫升高。在臨床上，用於早產兒及身體虛弱、末稍循環不良的患者。

（6）增進舒適感：當環境溫度較低時，局部或全身使用熱療法，會增進溫暖與舒適感，並且還可以改善睡眠。

（二）禁忌症

1. **在急性腹痛未確診之前**：熱療法雖能緩解疼痛，但卻很容易掩蓋病情的真相，影響疾病的診斷與治療。

2. **面部危險三角區的感染**：因為此處血管相當豐富，面部血管並沒有瓣膜，且與顱內海綿竇相通，使用熱療法會使血管擴張與血液流量增多。會導致細菌及毒素進入血液循環，促使發炎症擴散，造成顱內感染而引起敗血症。

3. **各種器官的內出血時**：熱療法會使局部血管擴張，增加器官的血液流量和血管的通透性而加重出血症。

4. **軟性組織損傷或早期扭傷**：在 48 小時之內，如果局部用熱會促進血液循環，從而加重皮下出血、腫脹和疼痛。

5. **其他的情況**：惡性腫瘤的部位、對熱過敏者、在睪丸處、在孕婦的腹部、局部的麻痹、感覺異常者要謹慎使用、細菌性結膜炎與有金屬移植物的部位。

影響熱療效應的因素

1. 用熱的方法	(1) 乾熱法：乾熱是皮膚接觸熱的固體，治療的溫度一般為 60 ~ 70℃ 左右，例如常用的熱水袋、電烤燈與紅外線等。 (2) 濕熱法：濕熱是皮膚直接接觸熱的液體，因為水比空氣導熱性能強、滲透力較大，所以濕熱的溫度要低於乾熱的溫度。一般為 50℃左右。常用的有濕熱敷、熱浸泡、熱坐浴、水療等。
2. 用熱的部位	人體的皮膚薄厚分佈不均，手和腳的皮膚較厚，對熱的耐受力較強，軀體的皮膚較薄，對熱的耐受力較為敏感，因此在臨床上用熱時要防止燙傷的發生，還要考量血液循環的情況。
3. 用熱的時間	熱療的使用需要有一定的時間才能產生效應，一般在 15 ~ 30 分鐘之間，但是使用時間過長所產生的繼發效應，將會抵消治療的效應，同時還會導致不良反應的發生。因此，使用熱療法在 30 分鐘之內要停止，讓組織有復原的時間。
4. 用熱的面積	人體接受熱療面積的大小與身體反應的強弱有關，若使用熱的面積較大，則身體的反應會較強；若使用熱的面積較小時，則身體的反應會較弱。但要注意面積越大，則身體的耐受性就越差，因此，在執行全身用熱時，護理人員要特別注意觀察患者的反應。
5. 環境的溫度差異	環境的溫度會直接影響到治療的效果，當室溫過低時，則熱散發會過快，熱效應會減低。若用熱的溫度與體表的溫度相差越大，則身體對熱的刺激反應也會越來越強烈。
6. 個別的差異	不同的身體、精神狀態、年齡、性別以及神經系統對溫熱刺激的調節功能，會使局部皮膚對熱的耐受力有所差異，所以，用同等強度的溫度刺激，會產生不同的效應。由於老年人的感覺功能減退，其對熱刺激的反應比較遲鈍，由於嬰幼兒的體溫調節中樞發育並不完備，其對溫熱刺激的反應較為強烈，因此，對老年人與嬰幼兒使用熱療法時，要特別慎重。

✚ 知識補充站

1. 用熱療法時，身體會出現血液黏稠度降低與組織代謝增加的反應。
2. 熱敷會促進新陳代謝，降低血液濃稠度，使血液凝固功能變差，加速炎症反應等，故手術後第一天的病人不適合熱敷，可能會增加傷口出血與腫脹的狀況。
3. 病人熱敷部位若有發紅、疼痛現象時，應即刻停止使用，並密切觀察。
4. 用熱可以增加微血管通透性、增加白血球活動性、減輕組織水腫。

9-3 熱療法的應用（二）

（三）熱療的方法

熱療法是利用高於人體溫度的物質，作用於身體的局部或全身，以達到促進血液循環，消炎，解痙和舒適等治療方法。熱療的方法有乾熱療法（熱水袋的使用與烤燈）、濕熱療法（熱濕敷、熱水坐浴與溫水浸泡法）。因為濕熱的穿透力較強，有明顯的溫度刺激作用，所以濕熱比乾熱的局部效應強。在使用濕熱療法時，溫度要比使用乾熱療法時的溫度低。

1. 乾熱療法：

（1）熱水袋的使用（The Use of Hot Water Bags）：其目的為保暖、舒適、解除痙攣與鎮痛。使用熱水袋的注意事項為：●要加強巡視，嚴格執行交接班的制度。●患者及家屬不得自行調節熱水袋的溫度。●在一旦發現皮膚潮紅與疼痛等反應，要立即停止使用，並在局部部位塗上凡士林，以保護皮膚。●灌至 1/2 ∼ 2/3 滿為止，發炎症部位灌至 1/3 滿；對老人、小兒、昏迷、用熱部位知覺麻痺、麻醉未清醒者，水溫要調至 50℃；用熱 30 分鐘結束；要注意病人的反應。●一般患者的水溫為 60 ∼ 70℃左右，老年、小兒、昏迷末稍循環不良、麻醉未清醒者的水溫為要小於 50℃。

（2）烤燈的使用：●其目的為消炎、解除痙攣、鎮痛、促進面部創傷乾燥結疤、保護上皮、有利於傷口的愈合。用於感染的傷口、壓瘡、紅臀、神經炎、關節炎等症。●要注意鵝頸燈距離治療部位 30 ∼ 50 公分，每次要照射 20 ∼ 30 分鐘。●一般用熱持續時間應以 30 分鐘以內為限，烤燈適當的使用時間為 20 分鐘，一般使用 25 瓦特（W）燈泡需距離人體 14 吋，40 瓦特（W）燈泡需距離人體 18 吋，而 60 瓦特（W）燈泡需距離人體 24 至 30 吋。

（3）化學加熱袋：●化學加熱袋之最高溫度可以達到 76℃，平均為 56℃，可以持續使用 2 小時左右。●要注意對老人、小兒、昏迷與感覺麻痺的病人不宜使用化學加熱袋。

2. 濕熱療法：

（1）熱濕敷法（Hot Moist Compress）：●其目的為解除痙攣、消炎、消腫、止痛。水溫為 50 ∼ 60℃左右。●要注意：受敷部位塗凡士林後蓋一層紗布，熱濕敷的時間大約為 15 ∼ 20 分鐘左右，每 3 ∼ 5 分鐘更換一次敷布。●用品準備：小鍋或小水盆內盛溫水（水溫 50 ∼ 60℃）、敷布 2 塊（大小視熱敷的面積而定）、長把鉗子 2 把、水溫計、無菌棉墊、小橡膠單及治療巾（或毛巾）、凡士林、毛巾、彎盤。酌情備熱水瓶或熱源、熱水袋、屏風，有傷口者必須準備換藥用品。●要隨時觀察局部的皮膚顏色。●若有傷口、面部創傷或結疤，要依據無菌技術操作來執行熱濕敷。●熱敷會使局部血管擴張，若不注意保暖，則很容易受涼感冒。

溫水浸泡與熱水坐浴

溫水浸泡 （Warm Soak）	其目的為消炎，鎮痛，清潔和消毒傷口。用於手、足、前臂、小腿部位的感染早期，使發炎症侷限化；在感染晚期傷口會破潰，可以促進傷口的癒合。浸泡時間為 10 ～ 30 分鐘。水溫大約為 40 ～ 43℃左右，以促進血液循環及肌肉放鬆。水溫可以根據患者的習慣來做彈性的調節，但要防止燙傷。肢體有傷口者要使用無菌浸泡盆。
熱水坐浴 （Hot Sits Bath）	1. 其目的為用於直腸、骨盆手術後、痔瘡患者及產後婦女等，可以減輕或消除局部的充血、發炎症、水腫和疼痛，使之清潔與舒適。水溫熱至 38 ～ 45℃左右。用於會陰部、肛門疾病及手術之後。 2. 熱坐浴的注意事項：●若有傷口，要準備無菌坐浴盆與藥液。●女性病人在月經期、妊娠後期、產後兩週之內、陰道出血、和盆腔器官急性發炎症者不宜做坐浴，以免引起感染。●熱坐浴，會使身體的受熱面積增大，血管擴張，血液重新分佈，加上坐姿的重力作用，使返回心臟的血液量減少，容易引起頭暈、眼花、全身乏力、心慌等症狀。●一旦出現上述的症狀，要立即停止坐浴，扶著患者上床休息，並與醫生取得聯絡。●要記錄坐浴的時間、所用的藥液、傷口的情況及患者的反應。

乾熱療法：熱水袋的使用

目的	保暖，解痙，鎮痛
步驟	1. 準備（水溫調至 60 ～ 70℃） 2. 向病人作好解釋，交代 3. 放於所需部位 4. 在 30 分鐘之後，用畢整理

✚ 知識補充站

腦血管病人頭部不宜置放熱水袋。

9-4 **冷療法的應用（一）**

冷療法（Cold Therapy）是使用低於人體溫度的物質，運作於身體的局部部位或全身，以達到止血、止痛、消炎與降溫退燒的治療方法。

（一）目的與適應症

控制發炎症的擴散，減輕局部充血和出血，減輕疼痛與降低體溫。

1. 控制發炎症的擴散：（1）局部用冷可以使微血管收縮，血流減慢，細菌的活力和細胞代謝率會降低。（2）在發炎症的早期使用冷療法可以控制發炎症的擴散與化膿。（3）若在臨床上，可以用於鼻部軟性組織早期發炎症。

2. 減輕局部充血和出血：（1）冷療法會使微血管收縮，降低血管的通透性，從而減輕局部的充血。（2）冷還可以使血液的黏度增加，促進血液的凝固而控制出血。（3）在臨床上大多用於鼻部出血、扁桃體術後和軟性組織早期損傷的止血功能。

3. 減輕疼痛：（1）冷療法可以抑制細胞活性，使神經末稍的敏感性降低而減輕疼痛。（2）同時，在用冷之後血管會收縮，滲出會減少，從而減輕局部組織內的張力，減輕對神經末稍的壓迫而減輕疼痛。（3）如果臨床用於減輕牙痛、燙傷的疼痛和軟性組織的早期損傷所導致的疼痛。

4. 降低體溫：（1）冷直接和皮膚接觸，透過傳導作用來散熱與降低體溫。（2）頭部用冷，可以降低腦細胞的代謝，減少腦細胞的需氧量，從而提高腦細胞對缺氧的耐受性，減少腦細胞的損害，有利於腦細胞的恢復。（3）在臨床上，用於發高燒患者降溫和腦外傷、腦缺氧等患者來防治腦水腫。

（二）使用冷療法的禁忌

冷療法使用於血液循環障礙，組織損傷、傷口破裂、慢性發炎症或深部化膿病灶的病人，對冷過敏、心臟病及體質虛弱者要謹慎使用。要注意冷療法的禁忌部位。

1. 血液循環障礙：休克、大面積組織受損、局部組織血液循環不良與皮膚顏色青紫者不宜用冷，以防止加重微循環障礙而導致組織缺血與缺氧而壞死。

2. 慢性發炎症或深部化膿病灶：用冷會使局部血流減少，阻礙發炎症的吸收。

3. 組織損傷與傷口破裂：冷會導致血液循環不良，增加組織的損傷而影響傷口的癒合。

4. 對冷過敏者要謹慎使用：冷過敏者在用冷之後會出現蕁麻疹與關節疼痛等症狀，所以要禁用冷療。

5. 冷療法的禁忌部位：（1）枕後、耳廓、陰囊處，以防凍傷。（2）心前區：以防止引起反射性心率減慢、心房或心室纖顫、房室傳導阻滯。（3）腹部：以防止腹瀉。（4）足底：以防止反射性末稍血管收縮而影響散熱或過性冠狀動脈收縮。

小博士解說

1. 使用黃藥水濕冷敷可消除腫脹情形。
2. 溫水拭浴可以藉由傳導與蒸發作用降低體溫，故為冷療法。

冷療法（Cold Therapy）

1. 局部冷療法	冰袋、冰囊、冰帽的使用（Ice Bags / Ice Collars / Ice Caps），冰袋使用的目的為降溫、止血、鎮痛與消炎。
2. 全身冷療法	溫水擦浴、酒精擦浴、冰毯的使用（Tepid Water Sponge Bath / Alcohol Sponge Bath）。

頭部放置冰囊（冰袋）

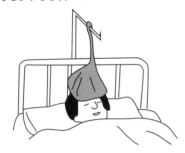

將冰囊置於頸間時的包裹法　　　　頸間冰囊的放置法

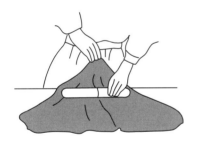 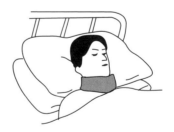

✚ 知識補充站

化學致冷袋

　　為無毒、無味內裝凝膠或化學冰凍介質。平時放在冰箱中成為固體，在使用時取出用布包裹後置於所需部位，在常溫下吸熱由固體變為凝膠狀態，具有2小時效果，可以反覆使用。

9-5 冷療法的應用（二）

（三）冷療法

1. 冰袋（冰囊）的使用

（1）冰袋的用品準備：在大型治療盤內盛有冰袋、布套、帆布袋、木槌、冰匙、橡膠圈；臉盆內盛有冰塊。

（2）操作的步驟及重點：

●將大冰塊裝進帆布袋之內，使用木槌敲成核桃大小之後倒入盆中，冷水沖去稜角，手持冰匙將冰塊放入冰袋之中。

●排氣，要繫緊袋口，倒著提起、在檢查並無漏水之後，擦乾冰袋裝入布套之中。

●將冰袋放至所需的部位：發高燒降溫，將冰袋放在前額、頭頂、側頸、腋下與腹股溝等大血管部位。

●扁桃體術後放在頸前頜下。

●冰袋使用的注意事項：觀察冰袋有無漏水、冰塊是否融化，需要者要及時更換。觀察患者用冷部位血液循環的情況，若出現皮膚蒼白、青紫要停止使用。用冷 15 ～ 30 分鐘，來防止繼發反應的發生。

2. 冰槽的使用（The Use of Ice Tank）

冰槽的使用用於中暑患者的降溫；腦外傷、腦缺氧患者，防止腦水腫，減輕腦細胞的損害。

（1）用品的準備：將治療車放上冰槽、小橡膠單與治療巾、面盆、冰塊、帆布袋、木槌、冰匙、水桶、毛巾、不脫脂棉球、凡士林紗條與肛表等。

（2）操作步驟及重點：備齊用品，攜至床邊，核對床號與姓名並解釋；床頭墊上小橡膠單和治療毛巾，保護床單，避免潮濕；將核桃大小的冰塊裝入冰槽中，將排水管放在水桶內。用毛巾包裹患者的頭部與頸部，防止凍傷和不良反應的發生；耳內塞住不脫脂棉球，防止水流入耳內；雙眼蓋凡士林油紗條，保護角膜，使患者除了面部之外，頭部都埋於冰槽內，維持肛溫在 33℃ 左右，但是不低於 30℃，以防止出現心室纖顫的症狀。

3. 酒精拭浴（Alcohol Sponge Bath）

用於發高燒患者的降溫功能。利用酒精易於揮發及具有刺激血管擴張的功能，以降低體溫。

小博士解說

1. 冷療法的目的是對身體做冷刺激，而使外圍的溫度感受器和中樞冷敏神經元興奮，會使產熱中樞興奮性增強、散熱中樞興奮性降低，血管收縮，血流減慢，血液量減少，從而達到止血、止痛、消炎、降溫的目的。

酒精拭浴

1. 用品的準備	治療碗內盛 25 ～ 35% 之酒精 100 ～ 200ml，溫度大約為 27 ～ 37℃；乙醇溫度要接近體溫，避免過冷的刺激使大腦皮質更加興奮，進一步促使橫紋肌收縮，致使體溫繼續上升，在擦浴時用小毛巾兩條、大浴巾、冰袋及套、熱水袋及套、便器及屏風、酌情備更換的衣服等。
2. 操作步驟及重點	將冰袋置於頭部，以減輕頭部充血所引起的頭痛，有助於降溫的功能。將熱水袋放在足底部來促進足底末梢血管的擴張，使患者舒適，防止頭部充血；有助於降溫的功能。拭浴的方法為將大毛巾墊在拭浴部位下面，將浸有乙醇的小毛巾擰至半乾，呈現手套式纏在手，以離心方向拍拭，將兩塊小毛巾交替使用，不用摩擦方式，因為摩擦易於生熱。
3. 拭浴的順序	●兩上肢：協助患者脫去上衣，鬆解腰帶，自頸部側面→上臂外側→前臂外側→手背，自側胸→腋窩→上臂內側→肘窩→前臂內側→手掌。●背部：協助患者側臥，露出臀部，將背部分為三部分來做拍拭，並更換上衣。●雙下肢：協助患者脫下褲子，自髂骨→大腿外側→足背，自腹股溝→大腿內側→內踝，自股部→大腿後側→膕窩→足跟，協助患者穿好褲子，在拭浴完畢，用大毛巾輕輕拭乾皮膚，對每一個肢體與背部各拍拭 3 分鐘，在拭浴完畢，取下熱水袋，整理用品；在拭浴之後 30 分鐘要測量體溫並加以記錄，若體溫已降至 39℃ 以下，即取下頭部冰袋。●重擦部位：在拭腋窩、 腹股溝、膕窩等血管豐富處，要適當地延長時間，以利於增加散熱功夫。●拭浴的禁忌部位：禁忌拍拭後項、胸前區、腹部與足底等處，以免引起不良的反應。

影響冷效應的因素

1. 用冷的方法	水是良好的導體，其傳導性與滲透力比空氣強，因此使用濕冷的效果優於乾冷，在使用時的溫度也要高於乾冷。
2. 用冷的部位	在人的皮膚表面，冷感受器呈現點狀的分佈，且軀幹比四肢對冷更為敏感，冷療法效果好；血液循環的情況也會影響冷療的效果，故在臨床上為發高燒熱患者實施物理降溫時，將冰袋放置在側頸部、腋下、腹股溝等體表大血管處，以增加散熱的功能。
3. 用冷的時間	持續用冷的身體對冷的耐受性增強、敏感性降低，會導致寒顫、面色蒼白、凍瘡等不良反應的發生。在臨床上，一般用冷時間為 30 分鐘左右。
4. 用冷的面積	面積與效果成正比的關係。全身用冷的反應較強，局部用冷的反應較弱，在臨床上，要根據病情的需要來篩選。
5. 環境的溫度	環境溫度會直接影響治療的效果。在乾燥的冷環境中用冷，效果則會增強。反之，則會減弱。
6. 個別的差異	老年人的感覺功能會減退，對溫度刺激的反應比較遲鈍；嬰幼兒的體溫調節中樞發育不完備，對溫度的適應能力相當有限。因此，對老年人與嬰幼兒使用冷療法時要特別慎重。

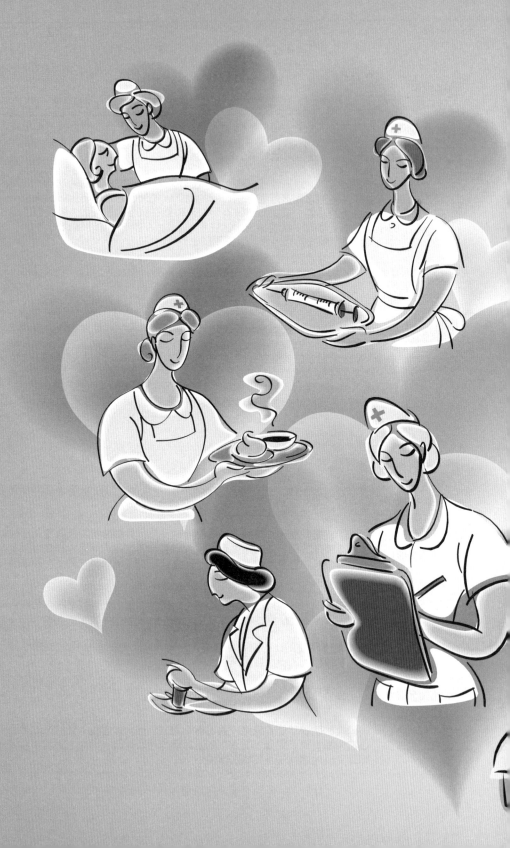

第10章
飲食與營養

學習目標：

1. 瞭解飲食與營養對人體健康的重要性

2. 掌握概念：學會與掌握鼻飼法的操作方式、管飼法、要素飲食

3. 掌握醫院飲食的種類，基本飲食的類別，適用範圍、飲食原則及用法、篩選的食物及禁用的食物

4. 熟悉治療飲食的種類、適用範圍、篩選的食物及限制的食物。熟悉實驗飲食的種類、方法、篩選的食物及禁用的食物

5. 熟悉營養評估的方法

6. 熟悉患者一般性飲食和特殊性飲食的護理

7. 熟悉營養的評估流程，並能即時地正確判斷患者的營養狀況

8. 熟悉要素飲食的概念、特色，使用的方法與注意事項

9. 解釋概念：營養，治療飲食，診斷飲食

10. 說出人體能量及營養素的需求量

11. 說出高蛋白，低蛋白，低鹽飲食的適用範圍及供給量

12. 說出實驗飲食的適用範圍

13. 敘述對病人做飲食護理措施

10-1 營養與健康（一）

營養是指身體攝取，消化，吸收和利用食物或養料的整個過程的統稱。

（一）飲食與營養諮詢

飲食與營養諮詢的內容涵蓋營養與疾病的關係、食物的種類及功能、病人的飲食宜忌與對病人目前營養狀況的評估、營養支援在臨床綜合治療中的重要性、進食的良好習慣、注意口腔衛生，促進營養素的攝取與食物應達到的清潔標準，以預防感染。

（二）營養與健康

1. 營養對人體健康的重要性：營養的內容涵蓋營養素、熱能與熱能的供給量。

（1）營養素：食物中對人體有用的成分為營養素，營養素是構成身體組織，維持身體正常的生理、生化、免疫功能以及生長發育、新陳代謝等生命活動的物質基礎。已知人體所需的營養素共有幾十種，歸納起來可以分為下列七大類。即蛋白質（Protein）、碳水化合物（Carbohydrate）、脂肪（Fat）、礦物質（Mineral）、維生素（Vitamin）、水（Water）與飲食纖維（Meal Fiber）。●蛋白質（Protein）：蛋白質是由多種氨基酸所組成，是一切生命的物質基礎。一般成人每天的需求量為 0.8 ～ 1.2g/kg 體重，占總熱量的 10 ～ 14%。蛋白質的主要的生理功能為：維持人體組織的生長、更新和修復；構成人體內的酶、激素、血紅蛋白等以調節生理功能；提供熱能；維持血漿膠體滲透壓。●脂肪（Fat）：脂肪是產生熱能最高的熱源物質，是儲存熱能的重要組織。一般成人每天的需求量為：0.8 ～ 1.0 g/kg 體重，占總熱能的 20 ～ 25%。脂肪的主要生理功能為提供熱能、參與構成組織的細胞、供給必需的脂肪酸、促進脂溶性維生素的吸收和利用、維持人體的體溫及保護器官。●碳水化合物（Carbohydrate）：碳水化合物又稱為糖類，是由碳、氫、氧三種元素所組成。一般成人每天的需求量為：5 ～ 8g/kg 體重，占總熱能的 60 ～ 70%。碳水化合物的主要生理功能為供給熱能、維持心臟和神經系統的正常活動、具有保肝解毒的功能、具有抗生酮的功能。●礦物質（Mineral）：礦物質又稱為無機鹽，大約占成人體重的 40%。包括常量元素如鈣、磷、鉀、鈉、鎂，微量元素如鐵、銅、碘、鋅等，微量元素缺乏會導致身體免疫力的下降，誘發相關的疾病。●維生素（Vitamin）：是維持人體正常功能的一類低分子有機化合物，身體所需要的大部分維生素必須從食物中攝取。維生素包括脂溶性和水溶性兩大類。維生素的主要生理功能為增強身體的免疫力，參與調節身體的生理功能。●水（Water）：水是維持生命最基本的營養素，占體重的 70%。正常成人每天水的攝取與排出量要保持平衡，大約為每天 2000 ～ 2500ml。水主要的生理功能為構成人體的組織、運送代謝產物和營養物質（酶，激素）、調節體溫、溶解營養素和代謝物、維持消化吸收的功能。●飲食纖維（Meal Fiber）：飲食纖維是指在腸道內能耐受消化酶的功能，但是可被細菌酶分解的植物性物質，在維持正常代謝和預防疾病中發揮重要的功能。飲食纖維的主要生理功能為可以促進腸的蠕動、稀釋和減少腸內致癌物與腸道接觸的時間、調節脂肪代謝，延緩碳水化合物的吸收，減少攝取量、具有防癌、防止膽石形成、控制肥胖及降血脂的功能。

飲食與營養概論人體代謝的必需物質

人體對營養的需求	熱能、營養素
飲食營養與健康的關係	促進生長發育、構成機體組織、調節身體的功能
營養與疾病的關係	營養不足或過剩均會導致疾病的發生

人對能量及其需求量

能量來源	生理功能
蛋白質	(1) 構成和修補人體細胞組織N。(2) 是酶,抗體和某些激素的重要成分。(3) 參與多種生理活動構成抗體,維持膠體滲透壓N。(4) 供給身體的能量;成人每天的需求量:80～90g。
脂肪	(1) 提供熱量,佔每日總熱量的20～25%。(2) 促進脂溶性維生素的吸收與利用。(3) 構成人體的組織。(4) 供給必需脂肪酸。(5) 維持體溫保護內臟器官;成人每天的需求量:50克。
碳水化合物	(1) 提供熱能,佔總熱量的60～70%。(2) 是神經組織和細胞核的重要成分。(3) 保肝,解毒。(4) 促進脂肪氧化,發揮抗生酮的功能;成人每天的需求量:400～500克。

上述三種物質會氧化分解代謝產物提供熱能

人體代謝的必需物質

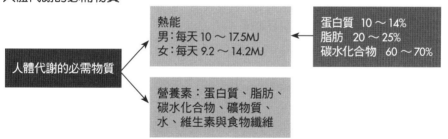

熱能
男:每天 10 ～ 17.5MJ
女:每天 9.2 ～ 14.2MJ

蛋白質　10 ～ 14%
脂肪　20 ～ 25%
碳水化合物　60 ～ 70%

人體代謝的必需物質

營養素:蛋白質、脂肪、碳水化合物、礦物質、水、維生素與食物纖維

＋ 知識補充站

1. 維多利亞宣言中所提出的健康的四大基石

維多利亞宣言中所提出的健康的四大基石是適量地調配飲食,適量地運動,戒菸禁酒與心理平衡。適量調配飲食是第一大基石,正所謂 "營養是第二藥房" , "藥食同源" 。

2. 飲食中的 "一二三四五" 和飲食中的 "紅黃綠白黑"

(1) 飲食中的 "一二三四五" :每天喝100cc鮮牛奶或優酪乳;每天攝取250克到400克碳水化合物;每天進食三份優質高蛋白食物;牢記四句話:有粗有細、不甜不鹹、三四五頓、七八分飽;每天吃500克的蔬菜和水果。

(2) 飲食中的 "紅黃綠白黑" :紅—每天50ml紅葡萄酒;黃—黃色蔬菜瓜果;綠—綠茶和綠色蔬菜;白—燕麥粉或燕麥片;黑—黑木耳。

10-2 營養與健康（二）

（二）營養與健康

1. 營養對人體健康的重要性（續）：

（2）熱能：熱能（Energy）不是營養素，而是一切生物體包括人類維持生命和一切活動所必須的能量。人的生命活動需要消耗能量，也稱為熱能。熱能分為熱能單位與熱能來源。（a）熱能的單位：國際通用的熱能單位為焦耳（Joule，J）。在營養學上，以千焦耳（KJ）、兆焦耳（MJ）與千卡（Kilocalories，kcal）為單位，其換算關係為：1 KJ = 0.239kcal。（b）熱能的來源：人體所需要的熱能，是由攝取食物之後，在體內酶的運作下，經過生物氧化釋放出的能量所提供。此種能量來自於蛋白質、脂肪、碳水化合物三大供熱的物質，稱為 "熱能營養素"。（c）熱能營養素產熱量：蛋白質為 16.7KJ／g（4 kcal／g），佔總熱能的百分比為 60 ～ 70％；脂肪為 37.6KJ／g（9 kcal／g），佔總熱能的百分比為 20 ～ 25％；碳水化合物為 16.7KJ／g（4 kcal／g），佔總熱能的百分比為 10 ～ 40％。

（3）熱能的供給量：熱能是維持生命活動的基本因素。人體能量的需求受到工作強度、年齡、性別與生理特色等因素所影響。（a）熱能供給量：國內成年男子為 10.0 ～ 17.5MJ／d，成年女子為 9.2 ～ 14.2MJ／d。一般成人的熱能攝取與熱能的消耗要保持平衡，當熱能攝取過多時，易於導致肥胖。

2. 在患病時對營養的需求：

當身體患病時，適量的飲食調配對解決患者的健康問題可以發揮直接或間接的功能。因此，護理人員必須具備相當程度的營養和飲食方面的知識，並且能夠正確評估患者的營養和飲食狀況，做好飲食護理的工作，以滿足治療和診斷的需求，促進患者能夠早日康復。

（三）醫院的飲食

飲食治療是現代綜合性治療中不可或缺的重要部分，在增進療效上，其功能與醫療與護理具有同等重要的價值。為了適應不同病情的需求，達到輔助診斷和治療的目的，可以將醫院飲食分為基本飲食、治療式飲食和實驗式飲食。

基本的飲食（Basic Diets）：適合於一般患者的飲食需求，營養素的種類和攝取量並未做限定性調整的一種飲食，但是食物的素材各有所不同。可以將基本飲食分下列四大類：

飲食的種類	適用的範圍	飲食的原則	用法
一般性的飲食（General Diet）	體溫正常，消化功能正常，病情較輕或疾病恢復期的患者，無須飲食限制者	一般易於消化，並無刺激性食物。營養均衡、美觀可口，與健康人的飲食相類似	每天進餐3次蛋白質大約為70～90g/d總熱能為9.5～11MJ/d（2200～2600kcal/d）
軟質飲食（Soft Diet）	1. 消化吸收的功能較差，咀嚼不便者 2. 發低燒、老人、幼兒患者，口腔疾患及手術後恢復期的病人	3. 營養均衡，食物以碎、爛、軟，無刺激性而易於消化、易於咀嚼為主，例如軟飯、麵條 4. 菜和肉要切碎與煮爛 5. 少油炸、少油膩、少粗纖維和強烈刺激的調味品	每天進餐3～4次蛋白質大約為70g/d總熱能大約為8.5～9.5MJ/d（2200～2400kcal/d）
半流質飲食（Semi-Liquid Diet）	發燒、體弱、消化道和口腔疾患、咀嚼不便及手術後的患者	1. 少量多餐、無刺激性、易於咀嚼、吞咽和消化 2. 飲食纖維較少、營養豐富 3. 食物呈現半流狀，例如雞蛋羹、米粥、麵條、肉末、菜末、豆腐等	每天進餐5～6次每次300ml蛋白質大約為50～70g/d總熱能為6.5～8.5MJ/d（1500～2000kcal/d）
流質飲食（1lquid Diet）	發高燒、口腔疾患、各種大手術之後、急性消化道疾患、急重症或全身衰竭等患者	1. 食物呈現液體狀，易於吞咽、易於消化，並無刺激性。例如乳類、豆漿、米湯、稀藕、粉、肉汁、菜汁、果汁等 2. 因為所含的熱量及營養素不足，故只能短期使用	每天進餐6～7次每次200～300ml蛋白質40～50g/d總熱能大約為3.5～5.0MJ/d（836～1195kcal/d）

10-3 **營養與健康（三）**

（三）醫院的飲食（續）

2. **治療式飲食**（Therapeutic Diets）：是指在基本飲食的基礎上，根據病情的需求，適當地調整總熱量和某些營養素，以達到輔助性治療或治療目的的一種飲食。護理人員要協助患者重建飲食的習慣，以符合治療的需求。醫院常用的治療式飲食分為高熱能飲食、高蛋白飲食、低蛋白飲食、低脂肪飲食、低膽固醇飲食、低鹽飲食、無鹽低鈉飲食、高纖維素飲食與少渣的飲食。

3. **實驗式飲食**（Testing Diets）：實驗式飲食的定義是指在特定的時間內，對飲食的內容加以調整，以協助疾病的診斷和提昇實驗室檢查結果正確性的一種飲食，亦稱為診斷式飲食。實驗式飲食分為潛血實驗飲食、膽囊造影飲食、肌酐實驗飲食、尿濃縮功能實驗飲食與甲狀腺 131 實驗飲食。

● 潛血實驗飲食：（1）目的：用於大便隱血實驗前的準備，以協助診斷消化道有無出血，又稱為隱血實驗飲食。（2）方法：在實驗前 3 天禁食綠色蔬菜、肉類、肝臟、血液類食品、含鐵豐富的食物和藥物，以免造成假陽性反應，在第 4 天開始留取糞便標本做潛血檢查。（3）適用各種消化道出血，可疑消化道出血，原因不明的貧血。

● 膽囊造影飲食：（1）目的：做 X 光、超音波與膽囊造影檢查，以協助診斷疾病。（2）方法：在檢查前一天中午進食高脂肪飲食，以刺激膽囊收縮和膽管排空，有助於顯影劑進入膽囊。在檢查前一天晚餐進食無脂肪、高碳水化合物、低蛋白清淡低油飲食，在晚餐之後服用造影劑，禁食禁菸。在檢查當天早晨禁食，在第一次攝影之後，若膽囊顯影良好，在進食高脂肪餐 30 分鐘之後做第二次攝影，來觀察膽囊收縮的情況。（高脂肪餐：油煎荷包蛋 2 個，脂肪量大約為 25～50g）。（3）適用：慢性膽囊炎，膽石症，檢查膽囊膽管的功能。

● 肌酐實驗飲食：（1）目的：測定尿液之肌酐值，測定腎小球的過濾功能。（2）方法：在實驗期前 3 天禁食肉類、禽類、魚類，忌飲茶和咖啡。全天主食在 300 公克（g）之內，蛋白質之供給量 < 40g/d，以排除外源性肌酐的影響。不限蔬菜、水果、植物油，熱量不足可以輔以藕粉和含糖點心等。在第 3 天測量尿肌酐清除率及血漿肌酐含量。

● 尿液濃縮功能實驗飲食（乾式飲食）：（1）目的：檢查腎小管的濃縮功能。（2）方法：控制全天飲食中水分總量在 500～600ml 左右，進食含水較少的食物，例如米飯、饅頭、麵包、炒雞蛋、土豆等。在烹調時儘量不加水或少加水，避免食用過甜或過鹹的食物，蛋白質供給量為每天 1g，禁飲水及食用含水量高的食物，例如湯類、粥、水果、白菜、冬瓜、豆腐等。

● 甲狀腺 131I 實驗飲食（忌碘飲食）：（1）目的：用於診斷甲狀腺功能，以排除外源性攝取碘對檢查結果的干擾，來達到確診的目的。（2）方法：實驗期為 2 週，在 2 週之後要做 131I 功能測定。實驗期間禁用含碘食物，例如海帶、海蜇、紫菜、海參、蝦、魚、加碘食鹽等。禁用碘劑做局部的消毒與實驗。（3）適用範圍：用於檢查腎小管的濃縮功能。

醫院常用的治療式飲食

飲食的種類	適用的範圍	飲食的原則及用法
高熱量飲食 (High Calorie Diet)	用於熱能消耗較高的患者，例如甲狀腺功能亢進、發高燒、大面積燒傷、產婦等	在基本飲食的基礎上加餐兩次，可以進食牛奶、豆漿、雞蛋、蛋糕、奶油、巧克力等。總熱量大約為12.5MJ/d（3000kca/d）
高蛋白飲食 (High Protein Diet)	長期消耗性疾病，例如結核病，嚴重貧血、甲亢、燒傷、腎病症候群、大手術、惡性腫瘤低蛋白血症、孕婦、乳母及癌症晚期等患者	篩選優質的蛋白質，增加含蛋白質豐富的食物，例如肉、魚、蛋、豆製品等動植物蛋白。蛋白質供給量為每天1.5～2g，成人每天蛋白質總量<120g/d，總熱量為10.5～12.5MJ/d（2500～3000 kcal/d）
低蛋白飲食 (Low Protein Diet)	限制蛋白質的攝取者，例如急性腎炎、尿毒症、肝性昏迷等	為了維持正常熱能供給，可以多補充蔬菜和含糖高的食物。成人蛋白質總量在40g/d以下，視病情的需求也可以攝取20～30g/d，腎功能不全者要多攝取動物性蛋白，忌用豆製品；肝性昏迷者要以植物性蛋白為主
低脂飲食 (Low Fat Diet)	肝、膽、胰疾患，高脂血症、動脈硬化、冠心病、肥胖症及腹瀉等患者	食物清淡、少油，禁食肥肉、蛋黃、動物腦。高脂血症及動脈硬化病人不必限制植物油（椰子油除外）。成人脂肪總量<50g/d，肝、膽、胰疾病患者<40g/d，尤其要限制動物脂肪的攝取。禁食油炸及含脂較高的食物
低膽固醇飲食 (Low Cholesterol Diet)	高膽固醇血症、高脂血症、動脈硬化、冠心病、高血壓等患者	少用油，禁用含膽固醇高的食物，食物中少用動物內臟、飽和脂肪酸、腦、肥肉、奶油、蛋黃等。成人膽固醇的攝取量<300mg/d
低鹽飲食 (Low Salt Diet)	心臟病、急慢性腎炎、肝硬化腹水、重度高血壓，先兆子癇，水鈉瀦留等患者	成人每天進食鹽量<2g（含鈉0.8g）不包括食物內自然存在的含鈉量，禁食醃製品，例如香腸、鹹肉、皮蛋等
無鹽低鈉飲食 （Non-Salt Low Sodium Diet）	依據低鹽飲食的適用範圍，特別是水腫較嚴重者。心力衰竭，肝硬化腹水急性腎炎，急慢性腎衰，尿毒症等	除了食物內自然含鈉量之外，在烹調時不放食鹽。除了無鹽之外，還需要控制攝取食物中自然存在的含鈉量（<0.5g/d），並要禁用含鈉食物和藥物，含鹼的食品例如醬油、饅頭、油條、麵、汽水和碳酸氫鈉藥物等
高纖維素飲食 (High Cellulose)	便秘、肥胖、高脂血症、糖尿病等患者	篩選含纖維多的食物，例如韭菜、芹菜、粗糧、豆類。成人食物纖維量>30g/d
少渣飲食 (1Ow Residue Diet)	傷寒、腸炎、腹瀉、食道靜脈曲張等患者	纖維含量少，且含油少，例如豆類、嫩豆腐等

10-4 飲食的護理

（一）營養的評估

營養的評估應包含行為評估及影響營養狀況的因素，行為評估應包含飲食資料記錄、身體評估、人體測量（例如體重、身體質量指數及肌肉脂肪厚度等）及實驗室檢查資料；影響營養狀況的因素則包括個體需求、生理因素、飲食習慣及生活型態等。

1. 影響飲食和營養的因素：（1）年齡、活動量、特殊的生理狀況；（2）心理的因素；（3）經濟的狀況、飲食的習慣與營養的知識；（4）疾病與外傷、食物過敏和不耐受與藥物的使用與飲酒。

2. 飲食的評估：一般飲食形態、食慾及有無其他影響營養的需求和飲食攝取的因素。

3. 身體營養狀況評估：（1）身高體重：綜合反映了營養物質的攝取、利用及儲備的情況，也反映了身體肌肉、內臟的發育和潛在能力。（2）皮脂的厚度：皮褶厚度可以反映人體皮下脂肪的厚度。（3）毛髮、皮膚、指甲、骨骼肌肉：初步確定護理對象的基本狀況。（4）實驗室檢查：運用生化檢驗法，來測定人體內各種營養素水準，是評估人體營養狀況的較為客觀指標。

4. 病人一般飲食的護理：分為飲食管理、進食之前、進食之時與進食之後。

5. 管飼飲食：對於昏迷患者，或因為消化道疾病，例如腫瘤、食道狹窄，以及顱外傷等不能由口進食的患者，為了保證其能夠攝取足夠的蛋白質和熱量，可以透過導管供給其營養豐富的流質飲食或營養液，此種方法稱為管飼法。常用的管飼飲食有混合奶、勻漿膳與要素飲食。管飼飲食是一種化學精緻食品，含有全部人體所需而易於消化吸收的營養成分，其中包含游離氨基酸、單糖、主要脂肪酸、維生素、無機鹽類和微量元素。它的主要特色是無須經過消化的過程，即可直接被腸道所吸收。（1）使用的方法：胃內管飼（分次注入、間歇滴注及連續滴注）與腸內管飼。鼻飼法透過鼻－胃管來供給食物和藥物，保證病人攝取足夠的熱能、蛋白質等多種營養素，滿足其對營養和治療的需求，促進康復。胃管插入長度，一般成人為 45 ~ 55 公分。（2）鼻飼的體位：一般患者採取半坐位或坐位，無法坐起者採取右側的臥位。昏迷病人採取仰臥位，在插管之前先協助患者去掉枕頭、頭向後仰，當胃管插入 15 公分時，左手將患者頭部托起，使下頜靠近胸骨柄，緩緩插入胃管至預定長度。（3）特殊情況的處理：在插入之中，若患者出現劇烈噁心、嘔吐，可以暫停插入，囑咐患者做深呼吸；若患者出現嗆咳、呼吸困難、紫紺等現象，表示胃管誤入氣管，要立即拔出胃管，在休息片刻之後再重新插入，若發現胃管盤在口咽部，可以將管子抽回一小段，再小心插入。（4）證實胃管在胃內：連接注射器於胃管之後回抽，抽出胃液；將聽診器置於患者的胃部，快速經胃管向胃內注入 10ml 空氣，聽到氣過水聲，將胃管末端置於盛水的治療碗內，而並無氣泡的逸出。

成人三大營養素每天的需求量

種類	總需要量 g/d	占總熱量(%)
蛋白質	80～90 g	10～14 %
脂肪	50～78 g	20～25 %
碳水化合物	40～500 g	60～70 %

營養的評估

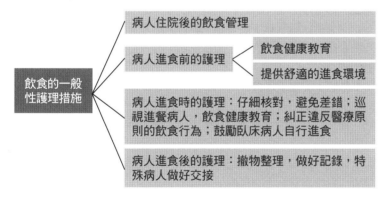

飲食的一般性護理措施

＋ 知識補充站

1. **影響病人飲食營養的因素**：病人不良的情緒和心境、疾病及疾病引起的疼痛、病人對某些食物過敏、因烹調不當，色，香，味不佳、病人有偏食的習慣、對治療或實驗飲食厭惡，不願合作、休息與睡眠不足、藥物所導致的胃腸道不良反應、病人有消化系統的病史、口渴，口腔不潔或有牙病、進食環境不適、進食中的不良刺激、食物過冷過熱、餵食過快過慢、社會文化因素、營養知識缺乏。

2. **進食前的護理措施**：進食前的護理措施涵蓋食物的準備、提供舒適的進食環境與確保患者感覺舒適。及時分發食物，鼓勵並協助病人自行進餐，做特殊病人的進食護理，加強巡視的工作，及時處理患者進食過程中的特殊問題、做好健康教育的工作、及時地整理床單位，使病人清潔、根據病人的需求要做好記錄，對暫時需要進食或暫時不能進食的病人做好交接的工作。

10-5 **特殊飲食的護理**

（一）**鼻飼的適應症及目的**

1. 適應症：（1）意識障礙：不能由口進食者。（2）吞咽困難者。（3）口腔、頜面部疾患或手術後。（4）早產兒、急重症嬰幼兒。（5）破傷風、厭食症、拒食症等病人。

2. 目的：提供含各種營養素的流質飲食，保證病人攝入體內需要的營養素和熱量。

（二）**與鼻飼術相關的解剖**

咽部解剖的特點：（1）鼻咽、口咽受到喉上神經支配，刺激易於噁心、嘔吐。（2）咽喉：為消化道、呼吸道的交叉路口。（3）插管刺激易於噁心嘔吐、誤入器官、引起嗆咳、呼吸困難。

（三）**操作前的準備**

操作前的準備分為評估病人與物品準備。

（四）**評估**

1. 有無插管禁忌症。

2. 病人是否能夠承受導管的刺激。

3. 病人的心理狀態與合作程度。

4. 病人鼻黏粘膜有無有炎症、腫脹鼻中隔彎曲、鼻息肉等。

5. 解釋告知：告知病人操作的目的、方法、配合重點、可能出現的風險。

（五）**操作的步驟**

1. 準備；2. 插管；3. 驗證；4. 固定；5. 注食；6. 留置胃管；7. 整理記錄。

（六）**注意事項**

1. 插管之前的評估：鼻腔、食道阻塞有食道靜脈 V 曲張者禁插、有活動性假牙應取下。

2. 插管時動作輕柔：以防止損傷鼻腔、食道黏膜。

3. 在注食之前應檢查、判斷胃管是否在胃內。

4. 嚴防食物嗆入氣管而造成窒息。

5. 藥物需要研磨弄碎、溶解之後灌入並使用溫開水來沖管。

6. 長期鼻飼：（1）每天做口腔護理 2 次；（2）更換胃管 1 次／週；（3）新鮮果汁應與奶分別灌入；（4）注意觀察病人的情況。

經由腸的營養：要素飲食

定義	是一種化學精製食物，由無渣小分子所組成的水溶性營養合成劑，包括游離胺基酸、單糖、主要的脂肪酸、維生素、無機鹽類和微量元素
特點	1. 不含纖維素 2. 無須經過消化的過程 3. 可以直接被腸道吸收 4. 營養價值較高，營養富有全面性
目的	1. 促進傷口的癒合 2. 改善營養的狀況 3. 糾正負氮的平衡
執行	1. 口服法：劑量為 50ml/ 次，逐漸增加導致 100ml/ 次，6 ～ 10 次 / 天，可以添加橘子汁、菜湯等調味 2. 鼻飼、經胃或空腸造瘻處滴入法：（1）分次滴入；（2）間歇滴注；（3）連續滴注
注意事項	1. 嚴格地做無菌操作 2. 低、少、慢，逐步增加 3. 配製好的溶液應放在 4 ℃以下的冰箱內保存 4. 營養液的溫度：口服 37 ℃、鼻飼或經由造瘻口注入 41 ～ 42℃ 5. 保持管腔的暢通，注意不良的反應

＋ 知識補充站

問題一：插管出現噁心、嘔吐怎麼辦？

暫停插入，囑咐病人深呼吸，分散患者的注意力，緩解緊張的情緒。

問題二：插管出現咳嗽、嗆咳、呼吸困難可能出現了什麼？怎麼辦？

表示胃管誤入氣管，拔出休息片刻之後再重新插入。

問題三：插管困難怎麼辦？

檢查管是否盤在口腔中。

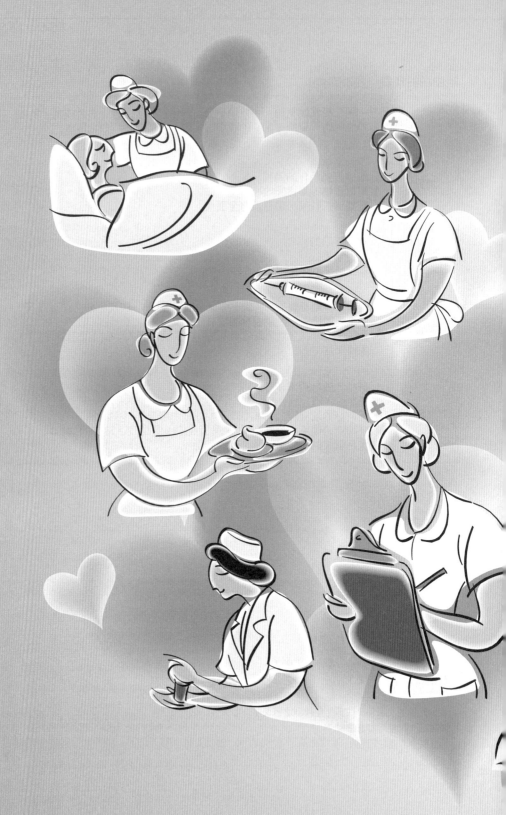

第11章
排泄的護理

學習目標：

1. 掌握下列的概念：多尿、少尿、無尿、膀胱刺激症、尿失禁、尿滯留與導尿術

2. 掌握排尿異常的常見護理問題及護理措施

3. 熟悉排尿異常的護理評估

4. 瞭解與排尿有關的解剖生理

5. 學會與排尿有關的常用護理技術

6. 正確區分尿的不同顏色

7. 敘述手術之後尿滯留發生的原因

8. 闡述尿失禁和尿滯留患者的護理措施

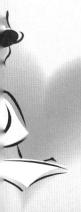

11-1 排泄的護理

（一）概論

泌尿系統的結構涵蓋腎臟、輸尿管、膀胱與尿道。排泄的護理分為腸道排泄的護理與泌尿道排泄的護理兩種。

（二）泌尿道排泄的護理

泌尿道排泄的護理分為與排尿有關的解剖生理、排尿活動的異常、排尿異常的護理及與排尿有關的護理技術四種。

1. 與泌尿有關的解剖生理：與泌尿有關的解剖生理分為泌尿系統的結構與功能及排尿的生理兩種。

2. 排尿活動的異常：（1）多尿（Polyuria）：多尿是指 24 小時尿液量經常超過 2500Ml。（2）少尿（Oliguria）：是指 24 小時尿量少於 400ml 或每小時尿液量少於 17ml。（3）無尿（Anuria）或尿閉（Urodialysis）：是指 24 小時尿量少於 100ml 或在 12 小時內無尿者。（4）膀胱刺激症：主要呈現為頻尿（Frequent Micturition）、尿急（Urgent Micturition）、尿痛（Dysuria），且每次尿量很少。頻尿為單位時間內排尿次數增多，尿急為患者突然有強烈的尿意，不能控制而需立即排尿，尿痛為在排尿時，膀胱區及尿道疼痛。（5）尿瀦留（Retention of Urine）：尿液大量存留在膀胱之內而不能自由地排出。尿滯留分為機械性梗塞、動力性梗塞與其他的原因。（6）尿失禁（Incontinence of Urine）：排尿失去意識控制或不受意識所控制，尿液不自主地流出。尿失禁分為真性尿失禁、假性尿失禁與壓力性尿失禁。

3. 排尿異常的護理

（1）排尿活動的評估：（a）影響因素的評估：心理因素、個人習慣、文化因素、液體和飲食的攝取、氣候的變化、治療及檢查、疾病與其他的因素。（b）排尿狀態的評估：尿液量與次數、顏色、透明度、酸鹼的反應、氣味與比重（若尿比重經常固定於 1.010 左右，則顯示腎功能發生嚴重的障礙）。

（2）尿失禁的護理措施：心理護理、皮膚護理、外部引流、重建正常的排尿功能（攝取適當的液體、持續的膀胱訓練與肌肉力量的鍛練）與導尿術。

（3）尿瀦留的護理措施：心理護理、提供隱蔽的排尿環境、調整體位和姿勢與誘導排尿。熱敷、按摩下腹部，做健康教育，在必要時，根據醫囑肌肉注射卡巴可等，若上述的處理方式無效亦可以做導尿術。

小博士解說

若尿比重經常固定於1.010左右，顯示腎的功能嚴重障礙。常人尿液呈現弱酸性，一般的pH值為4.5～7.5。若新鮮尿液有氨臭味，則疑有泌尿道感染。

常見的護理問題和護理措施

	護理目標	護理措施
尿失禁	1. 患者的心理壓力，有早日恢復正常排尿活動有信心。 2. 患者皮膚保持完整，並無泌尿道的感染。 3. 患者及家屬能敘述尿失禁的原因和排尿功能訓練的方法。 4. 患者學會正確做膀胱功能訓練和盆底肌肉鍛練的方法。	1. 心理護理 2. 皮膚護理 3. 外部引流 4. 重建正常的排尿功能
尿瀦留	1. 患者情緒穩定，配合治療和護理。 2. 患者的膀胱內並無尿液滯留的症狀，保持正常的排尿形態。 3. 患者及家屬能敘述發生尿液滯留的原因和預防措施。	1. 心理護理 2. 提供隱蔽的排尿環境 3. 調整體位和姿勢 4. 利用條件性反射來誘導排尿 5. 熱敷、按摩 6. 健康教育 7. 在必要時根據醫囑肌肉注射卡巴可等 8. 經過上述的處理仍然不能解除尿瀦留時，可以採用導尿術

✚ 知識補充站

1. 誘尿方式包括：以順時鐘方向局部按摩膀胱、聽水流聲、冷刺激（手握冰塊）或熱刺激（局部濕熱敷膀胱部位）、以溫水沖洗會陰部、溫水坐浴或是請病人彎腰以增加腹內壓等。

2. 正常尿液之PH值為4.5～8、尿比重為1.010～1.030。

3. 排尿的生理：腎臟生成尿液是一個連續不斷的過程，而膀胱的排尿則是間歇性進行的。只有當尿液在膀胱內儲存並達到一定的數量時，才能引起反射性的排尿動作，使尿液經由尿道排出體外。

11-2 導尿術（一）

（一）與排尿有關的護理技術

與排尿有關的護理技術涵蓋導尿術、留置導尿術、膀胱沖洗與尿液標本的採集。

1. 導尿術（Catheterization）：導尿術是指在嚴格的無菌操作下，使用導尿管經過尿道插入膀胱引流尿液的方法。

（1）導尿術的目的：導尿術的目的為尿瀦留患者引流出尿液，以減輕痛苦；協助臨床診斷。為膀胱腫瘤患者做膀胱化療。一次性導尿術的目的是為尿瀦留患者引流尿液，協助臨床診斷與為膀胱腫瘤患者做膀胱化療。

（2）導尿術的評估：患者的病情、意識狀態、排尿情況、治療情況；患者的心理狀態、對導尿的認知及合作程度；患者膀胱的充滿度及會陰部的情況。

（3）導尿術的目標與評估標準：（a）患者瞭解導尿的目的，主動配合，導尿順利；（b）使尿瀦留、尿失禁的患者身心痛苦減輕；（c）患者未因導尿而發生泌尿系統的感染或黏膜的損傷。

（4）導尿術的體位：體位為仰臥位屈膝外展，消毒外陰（每一個棉球限用一次）。（a）女病人第一次之順序為由外向內、由上而下；第二次為由內－外－內、由上而下。插入尿道 4 ～ 6 公分，見到尿液流出再插入 1 ～ 2 公分左右。注意事項為對膀胱高度膨脹且又極度虛弱的患者，第一次的尿液量不得超過 1000ml，以防止腹壓突然降低而引起虛脫，或引起膀胱黏膜急劇充血而出現血尿。（b）男病人：分為第一次消毒與第二次消毒。在插管時，使陰莖與腹壁呈現 60° 角，輕輕地將尿管插入 20 ～ 22 公分左右。

（5）膀胱沖洗（Bladder Irrigation）：（a）膀胱沖洗的目的：膀胱沖洗的目的為將留置導尿管的患者，保持尿液引流的暢通，清除膀胱內的血液凝塊、黏液、細菌等異物，預防感染與治療某些膀胱疾病。（b）評估：評估患者的病情、排尿情況及尿液的觀察，評估患者的意識狀態、生命徵象、自我處理的能力，患得患失的心理狀態、以及對膀胱沖洗的瞭解與合作程度。（c）目標與評估標準：患者尿管引流的暢通，症狀減輕和消失，患者瞭解膀胱沖洗的價值，與配合的程度。

瓶內液面距床面大約為 60 公分，以便產生相當程度的壓力，使液體能夠順利滴入膀胱，滴速一般為 60 ～ 80 滴／分鐘，要避免用力回抽而造成黏膜的損傷。若引流的液體少於灌入的液體量，要考量是否有血塊或者膿液阻塞，可以增加沖洗的次數或更換導尿管。在沖洗之後若有出血較多或血壓下降，要立即報告醫生給予處理，並注意準確記錄沖洗的液量及性狀。

（6）假性尿失禁（充溢性尿失禁）：膀胱內的尿液充滿達到一定壓力時，即會不自主地溢出少量的尿液。當膀胱內壓力降低時，排尿會立即停止，但是膀胱仍會呈現脹滿的狀態，尿液並不能排空。

導尿術的準備

| 病人 |
| 環境 |
| 物品 |
| 解剖與插管 |

評估病人的情形

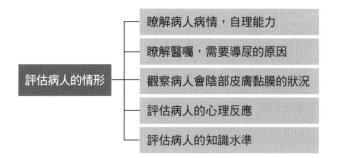

評估病人的情形 ─┬─ 瞭解病人病情，自理能力
　　　　　　　　├─ 瞭解醫囑，需要導尿的原因
　　　　　　　　├─ 觀察病人會陰部皮膚黏膜的狀況
　　　　　　　　├─ 評估病人的心理反應
　　　　　　　　└─ 評估病人的知識水準

注意事項

注意事項 ─┬─ 嚴格地執行無菌技術操作的原則。
　　　　　├─ 在操作的過程中，要注意保護患者的隱私，並採取適當的措施來防止患者著涼。
　　　　　├─ 對膀胱高度膨脹且極度虛弱的患者，第一次放尿不得超過 1000ml，從而防止血尿和虛脫的發生。
　　　　　├─ 老年女性之尿道口會回縮，在插管時應仔細觀察、辨認，避免誤入陰道。
　　　　　├─ 在為女患者插尿管時，若導尿管誤入陰道，則應另外更換無菌導尿管而重新插管。
　　　　　└─ 為了避免損傷和導致泌尿系統的感染，必須掌握男性和女性尿道的解剖特點。誤入陰道，則應另外更換無菌導尿管而重新插管。

＋ 知識補充站

　　若因中風住院，現有導尿管留置，則若有體溫升高，尿液混濁情形，應報告醫師；應給予足夠水分，維持正常尿量；每天需給予導尿管護理。（102年專技高考護理師）

1. 在單次導尿時，女病人採屈膝仰臥式（男病人則採平躺），必須採無菌技術，帶上無菌手套，將潤滑劑擠在紗布上，再以紗布潤滑導尿管頭部5～7公分（2～3吋），導尿管選擇大約14～16Fr.（男病人選擇16～18Fr.）。
2. 護理師執行女病患存留導尿的技術時，使用水溶性潤滑劑潤滑。
3. 執行存留導尿的病人，必須經常檢查其引流系統是否通暢，以防止尿液流出受阻。

11-3 導尿術（二）

（一）與排尿有關的護理技術（續）

2. 留置導尿術（Retention Catheterization）：

（1）留置導尿術的目的：在搶救急重症與休克患者時，正確地記錄每小時的尿液量、測量尿液的比重，以密切觀察患者的病情變化。為了盆腔手術排空膀胱，使膀胱持續地保持空虛，避免在手術中誤傷膀胱。在某些泌尿系統疾病手術之後放置導尿管，便於引流和沖洗，並減輕手術切口的張力，有利於切口的癒合。為了尿失禁或會陰部有傷口的患者引流尿液，保持會陰部的清潔乾燥。為尿失禁患者執行膀胱功能訓練。

（2）留置導尿的評估：評估患者病情、排尿情況及治療情況；患者的意識狀態、心理狀態與自我料理能力；患者對留置導尿的認知及合作程度；膀胱充盈及會陰局部的情況。

（3）留置導尿的目標與評估標準：患者明確留置導尿的意義，而主動地配合；患者並未因為留置導尿管而發生泌尿系統感染等併發症；患者尿管引流通暢，局部皮膚清潔與乾燥。

（4）留置導尿管患者的護理：（a）防止泌尿系統逆行感染：保持尿道口的清潔，會陰消毒 bid（每天兩次）。女患者用消毒液擦拭外陰及尿道口，男患者用消毒液棉球擦拭尿道口、龜頭及包皮。每天定時更換集尿袋，及時地排空集尿袋，並記錄尿液量。每週更換導尿管 1 次，矽膠導尿管可酌情延長更換週期。在病情允許的情況下，鼓勵病人多喝水以增加尿液量，以達到自然沖洗尿道的目的。（b）向患者及其家屬解釋留置導管的目的和護理方法，使其認識預防泌尿道感染的重要性，並鼓勵其主動地參與護理。（c）鼓勵患者每天攝取足夠的水份和做適當的活動，使尿液量維持在 2000ml 以上，產生自然沖洗尿道的功能，以減少尿道感染的機會，同時也可以預防尿結石的形成。（d）保持引流的暢通，避免導尿管受壓、扭曲與堵塞。（e）防止泌尿系統逆行感染。（f）在患者離床活動時，要使用膠布將導尿管遠端固定在大腿上，以防止導尿管的脫落。（g）訓練膀胱的反射功能，可以採用間歇性夾管方式。在夾畢導尿管之後，每 3～4 小時開放 1 次。（h）注意傾聽病人的訴求，觀察尿液的情況，若發現尿液混濁、沉澱與有結晶的症狀時，要及時處理，要作膀胱沖洗，每週做尿液常規檢查一次。（i）導尿術分為膠布固定法與雙腔氣囊導尿管。

小博士解說

本章的內容，可以使讀者瞭解病人的異常、排尿活動的觀察及護理知識，熟練掌握各種導尿術及留置導尿等操作技術，為病人提供最佳的有效途徑來滿足病人的排泄需求。

常用的防腐劑

	功能	用法
甲醛	固定尿液中的有機成分,防腐	24小時尿液加40%的甲醛1~2ml
濃鹽酸	防止尿中激素被氧化,防腐	24小時尿液加濃鹽酸5~10ml
甲苯	保持尿液的化學成分不變,防腐	每100ml尿液加0.5%~1%甲苯2ml

留置導尿術的執行

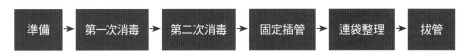

準備 → 第一次消毒 → 第二次消毒 → 固定插管 → 連袋整理 → 拔管

留置和不留置導尿的區別

留置和不留置導尿的區別

用物的準備

較多的步驟:雙腔氣囊導尿管的檢查、在插入之後加以固定,連接尿袋、在溝通中加入導尿管的保護、拔管

+ 知識補充站

1. 尿液標本採集的目的:(1)常規性標本檢查尿液的顏色、透明度、有無細菌及管型,測定比重,並做尿蛋白及尿糖、細菌檢查。(2)尿液培養標本:取出未被汙染的尿液來做細菌檢查。(3)12小時或24小時尿標本:做尿液的各種量化檢查,例如鈉、鉀、氯、17-羥類固醇、肌酐及定量的尿糖等。

2. 誘尿的方式:照護主訴無法解尿的病人,護理師可以獨立自主使用的誘尿方式包括讓病人聽到流水聲,讓病人手握冰塊及為病人執行會陰沖洗。

3. 可預防發生泌尿道感染的護理措施包括每日攝取2000~3000c.c.水份及指導性活動前均應解尿。

4. 某病人,女,58歲,因尿失禁留置導尿尿管引流通暢,但是尿色黃、尿液混濁,護理中應注意多喝水並做膀胱沖洗。

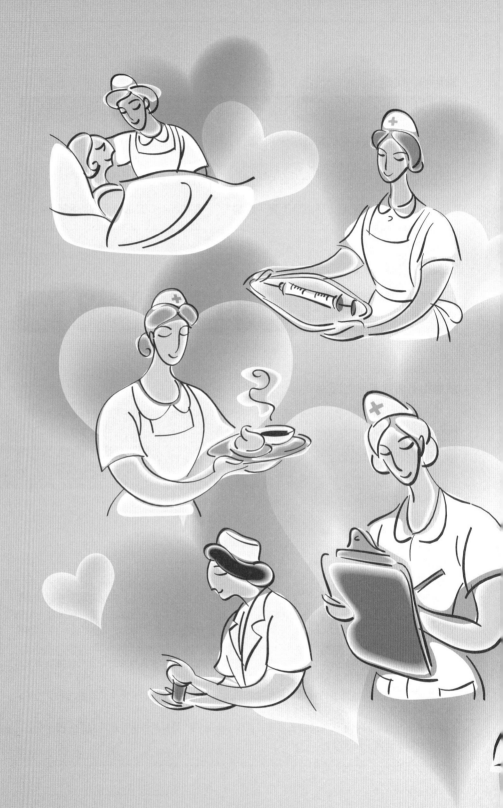

第12章
給藥

學習目標：

1. 掌握給藥的原則、醫院常用外文縮寫及其中文翻譯與口服給藥法

2. 熟悉病區藥物的保管，影響藥物作用的因素，給藥的程序

3. 學會口服給藥法

4. 能説出藥療護理人員的職責

5. 知道"三查七對"，"五準確"所包括的內容

6. 會正規地檢查藥液的品質

7. 敘述藥物的保管原則

8. 説出口服給藥的方法，要求及注意事項

12-1 給藥（一）

（一）藥物療法和過敏實驗法

1. 藥物療法的基本知識

藥物療法的基本知識分為藥物的種類、藥物的領取與藥物的保管三種。

藥物過敏實驗及過敏反應的處理涵蓋基本知識、給藥的程序、口服給藥、注射給藥與霧化吸入。

給藥的基本知識涵蓋給藥的種類，領取和保管，給藥的原則，給藥的途徑，給藥次數和時間與影響藥物作用的因素。

（1）給藥的種類：臨床目的、診斷藥物、治療用藥、預防用藥、內服藥（溶液、合劑、酊劑、片劑、丸劑、膠囊、散劑及紙型等）、外用藥（溶液、軟膏、酊劑、粉劑、滴劑、栓劑、洗劑、塗膜劑等）、注射藥（水劑、油劑、粉劑、結晶、混懸液）。給藥的途徑：舌下含化與新穎的藥劑（黏貼敷片、植入慢溶藥片與胰島素泵等）。藥物的種類有劑型、片劑、針劑、粉劑與結晶。

（2）藥物的領取：●在住院藥房或病區藥櫃領取，藥物分為常用藥、貴重藥與備用藥。病區設有藥櫃，存放相當基數的常用藥，由專人負責，按期根據消耗量來填寫藥方，到藥房領取補充品。●患者所使用的貴重藥或特殊藥物，可以憑著醫生的處方來領取。●劇毒藥、麻醉藥，病區內有固定的數目，在使用之後可以憑著醫生處方來領取補充品。

（3）藥物的保管：●要取用方便與避免錯誤，藥櫃的放置位置要在通風、乾燥與光線充足處，避免陽光直射，保持清潔，專人負責，定期地檢查藥品品質，以確保安全。●藥物放置要依據內服、外用、注射、劇毒等分類保管，藥品若有沉澱、渾濁、異味、變色、潮解、變性等，要立即停止使用。藥物要根據不同的性質，分別保存。●麻醉藥與劇毒藥要單獨放置並依據有效期的先後有計畫地使用，以免失效。藥瓶要貼有明顯標籤，註明藥品名稱、劑量與濃度。內服藥有藍邊標籤、外用藥用紅邊標籤、劇毒麻醉藥用黑邊標籤，標籤脫落或辨認不清要及時處理。劇毒與麻醉藥要有明顯標記，加鎖保管，在換班時要交接。急救藥品要集中於固定的位置放置。藥品若有沉澱、渾濁、異味、變色、潮解與變性等，要立即停止使用。藥物要根據不同的性質來分別保存。

小博士解說

耳滴入藥物時藥液溫度應接近體溫為宜，滴藥時三歲以下之幼兒應將耳垂向下向後拉，三歲以上及成人則向上向後拉，滴入時將藥液由外耳道順耳壁流入，之後讓病人維持姿勢5～10分鐘左右。

藥物品質的檢查

三查	指操作之前，中，後的檢查
五準確	準確的藥物、準確的劑量、準確的方法、準確的時間、給予準確的病人
七對	床號，姓名，藥名，劑量，濃度，時間，用法

觀察及減輕藥物不良反應

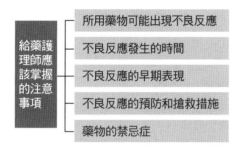

給藥護理師應該掌握的注意事項
- 所用藥物可能出現不良反應
- 不良反應發生的時間
- 不良反應的早期表現
- 不良反應的預防和搶救措施
- 藥物的禁忌症

藥物可能引起的不良反應

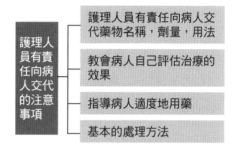

護理人員有責任向病人交代的注意事項
- 護理人員有責任向病人交代藥物名稱，劑量，用法
- 教會病人自己評估治療的效果
- 指導病人適度地用藥
- 基本的處理方法

醫院常用英文縮寫與中文翻譯

英文縮寫	中文翻譯	英文縮寫	中文翻譯
qd	每天一次	am	上午
bid	每天兩次	pm	下午
tid	每天三次	12n	中午12點
qid	每天四次	12mn	午夜12點
qod	隔天一次	ac	飯前
biw	每週兩次	hc	飯後
qm	每晨一次	hs	睡前
qn	每晚一次	st	立即
qh	每1小時一次	prm	在需要時（長期）
q2h	每2小時一次	os	在必要時（限用一次，12小時之內有效）
q3h	每3小時一次	Dc	停止
q4h	每4小時一次	Co	複方
q6h	每6小時一次		

＋ 知識補充站

病人正確服藥後，如有不良反應通報藥物不良事件。

12-2 給藥（二）

（一）藥物療法和過敏實驗法

1. 藥物療法的基本知識 （續）

（3）藥物的保管：●不同性質藥物的保管：保管、藥物要放置在固定的地方，保持藥櫃的清潔與整齊。遇熱易於破壞的生物製品、抗生素等要放置於乾燥陰涼處或冷藏於 2～10℃處專人保管。易於揮發、潮解、風化的藥物，必須將之裝瓶蓋緊。易燃、易爆的藥物，必須密閉，並單獨存放於陰涼低溫處，遠離火源，以防止意外。易於氧化和遇光變質的藥物，用深色瓶子盛裝，或放在黑紙遮光的紙盒內，置於陰涼處。各類藥品均要置於陰涼乾燥處，芳香性藥品必須密封保存。放好病人個人的專用藥物，要單獨存放，並註明床號與姓名。●藥物的標籤要一目了然：內服藥以藍色邊來標示，外用藥以紅色邊來標示，劇毒藥以黑色邊來標示。●定期檢查：要注意藥物的品質。

（二）護理人員在執行藥療之中的角色與職責

1. 給藥的原則：根據醫囑來正確給藥，嚴格地執行查核的制度，安全地正確用藥，密切觀察反應，在發現給藥錯誤時，要及時報告與處理。（1）給藥的三查七對原則：三查為在操作前、操作中、操作後檢查；七對為對床號、姓名、藥名、濃度、劑量、用法與時間。

2. 用藥做到五個準確：給藥的時間、給藥的途徑、藥物劑量、藥物的濃度與病人。

3. 嚴格遵守操作的規程。

4. 加強用藥之後的觀察和記錄。

5. 依據病人的需求來做過敏實驗：參與病區藥物的管理，掌握正確給藥的方法和技術，促進療效及減輕不良的反應，及時與病人做溝通，指導病人正確地用藥。

（三）影響藥物療效的因素

影響藥物療效的因素分為藥物層面（藥物的體內流程）、身體層面的因素、給藥方法的影響與食物的影響層面。

1. 藥物層面：藥物的體內流程為：①藥劑學流程；②藥劑動力學流程與；③藥效學流程。藥物層面分為吸收、代謝、分佈與排泄四大層面。

2. 身體層面的因素：個別的差異、心理的因素、身體的狀況、男女的性別與年齡體重。

3. 飲食的影響：飲食的影響會促進吸收、增加療效，也會干擾吸收、降低療效與改變尿液的 PH 值及影響療效。

4. 給藥方法對藥物療效的影響：藥物用量、給藥的途徑與給藥次數和時間皆對藥物療效有所影響。

藥療護理師的職責

1. 護理人員必須根據醫囑	
2. 嚴格地遵守安全用藥的原則	(1) 嚴格執行查對制度：做好"三查七對"，"五準確" (2) 嚴格地執行藥物品質的檢查制度

影響藥效的因素

1. 藥物的因素	(1)藥物用量；(2)藥物劑型；(3)給藥的途徑；(4)給藥的時間
2. 身體的因素	(1)性別；(2)年齡、體重；(3)病理狀態；(4)心理因素

硫酸鎂給藥的途徑

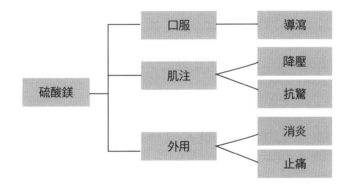

麻黃與甘草的功能

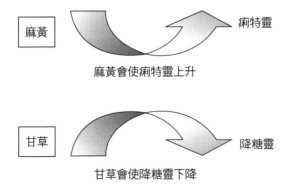

麻黃會使痢特靈上升

甘草會使降糖靈下降

12-3 給藥（三）

（三）影響藥物療效的因素（續）

5.給藥的途徑：給藥的途徑為口服、注射、舌下含化、吸入、外敷與直腸。給藥途徑的運作速度為：靜脈注射＞吸入＞舌下含化＞肌內注射＞皮下注射＞直腸黏膜＞陰道給藥＞口服給藥＞皮膚（肛門）給藥。給藥分為合併用藥與協同拮抗。

（四）藥物療法給藥的護理程序

評估：評估基本的生理情況、病理的情況、用藥史與評估目前的醫囑來用藥。而目前的醫囑用藥特性分為準時給藥、飯前服用、飯後服用、不宜喝水、多喝水、吸管吸取、特殊的藥物（強心甙、鎮靜藥、驅蟲藥、酶製劑與鐵劑）與社會心理因素。

（五）給藥的護理診斷

（1）知識缺乏：缺乏相關的藥物治療知識。（2）不合作：與對治癒疾病的信心不足有關。（3）有焦慮感：與擔憂疾病的預後（或藥物的不良反應）有關。

（六）給藥的計畫

篩選合適的給藥途徑和方法，根據病情、藥物物理化學性質和功能來篩選給藥的途徑和方法。適當地安排給藥次數和時間，根據用藥的目的、性質、半衰期和吸收的快慢來決定給藥和間隔時間。

1.擬定護理的目標知識缺乏：缺乏胰島素藥物治療方面的相關知識。

2.目標：在出院之前能夠陳述胰島素的功能、用藥的時間、劑量及可能發生的不良反應。

3.制定護理措施：篩選合適的給藥途徑和方法，適當地安排給藥的次數和時間，確定給藥流程中的觀察重點，加強健康教育，預防和減少不良的反應。

4.給藥的執行：在執行過程中要注意準確地給予藥物，指導患者及家屬正確地用藥，嚴格地執行操作規程，協助患者應付所遇到的問題、採取加強藥效的措施，加強用藥諮詢與及時準確地做好護理記錄。

5.給藥的評估：評估患者是否遵從藥物治療方案、評估患者對藥物的需求、評估患者的生理狀況是否好轉、評估患者的心理社會因素與評估患者的特殊需求。給藥要確實做到五個準確，病人若依從藥物治療方案會產生預期的療效，達到治療的效果，評估患者是否有不良的反應，若未出現不良的反應，則護理措施相當有效。患者是否掌握相關的用藥知識，在給藥中一旦發生差錯、事故，要立即報告，並採取適當的措施以減少危害的程度。五個準確：五個準確為將準確的藥物依照準確的劑量、運用準確的方法、在準確的時間之內給予準確的病人。

對病人的評估

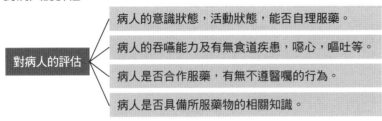

對病人的評估
- 病人的意識狀態，活動狀態，能否自理服藥。
- 病人的吞嚥能力及有無食道疾患，噁心，嘔吐等。
- 病人是否合作服藥，有無不遵醫囑的行為。
- 病人是否具備所服藥物的相關知識。

口服給藥法的執行步驟：擺藥

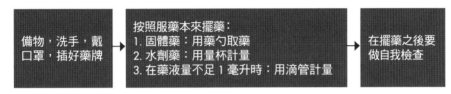

| 備物，洗手，戴口罩，插好藥牌 | 按照服藥本來擺藥：
1. 固體藥：用藥勺取藥
2. 水劑藥：用量杯計量
3. 在藥液量不足 1 毫升時：用滴管計量 | 在擺藥之後要做自我檢查 |

根據藥性來指導病人服藥

藥物種類	服用的方法
1. 抗生素	應準時服藥
2. 健胃類的藥物	宜在飯前服用
3. 對胃黏膜有刺激性的藥，幫助消化類的藥物	宜在飯後服用
4. 對呼吸道黏膜發揮安撫功能的藥物	在服用之後勿立即喝水
5. 磺胺類藥物	在服用之後要多喝水
6. 對牙齒有腐蝕作用的藥	以吸管吸服，在服用之後要漱口

✚ 知識補充站

1. 在接受護理措施後，應評估是否正確使用藥物以及用藥後的反應。
2. 給藥錯誤時，在職責、道義與法律上應立即向相關人員報告，隨時監測生命徵象，依醫囑給予適當處理，減低藥物作用，同時檢討錯誤發生的原因，以免再次發生。

12-4 口服給藥法

（一）基本概念

藥物在經過口服之後，被胃腸道吸收而進入血液循環，發揮局部治療或全身治療疾病功能的方法。

（二）口服給藥的優點及缺點

1. 優點：既方便又經濟且較為安全。2. 缺點：吸收較慢而不規則，到達全身循環之前要經過肝臟，使藥效降低；藥物在胃腸內不吸收或具有刺激性而不能口服，急重症、昏迷或嘔吐不止的病人不宜使用。

（三）口服給藥法的目的

1. 協助患者遵醫囑安全而正確地服藥，以減輕症狀、防治、診斷與治療疾病、維持正常生理功能、禁食等患者也不宜使用此法給藥。2. 藥物經過胃腸道黏膜吸收而產生療效。

（四）口服給藥法的評估

1. 評估病人的年齡、病情及治療情況。2. 評估患者是否適合口服給藥，有無口腔、食道疾患，有無吞咽困難及嘔吐。3. 評估患者是否有服藥的自我料理能力，對給藥計畫的瞭解、認識和合作程度。4. 評估病人對服藥的心理反應。5. 評估病人是否具備所服藥物的相關知識。

（五）口服給藥法的計畫

1. 目標與評估的標準：病人瞭解用藥的目的為使病人能夠正確而安全地服下藥物。其目標還有用品的準備、病人的準備、護理人員的準備與環境的準備。2. 用品的準備：服藥的筆記本、小藥卡、藥盤、藥杯、藥匙、量杯、滴管、研缽、濕紗布、包藥紙、喝水管、治療巾、水壺。

（六）口服給藥法的執行方式

口服給藥法的執行涵蓋本身的準備、用品準備與備藥（取藥與配藥）。

1. 備藥前的準備工作：查對、洗手、戴口罩與攜帶用品。

2. 擺藥的順序：由固體至液體再至油劑，固體藥物使用藥匙來取，液體藥物使用量杯來取，若藥液不足 1ml 則使用滴管吸取來計量，油劑依據滴數來計算，個人的專用藥要註明與單獨存放，並重新核對。

3. 備藥：（1）藥物的準備類型：藥物的準備類型有中心藥房與病房擺藥。擺藥的步驟為先固體後水劑油劑，固體用藥匙、液體用量杯，幾種特殊的擺藥法為藥粉、含服、特殊要求的藥物紙包，嬰幼兒、鼻飼者、上消化道出血研碎，藥液不足 1ml 要滴油劑，先放好冷開水。（2）備藥：①藥卡 == 醫囑；②藥物 == 藥卡；③藥物 == 藥卡、醫囑，請另外再查對一次。

4. 發藥：觀察病人用藥之後的反應，再次查對發藥是否無誤，在病人不在時要取回保管，在昏迷與鼻飼時不要發藥，急重症病人要餵服，發藥到口、核對分發及洗手與備物。

發藥

| 發藥前由另一位護理人員查對，在無誤之後方可發藥。 | → | 備好溫開水，攜帶服藥本。 | → | 核對床號、姓名、稱呼病人的姓名。 | → | 同一病人服用兩杯以上藥物時，應一次全部取出，以防差錯。 | → | 根據藥性來指導病人服藥。 |

根據藥性來指導病人服藥

藥物種類	服用方法
抗生素	應準時服藥
健胃類藥物	宜在飯前服
對胃黏膜有刺激性藥、助消化類藥	宜在飯後服
對呼吸道黏膜發揮安撫作用的藥	服後勿立即喝水
磺胺類藥	服後要多喝水
對牙齒有腐蝕作用的藥	吸管吸服，服後漱口。
強心甙類藥物	服前應測量脈率，脈率<60次/分鐘應暫停發藥，通知醫生

發藥之後的處理方式

檢查藥杯	防止藥物遺留
對藥杯做消毒處理	先浸泡於消毒液中再沖洗，再消毒備用

藥物的保管原則

1. 藥櫃的放置	4. 定期檢查
2. 藥物應分類放置	5. 根據藥性妥善保管
3. 藥物標籤應清晰	6. 注意藥物的有效期限

口服給藥的注意事項

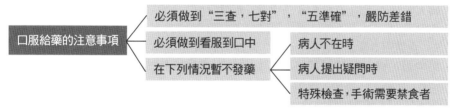

口服給藥的注意事項
- 必須做到 "三查，七對"， "五準確"，嚴防差錯
- 必須做到看服到口中
- 在下列情況暫不發藥
  - 病人不在時
  - 病人提出疑問時
  - 特殊檢查，手術需要禁食者

＋ 知識補充站

1. 發藥：（1）發藥後的處理：藥杯為一般的藥杯、盛油劑的藥杯、擦藥杯的小毛巾、藥車、藥櫃。（2）注意事項：●在發藥之前，護理人員要瞭解病人的相關情況。●病人所提出的疑問要重新核對。●密切觀察藥物的療效及不良的反應。●加強健康教育，尤其是慢性病人和出院後續服藥者。

2. 健康教育：（1）給藥對象：慢性病人和在出院之後需要繼續服藥的病人。（2）讓病人瞭解用藥的相關知識。（3）教會病人一些用藥的常識。

12-5 注射給藥法

注射給藥法分為注射的原則、注射前的準備與常用的注射法。

（一）注射的原則

嚴格遵守無菌操作原則、嚴格執行查對制度、嚴格執行消毒隔離制度、篩選合適的注射器和針頭、篩選合適的注射部位、現配現用來注射藥液、在注射之前要排盡空氣、在注藥之前要檢查回血與使用無痛注射技術。

（二）注射前的準備

1. 用品的準備：注射盤、注射器及針頭與注射藥液。
2. 藥液的抽吸：洗手、戴口罩、查對、吸取藥液、排盡空氣與保持無菌的狀態。

（三）常用的注射法

常用的注射法有皮內注射法、皮下注射法、肌肉注射法、臀大肌注射定位法與臀中肌、臀小肌注射定位法及股外側肌注射定位法。

1. 皮下注射法：（1）目的：注入小劑量藥物，用於不宜服給藥，而需要在一定時間內發生藥效時及預防接種。（2）部位：上臂三角肌下緣、兩側腹臀、後背、大腿前側和外側。（3）評估：評估患者的病情及治療情況、患者的意識狀態、肢體的活動能力，對給藥計畫的瞭解、認識程度及合作程度與患者注射部位的皮膚及皮下組織狀況。（4）計畫：目標與評估標準與用品的準備。（5）執行。皮下注射時的注射角度會受到使用之注射針頭的影響。藥物是經由皮下脂肪組織吸收作用。

2. 肌肉注射法：（1）目的：注入藥物，用於不宜或不能口服或靜脈注射，且要求比皮下注射更為迅速而發生療效。（2）部位：臀大肌注射定位法、臀中肌、臀小肌注射法、肌外側肌注射定位法、上臂三角肌注射定位法。（3）評估：評估患者的病情及治療情況，評估患者的意識狀態、肢體活動能力，對給藥計畫的瞭解、認識程度及合作程度與患者注射部位的皮膚及肌肉組織。（4）計畫：目標與評估標準（患者的瞭解與合作程度；注射部位並未發生硬結、感染）與用品的準備。（5）執行。

3. 臀大肌注射定位法：（1）十字法：從臀裂頂點向左或向右側劃一條水平線，然後從髂脊最高點作一條垂線，將一側臀部分為四個象限，其外上象限為注射區。（2）聯線法：從髂前上棘至尾骨作一聯線，其外 1/3 處為注射的部位。

4. 臀中肌、臀小肌注射定位法：（1）以食指尖和中指尖分別置於髂前上棘和髂脊下緣處，在髂峭、食指、中指之間構成一個三角形區域，其食指與中指構成的內角為注射區。（2）髂前上棘外側三橫指處。

5. 股外側肌注射定位法：大腿中段外側。一般成人可以取髖關節下 10 公分至膝關節上 10 公分的範圍。此處大血管、神經幹很少通過，且注射範圍較為廣泛，可以提供多次注射，尤其適用於 2 歲以下的幼兒。

6. 上臂三角肌注射定位法：上臂外側，肩峰下 2 ～ 3 橫指處。此處肌肉較薄，只可以做小劑量的注射。

肌肉注射法：臀大肌注射區域的定位方法

1. 十字法	臀大肌注射區域定位方法：從臀裂頂點向外側作一水平線，然後從髂脊最高點作一垂直平分線，將臀部分為四個象限，其外上象限為注射區（避開內角）。
2. 聯線法	取髂前上棘和尾骨聯線的外上三分之一處為注射部位。

肌內注射法的操作步驟

準備的順序	備物備藥→查對解釋→擺體位→選擇注射部位→消毒皮膚
進針的順序	先查對→再排氣→最後垂直進針（刺入針梗的1/2～2/3）
注藥	先抽吸無回血→再注藥
拔針的順序	先拔針→再執行棉籤壓迫
整理的順序	整理用物→洗手→查對→交待

IM 與 H 的區別

區別	IM	H
用物	2～10ml注射器 5.5～7號針頭	1～2ml注射器 5～5.5號針頭
部位	臀大肌外上方	三角肌下緣
進針的角度	90°	30°～40°

皮內注射法的目的與部位

目的	部位
藥物過敏實驗	前臂掌側下段
預防接種	上臂三角肌下緣
局部麻醉的起始步驟	執行局部麻醉處

+ 知識補充站

1. 皮內注射盤尼西林皮膚試驗藥物時，應將針頭斜面向上，與皮膚呈現5～15度角，在插入之後並不需要回抽針心，將針頭斜面在皮膚內向上挑起，再將藥物注入，使皮膚凸起水泡疹（直徑約0.8公分）。
2. 胰島素注射採用皮下注射，每次都應更換注射部位，胰島素保存於室溫之下即可。

12-6 靜脈及動脈注射與靜脈及動脈血液標本採集

（一）靜脈注射與靜脈血液標本採集法

1. 靜脈注射與靜脈血液標本採集法的目的：（1）靜脈注射（Intravenous Injection；IV）：（a）在注入藥物，用於藥物不宜口服、做皮下、肌肉注射，或需要迅速發生藥效時。（b）在注入藥物作某種診斷性檢查時。（c）輸血或輸液。（d）靜脈營養治療因子。（2）靜脈血標本的採集：（a）全血標本：測定血沉及血液中某些物質的含量。（b）血清標本：測定肝功能、血清酶與脂類等。（c）血液培養標本。

2. 靜脈注射的部位：（1）四肢淺靜脈：常用肘部及腕部、用背、足背部淺靜脈。（2）頭皮靜脈。（3）股靜脈：股三角區，在股神經和股動脈的內側。

3. 評估：（1）患者的病情及治療情況。（2）患者的意識狀態、肢體活動能力，對給藥的瞭解、認識程度及合作程度。（3）患者穿刺部位的皮膚狀況、靜脈充盈及管壁彈性。

4. 計畫：目標與評估標準：患者瞭解注射的目的，有安全感，願意接受；注射部位並無滲出與腫脹，並未發生感染。

5. 執行：靜脈注射失敗的原因與特殊患者有靜脈穿刺的重點。

6. 靜脈注射失敗的常見原因：針頭刺入靜脈過少、針頭斜面並未完全刺入靜脈、針頭刺入較深與針頭刺入過深。

7. 特殊患者的靜脈穿刺重點：（1）肥胖患者：在注射時摸清血管走向後由靜脈上方進針，進針角度稍微加大（大約為 30° ～ 40° 左右）。（2）水腫患者：可以沿著靜脈解剖位置，用手按揉局部，以暫時驅散皮下的水份，使靜脈充分顯露之後再執行穿刺。（3）脫水患者：局部熱敷、按摩，待血管充滿時再執行穿刺。（4）老年患者：用手指分別固定穿刺段靜脈上下兩端，再沿著靜脈走向穿刺。

（二）動脈注射與動脈血標本採集法

1. 目的：（1）加壓輸入血液，以迅速增加有效的血液容量。（2）注入造影劑，用於執行某些特殊檢查。（3）注射抗癌藥物作區域性化療。（4）採集動脈血液標本，作血液氣體分析。2. 部位：股動脈、橈動脈、頸動脈、鎖骨下動脈。3. 評估：與靜脈注射相同。4. 計畫：目標與評估的標準；用品的準備。5. 執行。

（三）霧化吸入法

1. 霧化吸入法的目的：濕化氣管，控制呼吸道的感染，改善通氣的功能與預防呼吸道的感染。

2. 霧化吸入常用的方法：（1）超音波霧化吸入法：評估患者病情及治療情況；呼吸道的暢通程度；臉部及口腔的黏膜狀況；意識狀態、自我料理能力、心理狀態及合作程度。計畫目標及評估的標準與用品的準備並加以執行。（2）氧氣霧化吸入法：評估患者的病情及治療情況；呼吸道的暢通情況；意識狀態、自我料理能力、心理狀態及合作程度，計畫目標及評估的標準與用品的準備並加以執行。

一次性靜脈針型號之針號與針柄的顏色

一次性靜脈針型號	
針號	針柄的顏色
0.45	褐
0.55	中紫
0.6	深藍
0.65	天藍
0.7	黑
0.8	深綠
0.9	黃

靜脈注射的操作重點

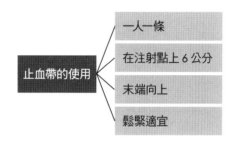

四種注射法的比較

區別	ID	H	IM	IV
用物	1毫升注射器、4～4.5號針頭、2毫升注射器、腎上腺素	1～2毫升注射器、5～5.5號針頭	2～10毫升注射器、5.5～7號針頭	注射器、6～9號針頭、治療巾、止血帶
部位	前臂的內側 、中下段	三角肌下緣	臀大肌外上方	四肢淺靜脈
進針的角度	5°	30°～40°	90°	肥胖的病人為30°～40°

霧化吸入常用的藥物

目的	藥物
控制呼吸道的感染，消除發炎症	慶大黴素、卡那黴素等
解除支氣管的痙攣	氨茶鹼、舒喘靈
稀釋痰液，闡釋祛痰	α－糜蛋白酶
減輕呼吸道的黏膜水腫	地塞米松

＋ 知識補充站

當病患兩側上肢皆有敷料、石膏、靜脈導管等，可考慮測量下肢血壓，下肢血壓測量部位為膝蓋後面之膕動脈。

12-7 藥物過敏實驗及過敏反應的處理（一）

（一）藥物過敏實驗及過敏反應的處理

藥物過敏實驗及過敏反應的處理涵蓋了常用過敏藥物實驗的比較、青黴素過敏的原因、常用藥物過敏反應的臨床表現、青黴素過敏實驗的結果判斷、破傷風抗毒素實驗陽性結果判斷、碘過敏實驗陽性結果判斷與藥物過敏反應的預防。

（二）常用藥物過敏反應的臨床表現

1. 過敏性休克。

2. 血清病症類型的反應：在 7 ～ 12 天左右發生。發燒、關節腫痛、皮膚發癢、蕁麻疹、全身淋巴結腫大等。

3. 器官或組織的過敏反應：（1）皮膚過敏反應：瘙癢、蕁麻疹等；（2）呼吸道反應：發生哮喘；（3）消化系統過敏反應：過敏性紫癜，以腹痛和便血為主要的症狀。

（三）青黴素過敏實驗結果的判斷

1. 陰性反應：皮丘並無改變，周圍並不紅腫，並無紅暈與並無自覺的症狀。

2. 陽性反應：局部皮丘隆起，出現紅暈硬塊，直徑大於 1 公分，或周圍出現偽足、有搔癢感。在嚴重時會出現過敏性休克的症狀。

（四）藥物過敏性休克的處理：

1. 立即停藥，使患者就地平臥。2. 立即做皮下注射 0.1% 鹽酸腎上腺素 0.5 ～ 1ml，對生病的兒童要酌量減少。若症狀並不緩解，可以每隔 30 分鐘皮下或靜脈注射該藥 0.5ml。3. 氧氣吸入。4. 抗過敏。5. 糾正酸中毒和遵照醫囑給予抗組織胺類藥。6. 若發生心搏驟停，則立即執行心肺復甦術。7. 密切觀察生命的徵象、尿量及其它的病情變化，注意保暖，並做好病情的動態性記錄。若患者未脫離危險則不宜搬動。

（五）藥物過敏反應的預防

1. 在用藥之前詳細詢問用藥史、過敏史和家庭史，對有青黴素過敏史者禁止做過敏實驗。2. 正確地執行過敏實驗，準確地判斷實驗的結果。3. 做過敏實驗和在用藥的過程中，要嚴密地觀察患者的反應，並備好急救的藥品。第一次注射應觀察 30 分鐘。4. 使用青黴素藥，現用現配。5. 配置實驗液或稀釋青黴素的生理鹽水要專用。

（六）破傷風抗毒素過敏實驗結果判斷

1. 陰性反應：局部皮丘並無變化，全身並無任何反應。

2. 陽性反應：局部皮丘紅腫硬結，直徑大於 1.5 公分，紅暈超過 4 公分，有時會出現偽足與搔癢感。全身反應與青黴素過敏反應相同。

常用藥物過敏實驗法的比較

實驗液	標準	配製	注射量
青黴素	每ml含有青黴素G200～500U的生理鹽水	1. 40萬U瓶內注入生理鹽水2ml 2. 取上液0.1ml加至1ml 3. 取上液0.1ml加至1ml 4. 0.1ml加或0.25ml至1ml	皮內注射青黴素實驗液0.1ml（含20U或50U）
鏈黴素	每ml含有鏈黴素2500U的生理鹽水	1. 100萬U注入生理鹽水3.5ml，溶解後4ml 2. 取上液0.1ml加至1ml 3. 取上液0.1ml加至1ml	皮內注射鏈黴素實驗液0.1ml（含250U）
TAT	每ml含有TAT 150 IU	• 1500IU加入生理鹽水至1ml	皮內注射TAT實驗液0.1ml（含TAT15IU）
普魯卡因			皮內注射0.25%普魯卡因液0.1ml

藥物過敏性休克的呈現方式

症狀	呈現方式
呼吸道阻塞的症狀	胸悶、氣急促伴隨著瀕死感
循環系統衰竭的症狀	面色蒼白、冷汗、紫紺、脈細弱、血壓下降、煩躁不安
中樞神經系統的症狀	頭暈眼花、面部及四肢麻木、意識喪失、抽搐、大小便失禁等

破傷風抗毒素脫敏注射

次數	抗毒血清（ml）	生理鹽水（ml）	注射法
1	0.1	0.9	肌肉內注射
2	0.2	0.8	肌肉內注射
3	0.3	0.7	肌肉內注射
4	剩餘量	稀釋至1ml	肌肉內注射

12-8 藥物過敏實驗及過敏反應的處理（二）

（七）碘過敏實驗的陽性結果判斷

1. 口服法：有口麻、頭暈、心慌、噁心嘔吐、流淚等症狀。2. 皮內注射法：局部有紅腫硬塊，直徑超過 1 公分。3. 靜脈注射法：有血壓、脈搏、呼吸和面色等改變。

（八）青黴素過敏實驗與過敏反應的處理

1. **青黴素過敏反應的機制**：對青黴素過敏的人接觸該藥之後，任何年齡、性別、給藥途徑（注射、口服、外用等）、劑量和製劑（鉀鹽、鈉鹽、長效、半合成青黴素等）均會發生過敏反應。其發生率在各種抗生素中最高，大約為 3％～ 6％，大多發生於多次接受青黴素治療者，偶而見於初次用藥的患者。

2. **青黴素過敏實驗（皮內實驗法）**：（1）用物為基礎治療盤：注射器、0.1％腎上腺素、青黴素（80 萬 U）、生理鹽水、砂鋸、開瓶器。

3. **皮試的方法**：（1）青黴素試敏液 0.1 毫升，I D（含有青黴素 20 單位（U））。（2）在守候 20 分鐘之後觀察結果。

4. **試敏結果判斷及記錄**：（1）陰性反應：皮丘無改變，周圍無紅腫，無自覺症狀。（2）陽性反應：皮丘隆會出現紅暈硬塊，直徑大於 1 公分或紅暈周圍有偽足，癢感嚴重時會發生過敏性休克。

（九）過敏性休克的急救措施

1. 立即停藥，平臥，就地搶救，保暖；2. 立即皮下注射 0.1％鹽酸腎上腺素 1 毫升；3. 給予氧氣吸入；4. 建立靜脈通道：按照醫囑給藥；5. 心跳驟停處理：胸外心臟按摩＋人工呼吸；6. 針刺人中，十宣，湧泉穴；7. 觀察與記錄：神智，生命的徵象，尿量等變化。

（十）鏈黴素過敏實驗法

1. **鏈黴素皮內實驗藥液**：皮試液以每 lml 含鏈黴素 2500U 的生理鹽水溶液為標準，皮內注射劑量為 0.1ml（含鏈黴素 250U）。

2. **鏈黴素皮內試驗液的配製方法**：（1）用生理鹽水 3.5ml 溶解鏈黴素 100 萬 U（即 1 公克），溶解之後溶液體積為 4ml，即每 lml 含鏈黴素 25 萬 U；（2）用 1 毫升注射器吸取上液 0.1 毫升，加生理鹽水至 1ml，則 1 毫升內含鏈黴素 2.5 萬 U；（3）棄去 0.9ml，餘 0.1m1，加生理鹽水至 1ml，則 lml 內含鏈黴素 2500U（可供皮內實驗之用）。

（十一）皮內實驗

取上述皮試藥液，皮內注射 0.1 毫升（含鏈黴素 250U），在 20 分鐘之後判斷皮試的結果，其判斷標準與青黴素的相同。

（十二）過敏反應的表現及處理

1. 過敏反應的表現：（1）鏈黴素過敏反應的臨床表現與青黴素過敏反應大致相同。（2）輕者：表現為發燒，皮疹，蕁麻疹。（3）重者：會導致過敏性休克，表現與青黴素基本相同但是較為少見。

青黴素過敏反應的原因

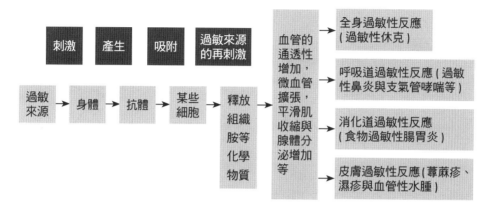

青黴素試敏液的配製：(200 ～ 500U/ml)

	青黴素加生理鹽水u /ml	含量
溶解	80萬U + 4ml（混勻）	20萬U/ml
稀釋	抽 0.1ml + 0.9ml（混勻）0.9ml	2萬U/ml棄
	剩 0.1ml + 0.9m（混勻）0.9ml	2千U/ml棄
	剩 0.1ml + 0.9ml（混勻）	200U/ml（妥放）

脫敏注射法

次數	抗毒血清＋生理鹽水	注射法
1	0.1ml	0.9ml
2	0.2ml	0.8ml
3	0.3ml	0.7ml
4	餘量	稀釋至1ml

1. 若結果為陽性反應，需要採用脫敏注射法，將所需的 TAT 劑量分次少量注射進體內。
2. 每隔 20 分鐘注射一次，並密切觀察病人反應。酌情逐步完成全量注射，在反應嚴重時，要停止注射。

＋ 知識補充站

破傷風抗毒素過敏實驗及脫敏注射法：

1. 破傷風抗毒素（破傷風抗毒素，TAT）是用破傷風類毒素免疫馬血漿經過物理、化學方法精製而成，能中和患者體液中的破傷風毒素。
2. 常在救治破傷風患者時使用，有利於控制病情發展。
3. 並常用於潛在有破傷風危險的外傷傷員，作為被動免疫預防注射。
4. 過敏反應的原因：●破傷風抗毒素對於人體而言是一種異種蛋白，具有抗原性，在注射之後會引起過敏反應。●破傷風抗毒素是一種特異性抗體，沒有可以代替的藥物，皮試結果即使陽性反應，仍需要考慮使用。但是要採用脫敏注射法，注射過程要密切觀察，發現異常，立即採取有效措施處理。
5. 皮內實驗前的準備：參閱青黴素皮內實驗法準備用物，另備TAT製劑。
6. 皮內實驗：取上述皮試液0.1毫升（內含TAT 15 IU）做皮內注射，20分鐘後判斷皮試的結果。

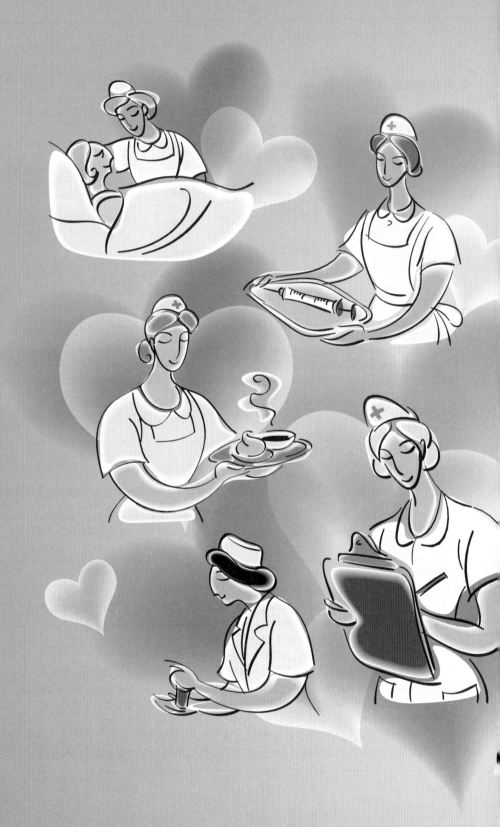

第13章
靜脈輸液法

教學目的：

1. 掌握靜脈輸液的原則、密閉式輸液法、靜脈留置針的運用

2. 熟悉常用溶液的種類及其功能、靜脈輸液的原理、鎖骨下靜脈輸液、頸外靜脈輸液

3. 瞭解開放式輸液法

13-1 靜脈輸液法（一）

（一）概論

靜脈輸液法（Intravenous Infusion）是一種利用大氣壓和液體靜壓原理將大量無菌溶液、電解質與藥物經靜脈輸入體內的治療方法。

（二）給液的目的

1. 補充水分及電解質，維持水、電解質和酸鹼的平衡。2. 補充營養與維持供給的熱量。3. 輸入藥物與治療疾病。4. 增加循環系統的血液容量，改善微循環，維持血壓。5. 輸入脫水劑，預防或減輕腦水腫。

（三）常用的給液方法

常用的給液方法分為周圍靜脈給液法、頸外靜脈插管給液法與鎖骨下靜脈插管給液法。

1. 周圍靜脈給液法：（1）周圍靜脈給液法的評估：評估患者的年齡、病情、意識狀態、身體狀況及營養狀況，評估患者對輸注的藥液的認知、社會心理狀態及配合程度，評估患者穿刺的靜脈、穿刺部位的皮膚、血管狀況及肢體活動度。（2）周圍靜脈給液法的計畫：計畫分為用品的準備，病人的準備，環境準備與自身的準備。目標與評估的標準（患者能夠瞭解給液的目的，有安全感，願意接受與患者透過給液而獲得所需要的藥液和液體）。

2. 頸外靜脈插管給液法：（1）頸外靜脈插管給液法的評估：評估患者病情、意識狀態、活動能力；詢問普魯卡因過敏史，並做過敏性實驗，評估患者的心理狀態、對疾病的認知與合作程度，評估穿刺部位的皮膚與血管的情況。（2）頸外靜脈插管給液法計畫：目標與評估的標準（患者瞭解頸外靜脈插管的目的，願意接受，積極地配合與插管給液順利，並無併發症的發生）與用品的準備。

（四）給液速度與時間的計算

1. 每分鐘的滴數：每分鐘的滴數＝液體總量（ml）×滴係數／給液的時間（分鐘）。
2. 給液速度與給液時間的計算：
給液的時間（小時）＝液體總量（ml）×點滴係數／每分鐘的滴數×60（分鐘）
每分鐘滴數＝液體總量×點滴係數／給液時間

（五）常見給液的故障與處理

1. 滴液不順暢或不滴：排氣管、給液管與肢體扭曲受壓。2. 茂菲滴管內液面過高：針頭會滑出血管之外。3. 茂菲滴管內液面過低：針頭會緊貼血管壁。4. 在給液的過程中，茂菲滴管內液面會自行下降：針頭會阻塞。5. 注射處肢體腫脹與疼痛：壓力過低。6. 靜脈痙攣。

小博士 解說

靜脈給液法的注意事項

1. 對無菌操作和查對制度要嚴格地處理。2. 有計畫地安排輸液順序。3. 注意排盡空氣。4. 在輸液的過程中加強巡視與觀察：（1）聽取病人的主述；（2）觀察輸液的部位，滴速，液體量等。5. 需要長期輸液者：（1）每天更換輸液器；（2）適度地使用靜脈輸液。

給液的目的

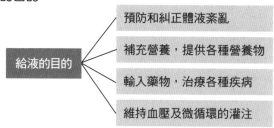

給液的目的
- 預防和糾正體液紊亂
- 補充營養，提供各種營養物
- 輸入藥物，治療各種疾病
- 維持血壓及微循環的灌注

輸液的方法

周圍靜脈輸液法	主要用於成年人、開放式、密閉式
頭皮靜脈輸液法	主要用於嬰兒
其它的靜脈輸液法	需要長期持續輸液者、需要靜脈高營養者

輸液的操作步驟

準備 → 進針 → 固定 → 調速 → 整理 → 巡視 → 換液 → 拔針

輸液部位的選擇

部位的選擇	最好選用手部靜脈、盡量使用非慣用手、盡量使用健側肢體、避開關節
考量輸液目的時間及藥物種類和數量	搶救時篩選使用近心端的大血管；長期輸液者，適度地計畫使用靜脈；刺激性藥、化療藥應篩選使用大血管

輸液滴速的調節原則：根據病人的年齡，病情，診斷，藥物的性質來調節

年齡	成人：60～80滴／分鐘；兒童：20～40滴／分鐘
病情	體弱，心肺功能差：慢；脫水嚴重，心肺功能普通：快（80～100滴／分鐘）
藥物的性質	一般溶液：快；高滲鹽水，含鉀藥物：慢（血管刺激）；血管活性藥：慢（作用強，易引起血壓變化）；特殊藥：快或慢

13-2 **靜脈輸液法（二）**

（六）常用溶液的種類及功能

常用溶液的種類有晶體溶液、膠體溶液與靜脈高營養液。

1. 晶體溶液：分子量較小，存留時間較短，能夠維持細胞內外水份的相對平衡，晶體溶液分為葡萄糖溶液、等滲透電解質溶液、鹼性溶液與高滲透溶液。

2. 膠體溶液：分子量較大，血液存留時間較長，有效維持血漿膠體滲透壓，增加血液容量，改善微循環，提高血壓。膠體溶液分為右旋糖酐、代血漿與血液製品。

3. 靜脈高營養液：供給病人的熱能，維持正氮的平衡，補充各種維生素和礦物質。靜脈高營養液分為複方氨基酸與脂肪乳劑。

（七）開放式輸液法

此法可以靈活變換輸液的種類及數量，易於汙染，需要嚴格執行無菌的操作。

（八）靜脈留置輸液法

適用於長期靜脈輸液，血管難穿刺者。與前面的密閉靜脈輸液法相同，打開留置針及敷貼，在穿刺點上方 10 公分處紮上止血帶，按常規消毒皮膚，戴手套，排氣，檢查留置針，調整斜面，穿刺，見到回血，拔針芯，連接輸液皮條，將三條放鬆固定，脫手套整理用品。

（九）頸外靜脈穿刺輸液法

適用於長期的輸液，周圍靜脈不易穿刺，長期靜脈內滴注高濃度或有刺激性的藥物，或靜脈高營養療法，周圍循環系統衰竭的急重症病人，用來測量中心的靜脈壓。

執行方式：與前面的密閉式輸液法相同，肩下墊枕，肩高頭低位，選擇穿刺點，消毒，鋪巾，局部麻醉，打針，見到回血，輕柔快速地插管，助手抽回血，退針，抽回血，固定，將紗布包裹於頷下，輸液完畢，將肝素封管，每天更換敷料，拔管。

（十）鎖骨下靜脈插管輸液法

1. 鎖骨下靜脈插管輸液法的評估：評估患者的病情、意識狀態與忍耐的程度，評估患者的心理狀態、對疾病的認知及合作程度，詢問普魯卡因過敏史並做過敏性實驗，評估穿刺部位的皮膚狀況，並叩診兩側背部肺下界，聽診兩側肺呼吸音，以便術後不適時作對照之用。

2. 鎖骨下靜脈插管輸液法計畫：目標與評估的標準（患者瞭解插管的目的，能積極地配合治療與插管順利，並無併發症的發生）與用品的準備。

晶體溶液

常用的溶液	分子較小、在血管內的存留時間較短、糾正體內電解質失調的效果顯著
膠體溶液	分子較大、在血管內存留時間較長、維持血漿膠體滲透壓，增加血容量

給液常用的溶液

晶體溶液	膠體溶液	靜脈高營養液
葡萄糖溶液 等滲電解質溶液 鹼性溶液 高滲透溶液	右旋糖酐 代血漿 濃縮白蛋白 水解蛋白	複方氨基酸 脂肪乳劑

注射盤一套、藥物、輸液器、止血帶、小墊枕、膠布、無菌紗布、棉籤、開瓶器
密閉式輸液用物

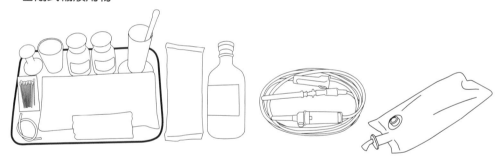

備藥

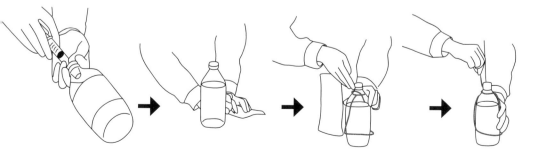

13-3 靜脈輸液法（三）

（十）鎖骨下靜脈插管輸液法（續）

3.穿刺的方法：

（1）鎖骨下的路徑：●體位：上肢垂於體側並略為外展，頭低足高 15°，肩後墊小枕（背曲），使鎖肋間隙張開，頭轉向對側。●穿刺點定位：鎖骨中間、外面的 1 / 3 交界處，在鎖骨下方 1.0 公分處。●皮膚消毒：按照胸部手術的要求消毒皮膚，上至髮際，下及全胸與上臂，鋪毛巾即可。●穿刺：先使用 0.5% 利多卡因做穿刺點局部麻醉，右手持連結注射器之穿刺針，保持針尖向內偏向頭端直指鎖骨胸骨端的後上緣前進。針幹與平面呈現 25°～30°，進針 3～5 公分。要求：①儘量保持穿刺針與胸壁呈現水平的位置；②貼近鎖骨的後緣。原因：胸膜壁層可以超過第一肋的 2.5 公分。

（2）鎖骨下的路徑：●體位：肩部墊小枕、頭轉向對側、挺露鎖骨上窩。●穿刺點定位：胸鎖乳頭肌鎖骨頭外側緣，在鎖骨上大約為 1.0 公分。●消毒鋪巾。●穿刺：針幹與鎖骨或矢狀切面呈現 45° 角，在冠狀面針幹呈現水平或略前偏 15° 朝向胸鎖關節，打針 1.5～2.0 公分。

（十一）常見輸液反應及護理

常見輸液反應及護理涵蓋發燒反應（Fever Reaction）、靜脈炎（Phlebitis）、空氣栓塞（Air Embolism）、循環系統負荷過重反應（急性肺水腫）（Circulatory Overload Reaction）。

1.發燒反應的原因：其可能的途徑為輸液瓶或輸液器清潔滅菌不徹底或被汙染，輸入的溶液或藥物製品不純或消毒保存不良，輸液的過程消毒不嚴格或被汙染與在輸液的過程中未能嚴格地執行無菌操作。輸入導致發燒的物質為致燒原、死菌、游離菌體蛋白與藥物成分不純等。（1）發燒的臨床表現：發冷、寒顫和發燒，輕者之體溫 38℃左右，在停止輸液之後數小時內會恢復正常，重者會初起寒顫，繼之發高燒達到 40～41℃，並有噁心、嘔吐、頭痛、脈速與全身不適等症狀。（2）發燒的防治方法：在輸液之前要嚴格檢查藥液與輸液的品質，輸液器的包裝及滅菌的日期，嚴格地做無菌操作。一旦出現發燒的反應，反應較輕者要立即減慢點滴速度或停止輸液，反應較嚴重者，要立即停止輸液，並保留剩餘溶液和輸液器做檢測。要針對症狀來處理，保留剩餘溶液和輸液器，通知醫生，並注意體溫的變化；尋找原因所在。

2.循環系統負荷過重：輸液速度過快，在短時間內輸入過多的液體，使循環系統血液容量急劇增加，致使心臟負荷過重而引起心臟衰竭與肺水腫的症狀。（1）循環系統負荷過重的臨床表現：突感胸悶、呼吸急促、咳嗽、面色蒼白、出冷汗、心前區有壓迫感或疼痛，咳粉紅色泡沫狀痰，重者會由口鼻湧出，肺部遍佈濕羅音，脈數且弱，心率快且節律不整。（2）循環系統負荷過重的防治方法：在輸注過程中要控制滴速，數量不能過多，特殊的病人尤要特別注意。要立即停止輸液，通知醫生；端坐位，兩腿下垂；遵照醫囑給藥（例如利尿劑、擴血管藥、平喘劑、強心藥等）；高流量吸氧，濕化瓶內要添加 20%～30%酒精，在必要時，四肢要輪紮。

循環負荷過重（肺水腫）

症狀	突然出現呼吸困難、氣促、咳嗽、咯粉紅色泡沫痰，病人緊張、有瀕死感
徵象	聽診：兩肺滿佈濕羅音
原因	輸液速度過快，短時間輸入過多的液體
護理	將液體滴速調至最小，及時與醫生聯絡；體位：端坐位，兩腿下垂；給氧：①加壓給氧；②20%～30%酒精濕化給氧；遵從醫囑給藥；在必要時四肢輪流結紮；嚴密地觀察病情，給予心理上的支持
預防	嚴格地控制滴速及輸液量

發燒反應的原因

1.發燒的臨床表現	發冷、寒顫和發燒，輕者之體溫38℃左右，在停止輸液之後數小時內會恢復正常，重者會初起寒顫，繼之發高燒達到40～41℃，並有噁心、嘔吐、頭痛、脈速與全身不適等症狀。
2.發燒的防治方法	在輸液之前要嚴格檢查藥液與輸液的品質，輸液器的包裝及滅菌的日期，嚴格地做無菌操作。

常見的輸液反應及護理

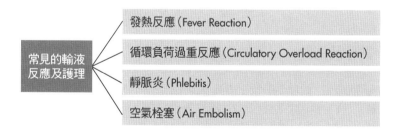

常見的輸液反應及護理
- 發熱反應（Fever Reaction）
- 循環負荷過重反應（Circulatory Overload Reaction）
- 靜脈炎（Phlebitis）
- 空氣栓塞（Air Embolism）

＋ 知識補充站

在靜脈注射合併症中，空氣栓塞有立即致命的危險。

13-4 靜脈輸液法（四）

（十一）常見的輸液反應及護理（續）

3. 靜脈炎的臨床表現：沿著靜脈走向出現條索狀紅線，局部組織發紅、腫脹、灼熱、疼痛，有時會伴隨著畏寒、發燒等全身症狀。（1）靜脈炎的原因：輸液中的無菌操作不嚴格，局部靜脈感染；長期輸入濃度較高、刺激性較強的藥物或靜脈置管時間過長而引起局部靜脈壁化學發炎性的反應。（2）靜脈炎的防治方法：嚴格地執行無菌技術操作，停止在此靜脈輸液，抬高患肢，局部用 95% 酒精或 50% 硫酸鎂熱濕敷，也可以用中藥外敷；保護靜脈；超短波理療，有計畫地更換注射部位；點滴速度宜較慢，防止藥物外部滲透，例如合併感染，可以遵照醫囑給予抗生素治療，充分稀釋對血管有刺激的藥物。

4. 空氣栓塞的原因：輸液導管內空氣並未排盡，導管連接不緊密，有裂隙與漏氣的現象；在加壓輸液與輸血時，無人在旁守護。在液體輸完之後並未及時更換藥液或拔針，均會有發生空氣栓塞的危險。（1）空氣栓塞的臨床表現：全身乏力、眩暈，胸部感覺異常不適或胸骨後疼痛，即會出現呼吸困難和嚴重紫紺，有瀕死感；聽診心前區會聞及響亮與持續的水泡音，心電圖會顯示心肌缺血和急性肺心病的改變。（2）空氣栓塞的護理：在輸液之前要認真檢查輸液器的品質，排盡輸液導管內的空氣；在輸液的過程中要加強巡視，在輸液中要及時更換輸液瓶或添加藥物；在輸液完畢時要拔針；在加壓輸液時要有專人在旁守護。若出現上述的症狀要立即讓患者採取左側臥位並頭低足高。該體位有利於氣體浮向右心室尖部，避開肺動脈入口，隨著心臟的縮張，將空氣混成泡沫，分次小量地進入肺動脈之內，而逐漸被吸收。給予高流量的氧氣吸入，提昇患者的血氧濃度，糾正缺氧的狀態。在有條件時，可以透過中心靜脈導管來抽出空氣。嚴密地觀察患者病情的變化，若出現異常要及時地對症處理。（3）空氣栓塞的防治方法：在輸液時，必須排盡空氣，在加壓輸液時，護理人員要嚴密地觀察，不得離開患者。

（十二）輸液微粒及消除

輸液微粒是指輸入液體中含有的非代謝性的顆粒雜質，其直徑一般為 $1 \sim 15 \mu m$，大的直徑會達到 $50 \sim 300 \mu m$，此種小顆粒在溶液中存在的多少決定著液體的透明度，可以判斷液體的品質。（1）輸液微粒的汙染：輸液微粒的汙染是指在輸液過程中，輸液微粒隨著液體進入人體，對人體造成嚴重危害的過程。（2）輸液微粒的來源：藥劑生產過程的汙染，添加的藥物、溶液水質、開放式輸液的空氣汙染與原料的汙染等，使異物與微粒混入。溶液瓶、玻璃、橡膠塞不潔淨，液體存放過久，玻璃瓶內壁和橡膠塞受藥液浸泡時間過長，腐蝕剝脫而形成微粒；輸液器具和加藥用注射器不潔淨；輸液環境不潔淨，在切割安瓿、開瓶塞加藥時反覆地刺橡膠塞導致橡膠塞撕脫等，均會導致微粒進入液體之內。（3）微粒的種類：玻璃屑、金屬片、橡皮屑、澱粉、滑石粉塵、昆蟲的屍體、矽藻、纖維素及屑、結晶物質、黴菌及孢子與黏土等等。

靜脈炎

護理	1. 患肢抬高，制動。 2. 局部濕熱敷（95%酒精或50%硫酸鎂）。 3. 超短波理療。 4. 加強宣導：勿用手按揉發炎處，以免淺表性血栓移位合併感染者。 5. 遵照醫囑給藥。
預防	1. 儘早發現藥液外滲現象。 2. 嚴格地做無菌操作。 3. 對刺激性大的藥液充分稀釋之後使用，緩慢滴入。 4. 有計畫地使用靜脈。

空氣栓塞

症狀	胸部異常不適，會出現胸悶，胸骨後疼痛；隨即出現呼吸困難和嚴重紫紺
徵象	聽診會聞及心前區響亮，持續的"水泡聲"
原因	輸液時空氣未排淨；輸液管連接不緊密；加壓輸液時看護不嚴
少量氣體入靜脈	可以由肺小動脈到肺微血管吸收，因而危害較小
大量氣體進入靜脈	會導致嚴重缺氧，甚至猝死
氣體激活凝血因子 （血小板因子）	並使得血管收縮（5羥色胺），會導致血栓形成
護理	體位：左側臥位和頭低腳高位；高流量吸入純氧（10公升/分鐘）；嚴密地觀察病情，作好心理護理
預防	輸液前空氣要絕對排盡；輸液中加強巡視；加壓輸液時專人看守

✛ 知識補充站

在靜脈注射部位發生浸潤現象時，可能的症狀包括局部腫脹冰冷，且會有壓痛感。

13-5 靜脈輸液法（五）

（十二）輸液微粒及消除（續）

（4）輸液微粒汙染的危害：會直接地堵塞血管，引起局部供血不足，組織缺血、缺氧，甚至壞死；紅血球會聚集在微粒上，形成血栓，引起血管栓塞和靜脈炎；會形成肉芽腫；會出現血小板症和過敏性反應；會刺激組織發生發炎症或形成腫塊。

（5）微粒的控制：

（a）輸液生產過程的控制：篩選優質的原料，採用先進的技術，採用符合需求的包裝材料，在生產場所採用空氣淨化裝置，嚴格地執行製劑操作規程，提昇檢驗的技術。

（b）臨床輸液方法上的控制：採用全封閉式輸液，篩選優質的輸液器，進氣孔添加淨化器，帶有終端篩檢程序的輸液針，減少添加藥物的次數，嚴格地執行無菌技術操作，以避免汙染。

（6）防止和消除微粒汙染的措施：

（a）製劑層面。

（b）臨床操作層面：

● 採用密閉式一次性醫療用輸液器，以減少汙染的機會。

● 在輸液之前要認真地檢查液體的品質，注意其透明度、有效期及溶液瓶有無裂痕、瓶蓋有無鬆動、瓶簽字筆跡是否清晰等。

● 淨化治療室空氣，有條件者可以採用超潔淨工作臺，在超潔淨工作臺內做輸液之前的配液及藥物添加工作。

● 輸液器通氣管末端放置空氣濾膜，以阻止空氣中的微粒進入溶液之內。輸液管末端濾器，以截留溶液中的微粒和異物進入血液循環系統。

● 嚴格地執行無菌技術操作，遵守操作規程。藥液要現用現配，以避免汙染。

（十三）建立靜脈藥物配置中心

靜脈藥物配置中心（PIVAS）就是在符合國際標準，依據藥物特性設計的操作環境下，受過訓練的藥物技術人員嚴格按照操作程序來做包括全靜脈營養液，細胞毒性藥物和抗生素等藥物配置，為臨床醫療提供優質的服務。

建立靜脈藥物配置中心（PIVAS）的價值：1.保證溶液的無菌性；2.防止微粒的汙染；3.減少藥物浪費和降低成本；4.將給藥的錯誤減至最低程度；5.確保相容性和穩定性；6.職業暴露的防護；7.減少靜脈輸液中的行為過失，避免醫療事故及糾紛的發生。

小博士解說

本章涵蓋靜脈輸液的目的、步驟與注意事項；輸液故障及處理方法；輸液反應的原因、表現與防治方法與輸液微粒的防護工作。

輸液的注意事項

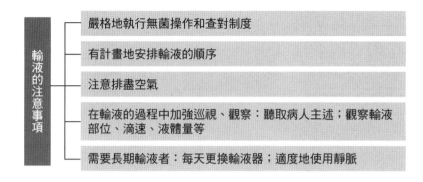

輸液的注意事項
- 嚴格地執行無菌操作和查對制度
- 有計畫地安排輸液的順序
- 注意排盡空氣
- 在輸液的過程中加強巡視、觀察：聽取病人主述；觀察輸液部位、滴速、液體量等
- 需要長期輸液者：每天更換輸液器；適度地使用靜脈

溶液不滴的原因

與針頭有關	針頭滑出血管外，針頭斜面緊貼血管壁，針頭阻塞。
與壓力有關	1. 內壓升高原因：靜脈痙攣。 2. 外壓降低：液體靜壓降低（原因：輸液瓶位置過低）；向下的大氣壓降低（原因：通氣管阻塞）。

輸液的故障及排除

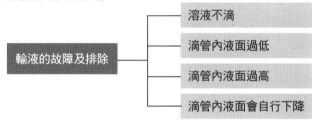

輸液的故障及排除
- 溶液不滴
- 滴管內液面過低
- 滴管內液面過高
- 滴管內液面會自行下降

＋ 知識補充站
1. 輸液微粒：是指輸入液體中的非代謝性顆粒雜質，而輸入溶液之中微粒的多少決定了液體的透明度。
2. 輸液微粒汙染：在輸液的過程中，將輸液微粒帶入人體，而對人體造成嚴重危害的過程。

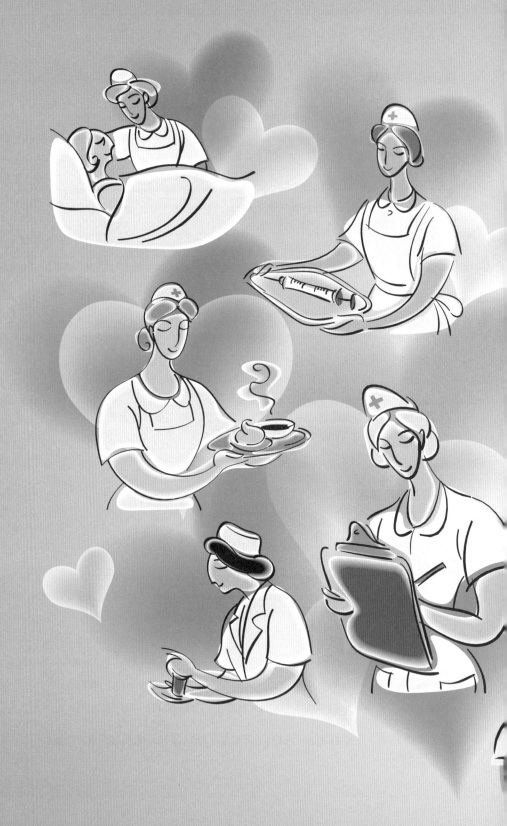

第14章
輸血

學習目標：

1. 掌握直接輸血和間接輸血法，常見輸血法及護理

2. 熟悉血液製品的種類、血型和相容性檢查

3. 解釋輸血的反應

4. 說出靜脈輸血的目的

5. 列出血液製品的種類

6. 闡述輸血前的準備工作和輸血的注意事項

7. 闡述常見輸血反應的種類，原因，症狀處理及預防

8. 嚴格地執行無菌操作和查對制度，工作一絲不苟，對病人關心

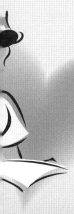

14-1 輸血（一）

（一）輸血（Transfusion）

輸血是將血液通過靜脈輸入體內的方法，是急救和治療的重要措施。失血若小於10％，對健康並無明顯的影響，失血 20％左右，人體可能會產生各種缺氧的症狀，失血若大於 30％時則會危及生命，必須立即輸血。

（二）血液製品的種類

1. 全血：新鮮血、庫存血與自體輸血。2. 成分血液：血漿（新鮮血漿、冰凍血漿、儲存血漿與乾燥血漿），紅血球（濃集紅血球、洗滌紅血球、紅血球懸液），白血球濃縮懸液，血小板濃縮懸液與各種凝血製劑。3. 其他的血液製品：蛋白液、纖維蛋白原、抗血友病球蛋白濃縮劑。適用於手術後大失血的病人；為嬰兒換血時，最好使用儲存未超過三天的血。

（三）血型和相容性檢查

1. 血型（Blood Group）：（1）ABO（ABO Blood Group）血型系統與（2）恆河猴（Rhesus Monkeys）Rh 血型系統。
2. 交叉相容配血實驗：（1）直接交叉相容配血實驗（受血者的血清＋供血者的紅血球）。（2）間接交叉相容配血實驗（供血者的血清＋受血者的紅血球）。

（四）靜脈輸血的目的

輸血的目的為補充血液容量、糾正貧血、輸入新鮮的血液、增加身體的抵抗力、排除有害的物質、促進骨髓系統和網狀內皮系統的功能、增加血紅蛋白、增加白蛋白，輸入抗體與補體，供給血小板和各種的凝血因子。

（五）靜脈輸血的評估

1. 身體的狀況；2. 病人的血型、輸血史與過敏史；3. 對穿刺靜脈的評估；4. 社會心理層面的評估。

（六）靜脈輸血的計畫

1. **輸血之前的準備：**（1）備血：在採集標本時，不要同時採集兩個病人的血液標本。（2）取血：（a）三查：檢查血液的有效期、血液的品質、輸血裝置是否完好無缺；（b）八對：對病人床號、姓名、住院號、血袋號、血型、交叉配血的結果與血液種類和劑量。（3）在取血之後：切勿劇烈震盪與加熱，在室溫下放置 15 ～ 20 分鐘之後輸入。（4）輸血之前：由另一位護理人員再次核對無誤之後方能輸注。

2. **用品的準備：**（1）間接輸血法：與密閉式輸液相同，將輸液器換成輸血器。（2）直接靜脈輸血法：與靜脈注射相同，另外準備 50ml 注射器數具，3.8％枸櫞酸鉀溶液。（3）生理鹽水與血液製品。

3. **直接輸血法的執行：**先向供血者和病人做好解釋，在備好的注射器中加入抗凝劑，供血者和病人要露出一側上臂，認真地核對，將袖帶纏於供血者上臂，篩選粗大靜脈，做常規性消毒皮膚，在戴手套、抽血、供血與輸血完畢之後，拔針按壓，清理用物並做記錄。

4. **間接輸血法的執行：**依據密閉式輸液法，先輸入少許生理鹽水，再次核對，在無誤之後，打開儲血袋封口，做常規性消毒開口處塑膠管，將輸液器針頭插入塑膠管內，緩慢地將儲血袋掛在輸液架上，關閉生理鹽水，打開輸血調節器，在調節滴速15分鐘之後再調節滴速，交代注意事項，輸血完畢之後，再輸入生理鹽水，在血液全部輸入之後才拔針。

血型

血型	凝集原	凝集素
A	A	抗B
B	B	抗A
AB	A、B	無
O	無	抗A、抗B

血液製品種類

全血	1. 新鮮的血液：指在4℃冰箱冷藏保存一週內的血液，基本上保留了血液原有的各種成分。 2. 庫存血：4℃冰箱冷藏2～3週僅保留紅血球和血漿蛋白。
成分血	成分輸血就是將血液中的各種有效成分，使用物理或化學的方法加以分離提純，分別精製成高純度和高濃度的血液成分製劑，根據臨床病情需要輸注相關的成分。

血漿與紅血球

血漿	1. 是血液的液體部分，主要為血漿蛋白。因為不含血細胞、無凝集素，單獨輸注時不必驗血型。 2. 分為新鮮血漿、冰凍血漿、保存血漿、乾燥血漿。
紅血球	濃縮紅血球、洗滌紅血球、紅血球懸液。

直接輸血法

用物	靜脈注射用物一套、治療盤（內鋪無菌巾）。
執行	1. 向供血者和病人解釋，取得合作；供血和受血者臥於床上，露出一側手臂； 2. 注射器抽取抗凝劑； 3. 從供血者的靜脈內抽出血液； 4. 使用靜脈注射術直接將血輸注入病人靜脈內。

✛ 知識補充站

成分輸血的優點

1.純度高，針對性強，效果好。2.輸注安全，副作用較少。3.一血多用，綜合利用血液資源。4.經濟方便。

14-2 輸血（二）

（七）輸血的方法

1. 在輸血時發生寒顫、頭痛、血壓下降、血尿，可能會發生溶血反應。2. 在輸血的過程中，若病人出現發燒，呼吸困難等任何輸血反應時，必須立即停止輸血，換上生理食鹽水，並通知醫師。3. 不可使用輸血管道同時給予其他藥物，若輸血過程中需要立即給予其他的藥物，均需要另外從新的靜脈管道給予。4. 評估：評估患者的病情、治療情況及以往的輸血史；評估患者的心理狀態及接受能力，有無恐懼感與焦慮感等；評估穿刺部位的皮膚與血管的狀況。5. 計畫：目標與評估的標準；用品的準備。6. 執行：輸血之前的準備（備血、取血與血液取出之後，切勿劇烈震盪，以免因為紅血球的大量破壞而造成溶血）；輸血。

（八）常見的輸血反應及護理

輸血反應是指在輸血過程中或輸血後，受血者發生了用原來的疾病不能解釋的症狀和徵象。常見的輸血反應及護理有發燒反應、過敏反應、溶血反應、與大量輸血有關的反應（肺水腫，出血的傾向，枸櫞酸鈉中毒反應）及其他（空氣栓塞，細菌汙染反應，體溫過低以及因為輸血而傳染的疾病等）。

（九）發燒反應

1. **發燒反應的原因**：致燒的來源、免疫反應、汙染。（1）血液、保養液、儲血器和輸血器等導致熱原受到汙染。（2）在輸血時，無菌操作並不嚴格，而造成汙染。（3）在多次輸血之後，受血者血液中產生白血球抗體和血小板抗體，在再次輸血時，對白血球和血小板發生免疫的反應，而引起發燒。

2. **發燒反應的症狀**：在 1～2 小時左右會發生，會達到 40℃，在持續 1～2 小時左右之後即會緩解。

3. **發燒反應的護理**：（1）有效地去除致燒的原因，嚴格地執行無菌操作，防止汙染。（2）對反應較輕的患者要減慢輸血的速度，症狀會自行緩解。對反應較重的患者要立即停止輸血，對症處理。（3）遵照醫囑給予抗過敏性藥物。（4）將輸血器、剩餘的血液連同儲血袋一併送檢。（5）觀察生命的徵象，通知醫生，對症處理。

（十）過敏的反應

1. **過敏反應的原因**：患者為過敏的體質，對某些物質容易引起過敏反應；輸入血液中含有導致過敏的物質；多次輸血的患者，體內會產生過敏性抗體，當再次輸血時，抗原與抗體相互作用而發生過敏反應。供血者血液中的變態反應性抗體會隨著血液傳給受血者，一旦與相應抗原接觸，即會發生過敏反應。

2. **過敏反應的護理**：

（1）切勿篩選有過敏史的供血者。

（2）供血者在採集血液之前 4 小時內宜食用蛋白質食物，可以食用清淡飲食或飲糖水，以免血液中含有導致過敏的物質。

（3）對有過敏史的患者，在輸血之前給予抗過敏藥物。依據反應的程度來給予對症處理。

輸血的注意事項

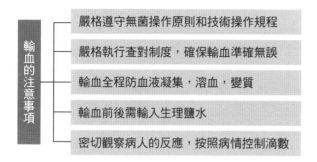

輸血的注意事項	嚴格遵守無菌操作原則和技術操作規程
	嚴格執行查對制度，確保輸血準確無誤
	輸血全程防血液凝集，溶血，變質
	輸血前後需輸入生理鹽水
	密切觀察病人的反應，按照病情控制滴數

輸血反應與防治措施：發燒反應（最為常見）

1. 原因	（1）由致熱原汙染引起。 （2）違反操作原則。 （3）多次輸血受血者血中產生白血球抗體和血小板抗體所導致的免疫反應。
2. 症狀	無畏寒或寒顫，發燒，體溫高達40℃，伴隨著頭痛，噁心，嘔吐，皮膚潮紅等症狀。
3. 處理的措施	（1）預防：不適用嚴格管理保養液和輸血用具，執行無菌操作。 （2）處理：輕者：減慢滴數，嚴密觀察；重者：(a)停止輸血，輸血器和剩餘血送檢。(b)密切地觀察生命徵象。(c)對症處理：保暖，熱飲，物理降溫。(d)按照醫囑給予藥異丙嗪，腎上腺皮質，激素等。

輸血反應與防治措施：過敏反應（較為常見）

1. 原因	（1）輸入血液中含有致敏物質。 （2）患者是過敏體質。 （3）多次輸血者體內產生過敏性抗體。
2. 症狀	輕度（皮膚搔癢，蕁麻疹），中度（血管神經性水腫），重度（喉頭水腫，支氣管痙攣致呼吸困難，過敏性休克）。
3. 處理的措施	（1）預防：(a)勿選用有過敏史的獻血人員。(b)獻血人員在採血前4小時不宜吃高蛋白高脂肪食物。(c)有過敏史的受血者輸血前用抗過敏藥物。 （2）處理：(a)輕者減慢滴數繼續觀察，重者停止輸血，按照醫囑皮下注射0.1%腎上腺素。(b)按照過敏的程度對症處理：輕者給抗過敏藥，呼吸困難者給吸氧，喉頭水腫執行氣管插管或氣管切開，循環衰竭者給抗休克治療。

14-3 溶血的反應

（一）溶血的反應

1. 溶血反應的原因：輸入了異型的血液、輸入了變質的血液、在血液中加入藥物與 Rh 因子所導致的溶血。

2. 溶血反應的症狀：（1）第一階段：受血者血漿中凝集素和輸入血中紅血球的凝集原發生凝集的反應，使紅血球凝集成團，阻塞部分的小血管。出現頭痛，四肢麻木，腰背部劇烈疼痛，寒顫或發燒，心前區有壓迫感，呼吸困難，血壓下降等症狀。（2）第二階段：凝集的紅血球發生溶解，大量血紅蛋白釋放入血漿，出現黃疸和血紅蛋白尿，同時第一階段的症狀會進一步地加重。（3）第三階段：大量的血紅蛋白會從血漿進入腎小管，遇酸性物質變成結晶體，阻塞腎小管。另外，由於抗原、抗體的相互作用，又會引起腎小管內皮缺血、缺氧而壞死脫落，進一步加重腎小管的阻塞，導致急性腎功能衰竭。其呈現的方式為少尿或無尿，尿內有管型和蛋白，高鉀血症和酸中毒，嚴重者會導致死亡。

3. 溶血反應的護理：（1）血管內的溶血反應：（a）預防的方式：嚴格地遵守輸血原則的預防工作。（b）處理的方式：加強工作責任心，認真做好血型鑒定和血液交叉配血實驗，嚴格地執行查核制度和操作規程，杜絕任何差錯與事故的發生。若出現症狀要立即停止輸血，通知醫生緊急處理，並保留剩餘的血液和患者血標本移送化驗室重作血型鑒定和交叉配血實驗檢查。給予氧氣吸入，建立靜脈輸液通道，維持靜脈的暢通，遵照醫囑給予相應的藥物。將雙側腰部封閉，並用熱水袋敷雙側腎區，解除腎血管痙攣，改善腎臟血液的循環，保護腎臟。靜脈注射碳酸氫鈉，以鹼化尿液，增加血紅蛋白在尿液中的溶液度，減少沉澱，避免阻塞腎小管。嚴密地觀察患者生命的徵象和尿液數量的變化，並做記錄。換血療法，去除循環血液內不適合的紅血球及其有害物質和抗原、抗體合成物。給予抗生素來控制感染。做積極的配合，以抵抗休克。（2）血管外的溶血反應。（3）與大量輸血有關的反應：循環系統負荷過重、有出血的傾向與枸櫞酸鈉中毒。（4）其他的症狀：（a）疾病的傳播（Transmission of Diseases）：例如肝炎、愛滋病（Aids）與感染等。（B）預防：嚴格地掌握適應症，杜絕可疑病人的血源，獻血者要做製品的監測，若運用血液製品來消滅活的病毒，則身體的輸血量會上昇。

（二）自體輸血（Autologous Blood Collection and Transfusion）

自體輸血是指採集病人體內血液或與手術之中收集自體失血再回輸給同一病人的方法。自體輸血分為術前預存自體血液、手術之前稀釋血液回輸與手術之中失血回輸。

自體輸血的優點：1. 節省血源，減少血源不足的需求。2. 加速紅血球的生成。3. 消除疾病傳播的危險，避免了因為輸血而引起的疾病傳播。4. 並不需要檢測血型和做交叉配血實驗，避免了抗原抗體反應所導致的溶血、發燒和過敏反應，外源性抗原抗體免疫反應的危險最小。5. 解決罕見血型血的來源。6. 節省資金。

輸血反應與防治措施:溶血反應(最為嚴重的)

原因	1. 輸入異型血(血型不合)。 2. 輸入變質血或RBC被破壞。 3. 輸入高滲或低滲溶液、影響PH值的藥。 4. 輸入Rh因子不相同的血液。
症狀	1. 典型症狀在輸入10～20ml血液之後發生,隨著輸入血量增加而加重。 2. 開始階段:頭脹痛、面部潮紅、四肢麻木、腰背劇痛、胸悶。 3. 中間階段:黃疸和血紅蛋白尿、寒顫、發高燒、呼吸困難、血壓下降等休克症狀。 4. 最後的階段:少尿、無尿等急性腎功能衰竭的症狀,重者會因為尿毒症而迅速死亡。
預防	1. 做好血型鑒定和血型配血實驗。 2. 嚴格執行血液保存規則和查對制度。
處理	1.立即停止輸血。2.建立靜脈通路。3.保留餘血送檢鑒定,通知醫生。4.鹼化尿液,減少沉積。5.雙腎區封閉、熱敷、解除腎血管痙攣。6.密切地觀察生命徵象及尿量。7.抗休克搶救,少尿尿閉者按照腎衰處理。8.安慰體貼病人,緩解恐懼與焦慮。

大量輸血之後反應

原因	1. 輸血速度過快致急性肺水腫。 2. 長期反覆輸血,庫血中血小板已基本破壞,凝血因子減少而引起出血。 3. 輸血隨之輸入大量枸櫞酸納所導致的低血鈣。 4. 酸鹼失衡:庫血PH值下降,酸性上升、血鉀上升。 5. 大量輸入庫存冷血,可以使體溫下降。
症狀	1. .急性肺水腫(症狀與輸液反應相同)。 2. 出血的傾向(皮膚黏膜淤點、淤斑、手術傷口滲血)。 3. 枸櫞酸納中毒(抽搐、出血傾向、血壓下降、心率緩慢)。 4. 酸鹼失衡(代謝性酸中毒症狀)。 5. 體溫過低(血管收縮,心排出減少;降低組織灌流,心室纖顫)。
處理的措施	1. 出血的傾向:(1)密切觀察生命徵象;(2)注意皮膚、傷口出血情況;(3)間隔輸入新鮮血液。 2. 枸櫞酸納中毒:(1)密切觀察病人的反應;(2)輸血1000ml 時,補充葡萄糖酸鈣、新鮮的血液。 3. 酸鹼失衡:每輸500ml血給予5%的碳酸氫納30～70ml在另一靜脈注入。 4. 體溫過低:從血庫取血,在室溫下放置20分左右,自然升溫輸入。

自體輸血與自體血

自體輸血	指採集病人體內血液或於術中收集自體失血再回輸給同一位病人的方法
自體血	術前預存自體血、術前稀釋血液回輸、術中失血回輸

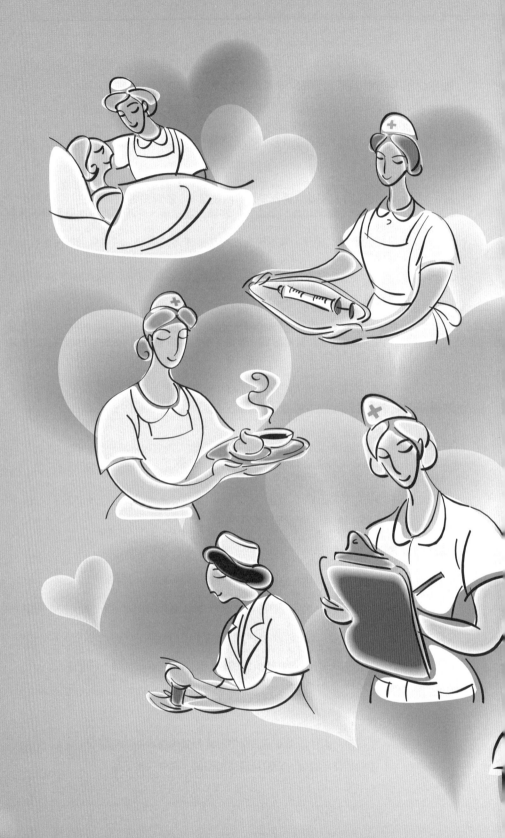

第15章
標本採集法

學習目標：

1. 掌握標本採集的原則；各種標本採集的目的、種類、容器與注意事項

2. 瞭解標本採集的意義

3. 學會痰、血液、尿液與糞標本的採集法

4. 敘述常用標本的採集程序及注意事項

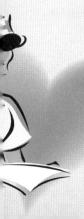

15-1 痰液標本採集法

痰及咽拭子標本採集（Collecting Specimens）的方法分為痰液標本採集與咽拭子標本採集。

（一）標本採集的意義和原則

採集患者體內的一小部分血液、排泄物、分泌物、嘔吐物、體液和脫落細胞等標本做檢驗，以反映身體正常的生理現象和病理改變。

（二）痰液標本的採集

1. 檢查的目的：

協助診斷某些呼吸系統疾病（例如支氣管擴張），確診某些呼吸系統疾病（肺癌、肺結核、肺吸蟲）與觀察預後和療效。（1）常規性痰液標本：檢查痰液中的細菌、蟲卵或癌細胞。（2）痰液培養標本：檢查痰液中的致病細菌，為篩選抗生素提供參考。（3）24小時的痰液標本：檢查24小時的痰量，並觀察痰液的性狀，來協助診斷。

2. 操作前的準備：

評估患者並加以解釋、患者的準備、護理人員自身的準備、用品的準備與環境的準備。

3. 操作步驟：

核對、填寫化驗單，篩選容器並檢查有無破損與否、收集痰液標本、觀察（痰液的顏色、品質、數量）、記錄（痰液的外觀和性狀）與立即送驗。

4. 常規性痰液標本：

（1）能夠自行留痰者：以清晨第一口痰為宜。在晨起後用清水漱口。方法為在深呼吸數次之後，用力咳出氣管深處痰液置於痰盒。不能混入漱口液、唾液、鼻涕等。（2）無力咳痰或不合作者：臥位為合適體位，使用由下向上法來叩擊病人胸背部，協助其咳痰；方法為集痰器分別連接吸引器和吸痰管吸痰，將痰液置於集痰器之中。

5. 痰液培養標本：

（1）能自行留痰者：時間為晨起漱口之後，方法為在深呼吸數次之後，用力咳出1～2口氣管深處的痰液而置於無菌痰盒，加蓋，及時送驗。（2）無力咳痰或不合作者：與常規標本收集相同。（3）昏迷患者或無力咳嗽者可以用吸引器來吸痰，但是吸引管及集痰器均需要無菌的狀態。（4）在操作的過程中，要注意無菌操作。

6. 24 小時的痰液標本：

（1）使用500ml的廣口玻璃瓶，內部盛少量的清水。（2）囑咐病人將早晨7時醒來未刷牙、未進食前、漱口後的第一口痰開始留取，至次日早晨7時未進食前、漱口後的第一口痰作為結束，將所有的痰液全部留在容器中送檢。（3）操作步驟及重點：●操作前的準備、用品的準備、患者的準備與環境的準備。●衣著整齊，備齊用品至床邊，核對床號、姓名及加以解釋。●指導並協助病人採集標本。●清理用品，洗手與記錄。

7. 痰液標本採集的注意事項：

（1）若要檢查癌細胞，使用10%甲醛溶液或95%酒精溶液，在固定痰液之後要立即送驗。（2）不能將唾液、漱口水、鼻涕等混入痰液之中。（3）收集痰液時間宜選擇在清晨，因為此時痰量較多，痰內細菌也較多，以提昇陽性反應率。

8. 痰液標本採集的健康教育：

（1）向患者及家屬解釋痰液標本收集的重要性。（2）指導痰液標本收集的方法及注意事項。

標本採集的意義

| 協助確認疾病的診斷 | 推測病程的進展 | 制定治療的措施 | 觀察病情的變化 |

標本採集的原則

| 遵照醫囑 | 充分準備 | 正確採集 | 嚴格地查核 | 及時送檢 |

痰液標本的種類

| 24小時的痰液標本 | 痰液培養標本 | 常規的痰液標本 |

痰液標本採集的目的

| 檢查診斷 | 檢查痰液中的致病細菌 | 觀察診斷 |

三種痰液標本的區別（用品）

分類	用品
一般的痰液標本	普通的容器
痰液培養標本	無菌容器與漱口溶液
24小時的痰液標本	500ml的廣口玻璃瓶，內盛少量清水，在必要時，要加上少許的石炭酸，用以防腐

三種痰液標本的區別（方法）

分類	採集的方法
一般的痰液標本	能夠自我處理的患者、無法咳痰或不合作的患者與少痰的患者
痰液培養標本	先使用漱口溶液來漱口，再使用清水來漱口，在操作的過程中要注意無菌操作
24小時的痰液標本	瓶中加上少量的清水，從早晨7時起第一口痰開始，至次晨7時第一口痰結束。全部的痰液留在容器中送檢

＋ 知識補充站

正常人每天產生100c.c.的痰液量。

15-2 **血液標本的採集法**

1. **意義：**血液的病理變化與全身的組織病變互相影響。

2. **靜脈採集血液法**

（1）用品：乾燥注射器、標本容器（乾燥、抗凝與血液培養瓶）。

（2）採集血液的方法：微血管採集血液法、靜脈採集血液法與動脈採集血液法。●靜脈採集血液法：與靜脈注射查核相同，先備物→再核對、先解釋→再做靜脈穿刺法抽血（肘正中、頭靜脈）→再注入容器→最後做整理、送檢。●股靜脈注射法：（a）目的：①注入藥物或置管加壓輸血輸液；②採集血標本作化驗檢查。（b）部位：在腹股溝中之 1/3 與內部之 1/3 交界處，用一手食指觸得股動脈搏動最明顯的部位並加以固定。（c）方法：在股動脈內側之 0.5 公分處，針頭與皮膚以 90° 或 45° 角的角度刺入；抽動活塞見到暗紅色回血，顯示已進入股靜脈。

3. **採集血標本的注意事項：**根據不同的檢驗目的來篩選標本容器，決定採集血液量和採集血液時間。在採集全血標本時，要注意抗凝。在採集血培養標本時，要注意防止汙染。有關二氧化碳（CO_2）結合力的測定要隔絕空氣。同時抽取不同種類的血液標本，要注意注入的順序（培養瓶→抗凝管→乾燥管）。一般血液的培養需要取血 5ml，次急性細菌性心內膜炎病人，因為血液中的細菌數目較少，為了提高細菌培養的陽性反應率，則要取血 10 ～ 15ml。要做肝功能檢查則需要做空腹取血。

4. **採集血標本注意事項：**（1）嚴禁在輸液、輸血針頭處採集血液，要在對側採集。（2）採集血液後將活塞後抽，避免注射器與針頭黏結堵塞。（3）及時送檢。

5. **動脈採集血液法**

（1）用品：與靜脈穿刺法相同，另加肝素抗凝劑與橡皮塞。

（2）部位：橈動脈、肱動脈與股動脈。●橈動脈：在前臂掌側腕關節上面 2 公分，動脈搏動的明顯處。●股動脈：位於股三角區，髂前上棘和恥骨結節連線的中點。

（3）注意事項：要隔絕空氣與及時送檢。

小博士解說

1. 血比容（HCT）是指紅血球在血液中所占的體積，通常血比容值約為血紅素的三倍左右，血比容值偏低時，表示可能有貧血，在偏高時，則可能有紅血球增生的問題。此外，在脫水的狀態下，血比容也會增加。

2. 急性溶血反應的臨床表現有寒顫、發燒、嘔吐、胸悶、全身多處疼痛、呼吸困難、低血壓、心跳加快等。

血液標本分類及目的

標本分類	採集目的
全血標本	血沉、血液常規檢查、設定某些物質的含量
血清標本	血清酶、脂類、電介質、肝功能
血液培養標本	血液中的致病細菌

血液標本的採集

紅色	用途：血清生化 步驟：在採集血液之後，立即顛倒混勻五次 促凝劑：纖維蛋白酶 採集血液量：3ml～5 ml 乾燥試管：2ml
紫色	用途：血液常規實驗 步驟：在採集血液之後，立即顛倒混勻八次 添加劑抗凝劑：K2EDTA或K3EDTA 採集血液量：1ml～2ml

真空採血管顏色及應用

頭蓋顏色	臨床用途	標本類型	採血量（ml）	
紅色	血清生化	血清	3.0	4.0
黃色	快速血清生化	血清	3.5	5.0
淺藍色	凝血實驗	血漿	1.8	2.7
黑色	血沉實驗	全血	1.8	2.4
綠色	快速血漿生化	血漿	3.0	4.0
紫色	血液常規檢查	全血	2.0	5.0
灰色	血糖	血清	2.0	5.0

動脈血液標本

動脈血液標本	抽取動脈血液標本，作血液氣體分析，協助診斷，觀察療效
操作前的準備	與靜脈取血相同，另備肝素、無菌紗布、軟木塞、手套，或準備動脈血氣針
操作步驟 及重點	1. 攜用物至床邊，核對、解釋以取得合作； 2. 常規消毒皮膚檢查： 　橈動脈：前臂掌側腕關節上2cm；股動脈：按股靜脈定位法

15-3 尿液標本的採集（一）

（一）尿液標本採集的目的

1.尿液常規標本：用於檢查尿液的顏色、透明度，測定比重，檢查有無細胞和管型，並做尿蛋白和尿糖定性檢測等。2.尿液培養標本：用於細菌培養或細菌敏感實驗，以瞭解病情，協助臨床診斷和治療。3.12 小時或 24 小時尿液標本：用於各種尿液生化檢查或尿液濃縮檢查結核桿菌等檢查。

（二）操作前的準備

評估患者並加以解釋、患者的準備、護理人員的準備、環境的準備（寬敞、安靜、安全、隱蔽）與用品的準備。

1.用品的準備：（1）尿液常規標本：一次性尿液常規標本容器，在必要時要準備便盆或尿壺。（2）尿液培養標本：無菌標本試管，無菌手套，無菌棉籤，消毒液，長柄試管夾，便器，火柴，酒精燈，便盆，屏風，在必要時要準備導尿包。（3）12 小時或 24 小時尿液標本：集尿瓶（容量 3000 ～ 5000ml）與防腐劑。

（三）操作步驟

1.查核醫囑，填寫檢驗單附聯單的相關項目；篩選適當的容器，將附聯單貼在容器上面。2.做核對與解釋的工作。3.收集尿液標本：收集（1）常規尿液標本；（2）尿液培養標本；（3）12 小時或 24 小時尿液標本。

（四）收集尿液標本：常規尿液標本

1.能夠自我料理的患者，給予標本容器，並指導正確的留取方法和數量。2.行動不便的患者，協助其在床上使用便盆或尿壺，收集尿液於標本容器之中。3.留置導尿的患者，打開集尿袋下方引流孔處來收集尿液。

（五）收集尿液標本：尿液培養標本

1.中段尿液留取法：（1）遮擋並協助患者採取適宜的臥位，放好便器，依據導尿術來清潔與消毒外陰部。（2）囑咐患者排尿，棄去前段尿液，在消毒試管口之後，接取中段尿 5 ～ 10ml。（3）再次消毒試管口和蓋子，立即蓋緊試管。（4）清潔外陰部，協助患者穿好褲子，整理床單，清理用品。（5）導尿術留取法：按照導尿術插入導尿管將尿液引出，棄取前段小便，留取尿液標本。尿液培養檢查可了解泌尿道感染情形，以選擇合適之抗生素使用。

小博士解說

「Urine Culture」為尿液培養，可以由單次導尿或存留導尿收集，目的為檢查尿液是否有細菌感染，需要使用優碘及生理食鹽水三消後留取，不需要指定時間。

尿液標本採集的種類

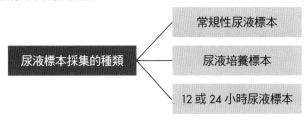

尿液標本採集的種類	常規性尿液標本
	尿液培養標本
	12 或 24 小時尿液標本

三種尿標本採集區別 (目的)

分類	目的
尿常規標本	檢查尿液的色澤、透明度、比重、尿量、尿蛋白、尿糖定性檢查、細胞和管型
尿液培養標本	做細菌培養及計數
12或24小時尿液標本	檢查一天的尿液量及尿生化檢查或尿液濃縮檢查結核桿菌

三種尿液標本採集的區別 (方法)

分類	操作重點
尿液常規標本	以清晨第一次尿液最好，留取1/3～1/2杯。 留置導尿患者留取法。 女病人月經期不宜留取尿液標本。
尿液培養標本	留取中段尿法：依據導尿術清潔消毒外陰部、尿道外口→囑咐病人排去前段尿→留取30ml中段尿液。 導尿法：留取10ml，嚴格地做無菌操作。
12或24小時尿液標本	夜班7PM（或早班7AM）排空膀胱後→翌日早班7AM 請病人將尿液先排在便盆或便壺內，再置於3000～5000ml清潔帶蓋廣口瓶內。

＋ 知識補充站

尿液常規檢查的檢體收集後若無法於30分鐘之內送檢，應放入6～8℃的冰箱內暫存。

15-4 尿液標本的採集（二）

（六）收集尿液標本：12 小時或 24 小時尿液標本

1. 將檢驗單附聯貼於集尿瓶上，註明留取尿液的起止時間。

2. 指導患者正確地留取尿液標本：12 小時尿標本，於晚上 7PM 排空膀胱之後開始留取尿液至次晨 7AM 留取最後一次尿液；24 小時尿液標本，囑咐患者於早上 7AM 排空膀胱之後，開始留取尿液，至次晨 7AM 留取最後一次尿液；在留取最後一次尿液之後，將 12 小時或 24 小時的全部尿液盛於集尿瓶內，測量總量。

（七）尿液標本採集的操作步驟

操作後之處理方式：1. 洗手、記錄；2. 將標本及時送檢；3. 用品依據常規來消毒處理。

（八）尿液標本採集的注意事項

1. 女患者在月經期不宜留取尿液標本。2. 在會陰部分泌物過多時，要先清潔或沖洗，再收集。3. 做早孕診斷實驗要保留晨尿。4. 在留取尿液培養標本時，要注意執行無菌操作，防止標本汙染，以免影響檢驗的結果。5. 留取 12 小時或 24 小時尿液標本，集尿瓶要放在陰涼處，根據檢驗的要求在瓶內加防腐劑。

（九）尿液標本採集的健康教育

1. 在留取之前，根據檢驗目的的不同，向患者介紹所留尿液標本的方法及注意事項。2. 向患者說明正確留取尿液標本對檢驗結果的重要性，教會患者留取的方法，確保檢驗結果的準確性。3. 提供安全與隱蔽的環境來消除緊張情緒。

（十）常用防腐劑的機制及用法

1. 40% 甲醛：做顯微鏡檢查，固定尿液中的有機成分，例如 12 小時尿液細胞的計數。（1）功能：防腐和固定尿液中的有機成分。常用於做尿愛迪氏計數（12 小時尿液細胞的數目）等。（2）用法：每 30ml 尿液加入 40% 甲醛液 1 滴。固定尿中有機成分，抑制細菌生長。愛迪氏計數在 100ml 尿液中加入 0.5ml。

2. 濃鹽酸：做內分泌系統檢查。（1）功能：保持尿液在酸性環境中，防止尿中激素被氧化。常用於內分泌系統的檢驗，例如 17- 酮類固醇、17- 羥類固醇等。（2）用法：24 小時在尿液中共加入 5 ～ 10ml，以防止尿液中的激素被氧化。

常用防腐劑的機制及用法

甲苯：各種尿液生化檢查，例如鈉、鉀、氯、肌肝、肌酸、尿糖與定量尿蛋白。

功能	保持尿液中的化學成分不變。常被用作尿蛋白量化與尿糖量化檢查。
用法	於尿液表面加數滴，在第一次尿液倒入之後，每100ml尿液加0.5%～1%甲苯2ml，使之形成薄膜覆蓋於尿液表面，防止細菌的汙染。如果測定尿中鈉、鉀、氯、肌酐、肌酸等則需要添加10ml。

尿標本的採集方法（Collection of Urine Specimen）

尿標本的採集方法（Collection of Urine Specimen）	留取尿液標本作物理、化學、細菌和顯微鏡等檢查，以助診斷和觀察療效。
常規標本採集法	1. 目的：用於檢查尿液的顏色、透明度、細胞和管型；測量比重；作尿蛋白、尿糖、定性等。 2. 用物的準備：清潔玻璃瓶或塑膠盒；在必要時準備便盆（便壺）與屏風。

✛ 知識補充站

凱格爾式運動可增加會陰肌肉及骨盆肌力量，可改善壓力性尿失禁。

15-5 糞便標本的採集

（一）糞便標本採集

　　糞便標本的檢驗結果有助於評估患者的消化系統功能，協助診斷、治療疾病。根據不同的檢驗目的，其標本的留取方法不同，且與檢驗的結果密切相關。糞便標本分四種：常規標本、細菌培養標本、隱血標本與寄生蟲或蟲卵標本。

（二）糞便標本採集的目的

　　1. 常規標本：用於檢查糞便的性狀、顏色、細胞等。2. 培養標本：用於檢查糞便中的致病細菌。3. 隱血標本：用於檢查糞便內肉眼不能見到的微量血液。4. 寄生蟲或蟲卵標本：用於檢查糞便中的寄生蟲、幼蟲以及蟲卵計數檢查。

（三）操作前的準備

　　評估患者並加以解釋，患者準備，護理人員準備，用品準備（檢驗單、手套。根據檢驗目的的不同，另外準備盛標本的容器）。環境準備（安靜、安全與隱蔽）。

　　1. 標本容器：（1）常規標本：檢便盒（內附棉籤或檢便匙），清潔便盆。（2）培養標本：無菌培養瓶，無菌棉籤，消毒便盆。（3）隱血標本：檢便盒（內附棉籤或檢便匙），清潔便盆。（4）寄生蟲或蟲卵標本：檢便盒（內附棉籤或檢便匙），透明膠帶及載玻片（搜尋蟯蟲），清潔便盆。

（四）糞便標本採集的操作步驟

　　1. 查核醫囑，準備檢驗單。2. 核對、解釋。3. 屏風遮擋，請患者排空膀胱。4. 收集糞便的標本。5. 操作後的處理：用品依據常規消毒處理、洗手與記錄。糞便檢體的收集步驟為先請病人排空膀胱，因為尿液會殺死原蟲，再將糞便解於便盆中，再以糞便檢體收集器的取便匙挖取少許較中心之糞便，置於檢體收集器內。

（五）收集糞便標本

　　1. 常規標本：囑咐患者排便於清潔便盆內。用檢便匙取中央部分或黏液膿血部分大約 5 公克，將之置於檢便盒內送檢。

　　2. 培養標本：囑咐患者排便於消毒便盆內。使用無菌棉籤取中央部分糞便或黏液膿血部分大約 2～5 公克，將之置於培養瓶內，塞緊瓶塞送檢。

　　3. 隱血標本：按照常規標本留取。

　　4. 寄生蟲及蟲卵標本：（1）檢查寄生蟲卵：囑咐患者排便於便盆內，使用檢便匙取不同部位帶血或黏液糞便大約 5～10 公克送檢。（2）檢查蟯蟲：囑咐患者在睡覺前或清晨未起床之前，將透明膠帶貼在肛門周圍處。取下並將已經黏有蟲卵的透明膠帶面貼在載玻片上或將透明膠帶對合，立即送檢驗室作顯微鏡檢查。（3）檢查阿米巴原蟲：將便盆加熱至接近人體的體溫。在排便之後標本連同便盆立即送檢。

四種糞便標本的採集區別

分類	操作的重點
一般性標本	排空膀胱，不能混入尿液之中， 挑取含有黏液或膿血的部分（異常糞便），外觀無異常的糞便要從中央取材（5公克，大約蠶豆的大小）。
細菌培養標本	1. 採便法：使用無菌棉籤取中央部分糞便或膿血黏液部分2～5公克，將之置於培養瓶內，塞緊瓶蓋。 2. 肛拭法：使用腸拭子直接採取標本做培養，可以提高陽性反應率。
隱血標本	用於檢查肉眼不能觀察到的微量血液。在檢查前三天禁食肉類、肝、血、含大量綠葉素的食物和含鐵劑藥物，在三天後留取標本送檢。
寄生蟲或蟲卵標本	病人服用驅蟲藥或作血吸蟲孵化檢查要留取全部的糞便。

糞便標本採集的目的

1.常規標本	用於檢查糞便的性狀、顏色、細胞等。
2.培養標本	用於檢查糞便中的致病細菌。
3.隱血標本	用於檢查糞便內肉眼不能見到的微量血液。
4.寄生蟲或蟲卵標本	用於檢查糞便中的寄生蟲、幼蟲以及蟲卵計數檢查。

標本容器的內容

1.常規標本	檢便盒（內附棉籤或檢便匙），清潔便盆。
2.培養標本	無菌培養瓶，無菌棉籤，消毒便盆。
3.隱血標本	檢便盒（內附棉籤或檢便匙），清潔便盆。
4.寄生蟲或蟲卵標本	檢便盒（內附棉籤或檢便匙），透明膠帶及載玻片（搜尋蟯蟲），清潔便盆。

糞便標本採集的操作步驟

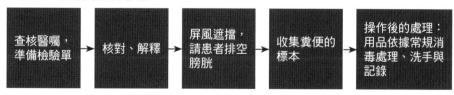

查核醫囑，準備檢驗單 → 核對、解釋 → 屏風遮擋，請患者排空膀胱 → 收集糞便的標本 → 操作後的處理：用品依據常規消毒處理、洗手與記錄

＋ 知識補充站

糞便潛血檢查（Fecal Occult Blood Test，FOBT）前應避免下列食物：1.含血的食物，例如生冷的肉類及內臟、豬血、雞血、鴨血等；2.維他命、鐵劑等含鐵藥劑；3.梨子、蘋果、菠菜等蔬菜；4.含有阿司匹靈類的藥劑。

15-6 糞便標本的採集與咽拭子標本的採集

（一）糞便標本採集的注意事項

1. 採集培養標本，若患者無便意時，使用長無菌棉籤蘸 0.9％氯化鈉溶液，由肛門插入 6～7 公分左右，順一個方向輕輕旋轉之後退出，將棉籤置於培養瓶內，蓋緊瓶塞。

2. 在採集隱血標本時，囑咐患者在檢查之前三天禁食肉類、動物肝、血和含鐵豐富的藥物及食物、綠葉蔬菜，在三天之後收集標本，以免造成假陽性反應。

3. 在採集寄生蟲標本時，若患者服用驅蟲藥或做血吸蟲孵化檢查，應該留取全部的糞便。

4. 檢查阿米巴原蟲，在採集標本之前幾天，不要給患者服用鋇劑、油質或含金屬的瀉劑，以免金屬製劑影響阿米巴蟲卵或胞囊的暴露。

5. 患者若有腹瀉，水狀大便要盛於容器中送檢。

（二）糞便標本採集的健康教育

1. 在留取標本之前要根據檢驗目的不同，向患者介紹所留糞便標本的方法及注意事項。

2. 向患者說明正確留取標本對檢驗結果的重要性。

3. 教會患者留取標本的正確方法，確保檢驗結果的準確性。

（三）咽拭子標本的採集

1. 目的：從咽部及扁桃體取分泌物做細菌培養或病毒分離，以協助診斷。

2. 操作前的準備：評估患者並加以解釋、患者的準備、護理人員自身的準備、用品的準備與環境的準備。

3. 操作步驟：核對，填寫化驗單，檢查容器有無破損與否；暴露咽喉部，點燃酒精燈，囑咐患者張口，發出 "啊" 音；使用培養管內的長棉籤來擦拭兩側齶弓、咽及扁桃體上分泌物；試管口在酒精燈火焰上消毒，然後將棉籤插入試管中，塞緊，洗手，記錄與送檢。

（四）咽拭子標本採集的注意事項

1. 在做真菌培養時，必須在口腔潰瘍面採集分泌物。

2. 避免交叉感染。

3. 注意棉籤不要觸及其他部位，以防止汙染標本，而影響檢驗的結果，避免在進食之後 2 小時之內留取標本，以防止嘔吐。

（五）咽拭子標本採集的健康教育

1. 向患者及家屬解釋取咽拭子標本採集的目的，使其能夠正確地配合。

2. 指導採集咽拭子標本的方法及注意事項。

咽拭子標本的採集

1.目的	從咽部及扁桃體取分泌物做細菌培養或病毒分離,以協助診斷
2.操作前的準備	評估患者並加以解釋、患者的準備、護理人員自身的準備、用品的準備與環境的準備。
3.操作步驟	核對,填寫化驗單,檢查容器有無破損與否;暴露咽喉部,點燃酒精燈,囑咐患者張口,發出"啊"音;用培養管內長棉籤擦拭兩側齶弓、咽及扁桃體上分泌物;試管口在酒精燈火焰上消毒,然後將棉籤插入試管中,塞緊,洗手,記錄與送檢。

咽拭子培養標本的採集評估

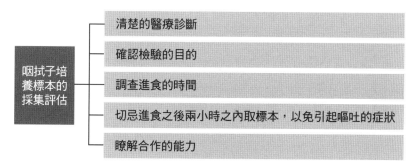

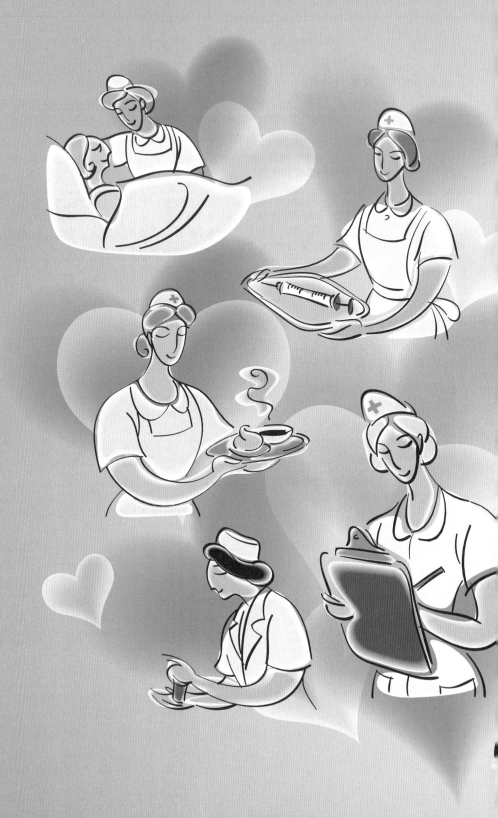

第16章
病情觀察和急重症患者的搶救

學習目標：

1. 瞭解病情的觀察，病情觀察的方法與病情觀察的內容

2. 熟悉急重症患者的搶救，搶救工作的管理與搶救設備及常用的搶救技術

3. 掌握下列定義：嗜睡、意識模糊、昏睡、昏迷

4. 熟悉病情觀察的方法及內容

5. 掌握對嘔吐觀察的內容，判斷嘔吐與疾病的關係

6. 掌握深、淺度昏迷的臨床表現

7. 掌握對瞳孔觀察的內容、敘述異常瞳孔與疾病的關係

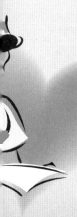

16-1 病情觀察（一）

（一）病情觀察的方法（Observation on Disease）

護理人員於觀察過程中應具備充足的基礎醫學知識，並能運用各種觀察法及工具，當有特殊事件發生時，能正確判斷並儘速將記錄重點，以便與醫療團隊溝通。醫療處置應依據收集的資料與醫師討論才做更改。病情觀察是透過視、聽、觸、嗅覺等感覺器官及輔助工具來獲得患者資料的過程。

1. 病情觀察的內容：病情觀察的內容為一般情況、生命的徵象、意識、瞳孔、心理的狀態、自我處理的能力與其他。

2. 一般情況的觀察：發育、飲食、表情與營養、體位與姿勢、睡眠、皮膚與黏膜、嘔吐物及排泄物。

（二）病情觀察的意義

1. 為搶救患者贏得寶貴時間。

2. 為疾病的診斷和施護提供參考。

3. 為護理研發累積資料。

4. 衡量護理品質的重要指標之一。

（三）護理師的注意事項

要求護理師應做到：高度的責任心、敏銳的洞察力、敏捷的思考能力、扎實的理論基礎。

（四）觀察的內容

生命的徵象、意識狀態、瞳孔、一般性的情況、治療後反應的觀察、心理的反應。

1. **生命的徵象**：（1）生命的徵象是身體內在活動的一種反映，是衡量身體健康狀況的指標。（2）正常人的體溫、脈搏、呼吸、血壓在一定的範圍內相對穩定。（3）當病情急重時，體溫、脈搏、呼吸、血壓均會出現不同情況的變化。

2. **意識狀態：**

（1）意識是大腦功能活動的綜合表現。

（2）正常人意識清楚，思想清晰，情感正常，反應敏捷，語言流暢，對時間、地點、人物的判斷力準確。

（3）對意識狀態的觀察應根據患者的語言、行為、神經反射、強刺激反應以及生命的徵象、血液標本檢驗等來判斷有無意識障礙及其程度。

（4）意識障礙：凡是能夠影響大腦功能的疾病，均會引起不同程度的意識改變，此種狀態稱為意識障礙。意識障礙的患者表現為興奮不安、思想混亂、情感活動異常、無意識的動作增加、語言表達能力減退或異常等。

（5）意識障礙的程度：●一般可以分為嗜睡、意識模糊、昏睡和昏迷。●嗜睡是輕度的意識障礙。●昏迷則是嚴重的意識障礙，也是病情危險的信號，按照其嚴重的程度可以分為淺昏迷和深昏迷。

3. **瞳孔**：（1）瞳孔變化是許多顱內疾病、藥物中毒等病情變化的一個重要指標。（2）應觀察瞳孔的大小、形狀、對光反應與對稱性。

意識障礙的程度

分期	特徵	表現
嗜睡	最輕程度的意識障礙	持續處於睡眠狀態，可以喚醒，反應遲鈍，停止刺激之後又會入睡。
意識模糊	意識障礙程度較嗜睡深	定位能力障礙，思想和語言不連貫，會有錯覺、幻覺、譫語等。
昏睡	接近人事不省的意識狀態	處於熟睡的狀態，不易喚醒。
昏迷	最嚴重的意識障礙	淺度昏迷：大部份的意識喪失，並無自主的活動，對光、聲刺激並無反應等。 深度昏迷：意識完全喪失，對各種刺激甚至是強度刺激均無反應。

瞳孔的特色

正常的瞳孔	正常人的瞳孔呈現圓形；邊緣整齊；兩側對稱、相等；對光的反應相當靈敏；在自然光線下直徑大約為2.5mm～4mm
異常瞳孔的變化	1. 雙側瞳孔散大 2. 雙側瞳孔縮小：瞳孔直徑<2mm，稱為瞳孔縮小；常見於有機磷農藥中毒、氯丙嗪中毒、嗎啡等藥物中毒 3. 兩側瞳孔大小不等：兩側瞳孔大小不等；顯示為腦疝早期 4. 瞳孔對光的反應消失：瞳孔對光反應消失；常見於急重症或深度昏迷患者

＋ 知識補充站

可以將疾病的療程分為開始期、接受期與恢復期，開始期應以生理上需求的滿足及建立病人對護理人員的信任感為護理重點，不可強迫病人面對現實。

16-2 病情觀察（二）

（四）觀察的內容（續）

4.一般的情況：表情與面容、皮膚與黏膜、姿勢與體位、飲食與營養、嘔吐物與排泄物。

（1）表情與面容：疾病可使人的面容與表情發生變化。某些疾病發展到相當的程度會出現特徵性面容與表情；例如大葉性肺炎呈現急性病容；惡性腫瘤晚期呈慢性病容；大出血休克呈病危病容；風濕性心臟病呈現二尖瓣病容；破傷風患者呈現苦笑面容等。

（2）姿勢與體位：疾病會影響患者的姿勢體位。例如急性腹痛時，患者雙腿蜷曲，藉以減輕疼痛;極度衰弱的患者因為不能自行調換或變換肢體的位置呈現被動的臥位。在長期臥床時，觀察有無肌肉萎縮、肌腱及韌帶退化、關節強直等。

（3）飲食與營養：飲食對疾病的診斷、治療有重要意義。 應觀察患者飲食情況，例如食量的多少、飲食習慣、有無特殊的嗜好等；根據皮膚、毛髮、皮下脂肪、肌肉的發育情況來綜合判斷患者的營養狀態。急重症患者分解代謝增強，身體消耗較大，應觀察進食、進水量是否能夠滿足身體的需求。

（4）嘔吐物與排泄物：應注意觀察患者嘔吐的時間、方式、嘔吐物的性狀、顏色、氣味、數量、次數及伴隨的症狀等。觀察排泄物（糞、尿、汗液、痰液等）的性狀、數量、顏色、氣味、次數以及有無尿瀦留、便秘、大小便失禁等。

5.治療後反應的觀察：分為用藥後的反應及特殊治療後的反應。

（1）用藥後的反應：護理師應注意觀察藥物療效、副作用及毒性反應。例如發高燒病人給予退熱藥後，應及時觀察體溫下降的情況，有無虛脫或其他特殊情況；使用利尿劑的患者應觀察尿量及有無電解質紊亂的現象；使用青黴素的患者應注意觀察有無過敏反應等。

（2）特殊治療後反應：急重症患者常需要做一些特殊性的治療，例如導尿、吸氧、輸血、手術等。無論給予何種特殊治療都必須仔細觀察。例如吸痰時觀察患者的缺氧情況；在吸氧之後觀察患者缺氧程度的改善；在輸血之後觀察有無輸血反應；放置引流者觀察引流液是否暢通、其顏色、性質、數量；在手術之後觀察血壓、傷口及出血等情況。

6.心理反應：急重症患者由於病情嚴重，且住在搶救室之內，執行多種的搶救措施，往往會產生焦慮、恐懼、猜疑、憂鬱、絕望等心理反應。

一般情況的觀察

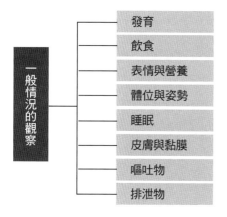

一般情況的觀察
- 發育
- 飲食
- 表情與營養
- 體位與姿勢
- 睡眠
- 皮膚與黏膜
- 嘔吐物
- 排泄物

病情觀察的內容

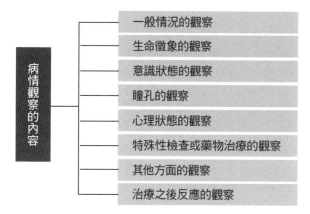

病情觀察的內容
- 一般情況的觀察
- 生命徵象的觀察
- 意識狀態的觀察
- 瞳孔的觀察
- 心理狀態的觀察
- 特殊性檢查或藥物治療的觀察
- 其他方面的觀察
- 治療之後反應的觀察

✚ **知識補充站**

病情觀察護理

　　病情觀察護理是指對病人的病史和現狀做整體性而系統化的瞭解，對病情作出綜合判斷的過程。在病史層面，包括病人患病前後的精神體質狀況、環境及可能引起疾病的有關因素等情況；現狀是指病人對目前病狀的訴說。護理人員運用望、聞、問、切四種診法，對病人的精神、音容、舉止、言談等情況做精密的觀察，為診斷、治療和護理提供可靠的參考。

16-3 對急重症患者的搶救

（一）對急重症患者的搶救

1. **常用的搶救技術**：常用的搶救技術涵蓋了心肺復甦術、氧氣吸入法、吸痰法、洗胃法與人工呼吸器的使用。

2. **搶救工作的管理**：（1）立即指定搶救負責人，組成搶救小組。（2）即刻制定搶救的方案。（3）制定搶救的護理方案。（4）做好搶救記錄及查核的工作。（5）安排護理人員隨著醫生參加每次巡房、會診與病歷討論。（6）嚴格執行"五定"的制度，搶救工作中的"五定"：定數量品種、定點安置、定人保管、定期消毒滅菌與定期檢查與維修。

3. **搶救設備**：搶救室、搶救床與搶救車（包含急救藥品、各種無菌急救包與一般用品）與急救器械。

（二）常用的搶救技術

1. **心肺復甦術的目的**：心肺復甦術的目的為立即實施心、肺復甦術，保證重要器官的血氧供應，儘快地恢復心跳與呼吸。

2. **心肺復甦計畫**：（1）目標與評估的標準：患者心跳、呼吸恢復；大動脈會捫及搏動，收縮壓在60mmHg以上；面色、口唇與甲床等色澤轉為紅潤；放大的瞳孔會出現縮小；意識逐漸地恢復、改變昏迷的狀態，會出現反射或掙扎；有尿。（2）物品的準備：治療盤內要放置血壓計、聽診器；在必要時要準備心臟按壓板與踏腳凳。

3. **心肺復甦的評估**：（1）患者心跳與呼吸驟停的判斷：突然意識喪失，大動脈搏動消失，呼吸停止，瞳孔散大，皮膚蒼白或紫紺，心尖搏動及心音消失、心電圖檢查，傷口不出血。（2）患者心跳與呼吸驟停的原因：心源性心臟驟停與非心源性心臟驟停。

4. **心肺復甦術的執行**：呼救、仰臥、去枕、鬆帶；心前區叩擊；開放氣道；人工呼吸；胸外心臟按壓；人工呼吸與胸外心臟按壓同時進行與觀察心肺復甦的狀況。

（三）洗胃法

1. **洗胃法的目的**：洗胃法的目的為解毒、減輕胃黏膜水腫與手術或某些檢查前的準備。

2. **洗胃法的評估**：（1）患者的中毒情況。●適應症：非腐蝕性毒物中毒，例如有機磷、安眠藥、重金屬類及生物鹼等中毒。●禁忌症：強腐蝕性毒物中毒、肝硬化門食道靜脈曲張、近期有消化道出血及穿孔、胃癌等。●患者生命的徵象、意識與瞳孔的變化，鼻腔黏膜的狀況及活動能力。●患者對洗胃的心理狀態及合作程度。

3. **洗胃法的計畫**：（1）目標與評估的標準：患者瞭解洗胃的目的，願意接受並且主動配合，且達到預計的目的；患者心身痛苦會有所減輕，康復信心會逐漸地增強。（2）用品的準備：治療盤、洗胃溶液（溫度25～38℃，1000～2000ml）與水桶。

4. **洗胃法的執行**：（1）備齊用品攜至床邊。（2）核對並加以解釋。（3）篩選合適的臥位，圍好圍裙，取下義齒，將彎盤置於口角旁，將垃圾桶置於座位前或床頭下方。（4）洗胃。（5）觀察。（6）在清洗完畢之後，要拔出胃管，協助患者漱口、洗臉與處理用品。（7）要做記錄。

常用的洗胃溶液

毒物	洗胃溶液	禁忌的藥物
酸性物	鎂乳、蛋清水、牛奶	強酸藥物
鹼性物	5%醋酸、白醋、蛋清水、牛奶	強鹼藥物
氰化物	3%過氧化氫溶液引吐後，1：15000～1：20000高錳酸鉀	
敵敵畏	2%～4%碳酸氫鈉、1%鹽水、1：15000～1：20000高錳酸鉀	
1650、1059、4049	2%～4%碳酸氫鈉	高錳酸鉀
敵百蟲	1%鹽水或清水、1：15000～1：20000高錳酸鉀	鹼性藥物
DDT、666	溫開水或生理鹽水洗胃，50%的硫酸鎂會導瀉	油性瀉藥
酚類、煤酚皂	用溫開水、植物油洗胃至無酚味為止，在洗胃之後多次服用牛奶、蛋清會保護胃黏膜	
苯酚	1：15000～1：20000高錳酸鉀	
安眠藥	1：15000～1：20000高錳酸鉀，硫酸鈉會導瀉	
異煙肼	1：15000～1：20000高錳酸鉀，硫酸鈉會導瀉	
滅鼠藥	1：15000～1：20000高錳酸鉀洗胃，0.1%硫酸銅洗胃；0.5%～1%硫酸銅溶液每次10ml；每5～10分鐘口服一次，配合使用壓舌板等刺激舌根來引吐	雞蛋、牛奶、脂肪及其他油類食物

人工呼吸器的使用

1.目的	維持和增加身體的通氣量；糾正威脅生命的低氧血症
2.評估	患者有無自主呼吸及呼吸形態；意識、脈搏、血壓、血氣分析等情況
3.計畫的目標	患者的呼吸道要保持暢通，患者能夠維持有效的呼吸，使得循環系統得以維持
4.用品的準備	簡易呼吸器、人工呼吸器與氧氣裝置。執行方式為備齊用品、核對及解釋與做輔助性呼吸的工作

＋ 知識補充站

對於急重症病人的一切醫療護理流程與一切佈局、物品設備管理要以應急的全方位角度來考量。搶救工作要強調有嚴格的時間管理與嚴密的組織管理措施。要及時與準確地觀察和判斷病情的變化，熟練而有秩序地執行搶救的工作。本章的重點為要掌握病情觀察的方法和內容，熟練與準確地掌握搶救技術，例如心肺復甦術、洗胃術及呼吸器的使用。

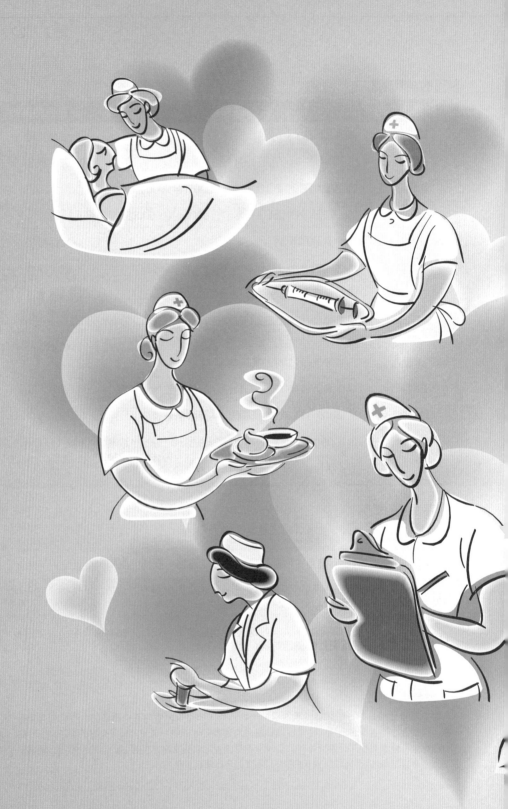

第17章
臨終護理

各扇門都可以被關閉，只有死亡之門例外。－義大利諺語－

生如春花之爛漫，死如秋葉之悠美。 －泰戈爾－

學習目標：

1. 掌握瀕死、死亡、腦死亡與臨終關懷的概念

2. 掌握：臨終患者的生理反應、心理變化和護理措施

3. 熟悉：腦死的標準，死亡過程的分期、屍體護理的目的和操作程序

4. 暸解臨終病人的家屬、喪親者的護理，臨終關懷的組織型式和理念

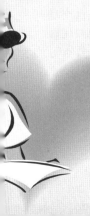

17-1 概論

2005 年 10 月 8 日是第一個世界臨終關懷及舒緩治療日。

（一）瀕死及死亡的定義： 1. 瀕死（Dying）：即臨終的一種狀態，是臨近死亡的階段。臨終階段的病人是指患者已接受治療性（Curative）和姑息性（Palliative）的治療之後，雖然意識相當清醒，但是病情仍加速惡化，各種跡象顯示生命即將終結。2. 死亡（Death）：死亡是生命活動不可逆轉的終止。布雷克法律字典對死亡的定義為生命的永息，生存的消滅，血液循環的停止，呼吸、脈搏的終止。辭海對死亡的定義為心跳與呼吸的停止作為死亡的標準。3. 腦死（Brain Death）：即全腦的死亡，包括大腦、中腦、小腦和腦幹的不可逆轉的死亡。

（二）腦死的標準： 1968 年美國哈佛大學在世界第 22 次醫學大會上提出的腦死標準為對刺激毫無感受性及無反應性（Unreceptivity and Unresponsiticity），無運動與無呼吸（No Movements or Breathing）的現象，無反射（No Reflexes）的現象，腦電波儀平坦（Flat E.E.G）。

（三）安樂死： 患有不治之症的患者在急重瀕死狀態時，由於精神和軀體的極端痛苦，在患者及親友的要求下，經過醫生的認可，停止毫無希望的救治行為或用人為的方法，使患者在無痛苦狀態下，渡過死亡階段而終結生命的整體過程。安樂死分為主動安樂死和被動安樂死兩種。

（四）死亡過程的分期： 死亡的過程分為瀕死期（Agonal Stage）、臨床死亡期（Clinical Death Stage）與生物學死亡期（Biological Death Stage）。

（五）生物學的死亡期： 生物學的死亡期分為屍冷（Algor Mortis）、屍斑（Livor Mortis）、屍僵（Rigor Mortis）與屍體腐敗（Postmortem Decomposition）。

（六）臨終關懷： 關懷（Care）是一種社會及親屬對臨終者整體、特殊與人文的態度。

1. 臨終關懷的概念：臨終關懷又稱為善終關懷、安寧照護、安息所等。臨終關懷是向臨終患者及家屬提供一種整體性的照顧，其中包括生理、心理與社會等層面，使臨終患者的生命得到充分的尊重，使症狀得到有效的控制，使生命的品質得到提昇，家屬的身心健康得到維護和強化，使患者在臨終時能夠無痛苦、安寧、舒適地走完人生的最後旅程。

2. 臨終關懷的組織型式和理念：（1）組織架構：臨終關懷的專門機構、綜合性醫院內附設臨終關懷病房與居家照護。（2）理念：●以治癒為主的治療轉變為以對症為主的照護。●以延長患者的生存時間轉變為提昇患者的生命品質。●尊重臨終患者的尊嚴和權利。●注重臨終患者家屬心理上的支持。

3. 臨終關懷的興起和發展：收容所與救濟院，為僧侶所設；由宗教團體管理的旅客之家，在阿爾卑斯山一帶，提供隱蔽及招待來往旅客的地方。

死亡過程的分期

死亡分期	別稱	臨床表現
瀕死期	臨終狀態	意識模糊或喪失，各種反射減弱或遲鈍，肌肉張力減退或消失，心跳減弱，血壓下降，呼吸微弱或出現潮式及間斷呼吸
臨床死亡期	軀體死亡或個人死亡	心跳呼吸完全停止，瞳孔放大，各種反射會消失，但是各種組織細胞仍有微弱而短暫的代謝活動
生物學死亡期	全腦死亡	屍冷、屍斑、屍僵、屍體腐敗

臨終關懷的興起和發展

分期	年代	代表人	
古代	中世紀的西歐		修道院與濟貧院
現代	1960年代	桑德斯	聖克理斯多福臨終關懷院

臨終關懷（Hospice Care）

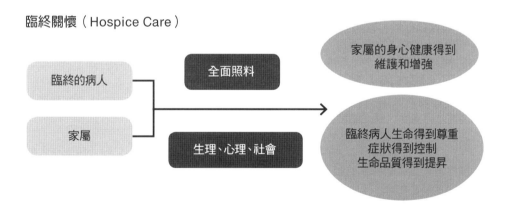

+ **知識補充站**

1. 臨終關懷所引申的涵義：家庭導向的照顧模式，為協助慢性病患者在其臨終時期仍能舒適地維持滿意的生活方式。是對臨終病人和家屬提供姑息性和支援性的醫護措施。
2. 現代的臨終關懷：英國為St. Christopher Hospice，美國為新港臨終關懷院，加拿大為The Royal Victoria Palliative Care Unit，國內為馬偕醫院安寧病房。

17-2 臨終病人和家屬的護理

（一）臨終病人的生理反應及護理

1. 評估：評估肌肉張力、感覺與知覺、意識、器官系統、疼痛與疾病徵象。

2. 護理措施：促進舒適感、加強營養、促進血液的循環、改善呼吸功能、減輕感覺與知覺改變的影響及疼痛護理。

（二）臨終病人心理變化的五個典型階段

1. 否認階段（Denial）；2. 憤怒階段（Anger）；3. 協議階段（Bargaining）；4. 憂鬱階段（Depression）；5. 接受階段（Acceptance）。若病人處於憤怒階段，護理人員應能接受並探討面對其憤怒的行為，並能以同理心等技巧協助病人度過。處在憤怒階段的瀕死病人，常對護理師發脾氣，此時宜採取接受病人行為，陪伴並傾聽其抱怨。在協議階段，此時病人對於疾病診斷尚未全然接受，出現討價還價的心理，會祈求奇蹟出現，行為會變得和藹、善良，希望生命因此延長。當病人進入接受階段時，可鼓勵病人表達自己的需求，並自己做決定。

（三）臨終病人的心理反應

臨終病人的心理反應有負罪輕生型（自責、自殺）、悲觀失望型、憂鬱孤獨型、渴望生存型與視死如歸型五種。

（四）臨終病人的護理措施

多陪伴及傾聽病人，以滿足其精神和心靈方面的需求，護理病人時，說話要清楚、緩慢，為改善病人血液循環變慢的情形，可多按摩，給予保暖。1. 否認期：真誠的態度、語言的交流與非語言的交流。2. 憤怒期：認真傾聽、防止意外以及與家屬諮商。3. 協議期：樂觀積極的心態、諮商與關心、做正面的引導。4. 憂鬱期：鼓勵適度地宣洩情感、給予精神上的支持、保持個人的清潔及預防自殺。5. 接受期：尊重病人、減少外界的干擾與協助其能夠平靜地離開人間。

（五）臨終病人家屬的護理

1. 臨終患者家屬的壓力：個人需求的改變（推遲或放棄）、家庭中角色與職務的的調整及再適應，壓力的增加會導致社會性的互動減少。

2. 臨終病人家屬的照顧：

（1）滿足家屬照顧病人的需求：臨終病人家屬的七大需求如下：（a）瞭解病人的病情與照護等相關問題的發展。（b）瞭解臨終關懷醫療小組之中，哪些人比較會照顧病人。（c）參與病人的日常照護。（d）知道病人受到臨終關懷醫療小組的良好照顧。（e）有被關懷與支持的良好感覺。（f）瞭解病人死亡之後的相關事宜（處理後事）。（g）瞭解相關的資源：經濟補助、社會資源與義工團體等。

（2）鼓勵家屬適度的情感表達。

（3）指導家屬對病人的生活照護。

（4）協助維護家庭功能的完整性。

（5）滿足家屬本身的生理需求。

3. 臨終病人家屬的壓力：（1）個人需求的推遲或放棄；（2）家庭中角色與職務的調整與再適應；（3）壓力增強，社會性互動減少。

臨終病人的生理反應及護理

評估	評估肌肉張力、感覺與知覺、意識、器官系統、疼痛與病徵
護理措施	促進舒適感、加強營養、促進血液的循環、改善呼吸功能、減輕感覺與知覺改變的影響及疼痛護理

臨終病人的生理、心理變化及護理的比較

	評估	常見的問題	護理目標	護理措施
生理的變化	肌肉張力喪失、胃腸道蠕動逐漸減弱、循環功能減退、呼吸功能減退、感知覺及意識改變、疼痛、臨近死亡的病徵	排便失禁、尿失禁、活動無耐力、皮膚完整性受損、營養失調、體液不足、清除呼吸道無效、自我料理能力的缺陷、知覺的改變、疼痛、有誤吸的危險	患者在臨終期間，生理需求得到基本上的滿足；患者在臨終期間的症狀控制、病痛減輕、享有安詳、平和與舒適的生活	促進患者的舒適感，增進食慾，加強營養，改善血液循環，改善呼吸的功能，減輕感覺與知覺改變的影響與減輕疼痛
心理的變化	否認期 憤怒期 協議期 憂鬱期 接受期	焦慮、恐懼、精神困擾、無能為力、絕望與調節上的障礙	臨終患者能夠識別不同的心理反應階段；臨終患者能夠調節與適應各個階段的心理反應	否認期護理 憤怒期護理 協議期護理 憂鬱期護理 接受期護理

臨終病人的護理措施

1.否認期	真誠的態度、語言的交流與非語言的交流
2.憤怒期	認真傾聽、防止意外及與家屬諮商
3.協議期	積極的心態、諮商與關心及做正面的引導
4.憂鬱期	鼓勵適度地宣洩情感、給予精神上的支持、保持個人的清潔及預防自殺
5.接受期	尊重病人、減少外界的干擾與協助其能夠平靜地離開人間

✚ 知識補充站

1. 臨終病患若出現臨終嘶聲時，宜側臥以利分泌物流出。
2. 瀕死個案的知覺變化為定向感混亂，可能會與已過世的人互動；語言表達逐漸模糊；可能會有聽幻覺。
3. 臨終病患最後消失的感覺功能為聽覺。
4. 當癌症末期的病患向護理師表示希望藉由宗教祈求奇蹟出現時，護理師應傾聽其對宗教及生命期望的感受，並連絡相關宗教的專職人員探望病患。
5. 臨終病患呈現希氏面容，又稱為死容，因肌肉張力喪失且貧血的關係，臉色呈發黑、灰色；病人呼吸型態呈現潮氏呼吸、喟嘆式呼吸、鼻翼煽動並張口呼吸；聽覺是最後受影響的感覺，且最晚消失；四肢脈搏逐漸轉弱且出現絲脈，以頸動脈較易測得，心尖搏動最後消失。
6. 醫師告知癌末病人其病情及預後之後，病人自己決定簽下不急救同意書，符合護理倫理原則之自主原則。

17-3 死亡後的護理

死亡後護理的終極原則為留者能善留，去者能善終。

（一）屍體的料理

1. 目的：（1）維持良好的屍體外觀，使之易於辨認。（2）安慰家屬，以減輕其哀痛。

2. 評估：（1）患者的診斷、治療、搶救流程、死亡原因及時間。（2）屍體的清潔程度、有無傷口與引流管等。（3）死者家屬對死亡的態度。

3. 計畫：（1）目標與評估的標準：屍體整潔，表情安詳、姿勢良好，易於辨認。（2）用品的準備：（a）治療盤內備衣褲、屍單、血管鉗、不脫脂棉球、剪刀、屍體識別卡 3 張、梳子、松香油、繃帶。（b）擦洗用具與屏風。（c）有傷口則要準備換藥敷料，在必要時要準備隔離衣和手套。

4. 執行：患者家屬的護理（臨終患者家屬的護理與喪親者的護理）。

遺體護理時應鼓勵家屬參與，並應維護隱私拉上圍簾，移除管路後如有傷口應覆蓋紗布或人工皮，避免滲透或分泌物流出，如有假牙應儘速戴回口內，執行任何動作也應向遺體解釋表示尊重。

（二）對喪親者的護理工作

喪親（Bereavement）為陷入失落時的一種狀態，是指被剝奪，奪去和喪失之意（To Take Away , To Rob , To Dispossess）。它是一種客觀存在的事實，人們要去經歷和忍受此種狀態，並處理因為失落所產生的結果。

根據安格樂的理論，喪親者的護理涵蓋了（1）震驚期（震驚與不相信）；（2）急性悲傷期之覺察；（3）復原期與（4）釋懷期四個階段。

1. 喪親者護理的注意事項：（1）要做好屍體的護理工作。（2）鼓勵家屬適度地宣洩感情。（3）對其做心理上的疏導與精神上的支持。（4）盡力提供生活上的諮詢與建議。（5）要經常對喪親者探視慰問。

（三）影響喪親者調適的因素

1. 對死者的依賴程度。2. 病程的長短。3. 死者的年齡與家人的年齡。4. 其他的支援系統。5. 失去親人之後的生活改變。

小博士解說

1. 具有傳染病的病患死亡時，僅需以隔離技術來處理遺體，不需無菌。
2. 屍僵的變化主要是因為肌蛋白產生變化造成僵硬。
3. 死後的僵硬通常於死後 2～3 小時發生，在 6～8 小時之內完成，自較小的肌肉先發生。

屍體的料理

1.目的	(1)維持良好的屍體外觀,使之易於辨認。(2)安慰家屬,以減輕其哀痛。
2.評估	(1)患者的診斷、治療、搶救流程、死亡原因及時間。(2)屍體的清潔程度、有無傷口與引流管等。(3)死者家屬對死亡的態度。
3.計畫	(1)目標與評估的標準:屍體整潔,表情安詳、姿勢良好,易於辨認。(2)用品的準備:(a)治療盤內備衣褲、屍單、血管鉗、不脫脂棉球、剪刀、屍體識別卡3張、梳子、松香油、繃帶。(b)擦洗用具與屏風。(c)有傷口則要準備換藥敷料,在必要時要準備隔離衣和手套。
4.執行	患者家屬的護理(臨終患者家屬的護理與喪親者的護理)。

屍體識別卡

姓名 ＿＿＿＿＿＿ 住院編號 ＿＿＿＿＿＿ 年齡 ＿＿＿

性別

病房 ＿＿＿＿＿＿ 床號 ＿＿＿＿＿＿ 籍貫 ＿＿＿＿

診斷 ＿＿＿＿＿＿＿＿＿＿＿＿＿＿＿＿＿＿＿＿＿

住址 ＿＿＿＿＿＿＿＿＿＿＿＿＿＿＿＿＿＿＿＿＿

死亡時間 ＿＿＿ 年 ＿＿＿ 月 ＿＿＿ 日 ＿＿＿ 時 ＿＿＿ 分

護理人員簽名:＿＿＿＿＿＿

醫院

＋ 知識補充站

　　臨終是人的生命的必經之路,臨終關懷的重點在於使瀕死者能夠安詳地、舒適地、有尊嚴而無憾地走到生命的終點。

　　護理人員要瞭解死亡的判斷標準及死亡的流程,並掌握臨終病人的生理和心理變化,能正確地評估病人,協助臨終病人接受殘酷的現實,融入所伴演的角色之中,安詳地度過生命的最後階段,確實做好屍體的護理工作,使死者能夠安息,家屬獲得安慰。

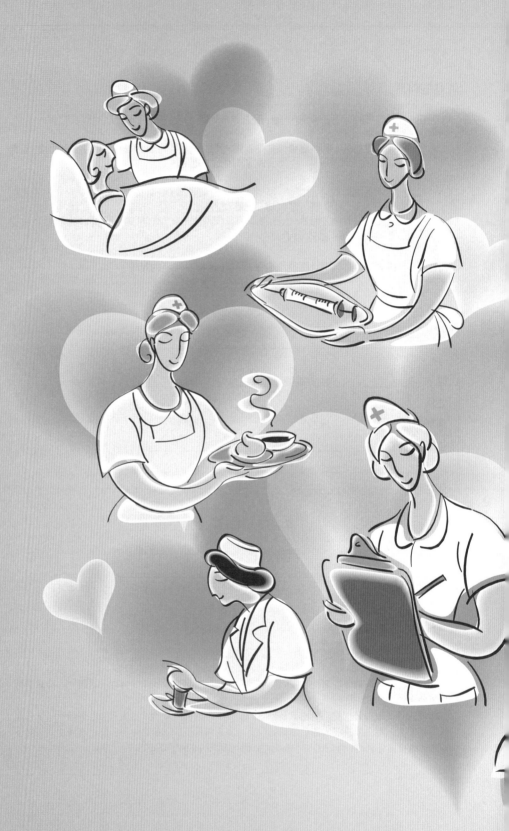

第18章
醫療與護理檔案記錄

本章學習目標：

1. 掌握醫療與護理檔案的書寫與保管

2. 熟悉醫療與護理檔案記錄的意義

3. 學會體溫單的書寫工作

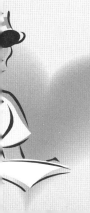

18-1 醫療與護理檔案記錄（一）

（一）病歷與病案

病歷與病案為 "醫學記錄"（Medical Record）、"健康記錄"（Health Record）或 "病例歷史"（Case History）。

（二）門診病歷與住院病歷

1. 門診病歷：填寫首項、副頁、各項檢查報告單。
2. 住院病歷：填寫①醫療記錄、②護理記錄、③檢驗記錄、④各項證明文件。

（三）醫療和護理檔案的記錄與保管

護理文書是護理人員在護理活動觀察中形成的文字、符號、圖表等資料的總和。護理記錄可以做為醫師診斷與治療的參考。

1. 記錄的意義： 做為診療護理的依據、提供教學與研發的資料、醫院管理考核的評量依據、可做為醫學統計的原始記錄與提供法律的參考。

2. 記錄的基本要求：（1）客觀、及時、準確、完整、真實。（2）使用紅藍黑墨水或碳素墨水來書寫，要簽全名。（3）使用中文和醫學術語及法定的計量單位，要簡明扼要，外文縮寫為通用的縮寫方式。（4）文字要工整、字跡要清晰、表述要準確、標點要準確。不得採用刮、黏與塗等方法來掩蓋或去除原來的字跡。（5）按照規定的格式和內容來書寫，避免重複，由相關的護理人員簽名。（6）修改和補充時要用紅色水筆，由修改人員簽名並註明修改的日期。（7）要在搶救結束之後 6 小時內據實補記。（8）已註明單位的，在記錄時只填數量。（9）頁碼用阿拉伯數字來表示。

3. 醫療與護理檔的管理： 管理的要求為按規定放置，及時放回原處；保持清潔、整齊、完整，防止汙染、破損、拆散與失漏；患者及家屬不得隨意翻閱，不得擅自帶出。按照保存的期限妥善保存。（1）永久保存：有歷史參考價值的；罕見、疑難病例和特殊的病種；特殊人物的；有國際影響力的或疫情、災情與戰爭等。（2）定期保存：有紙本病歷和縮微膠片。

（四）病歷的排列順序

1. 住院病歷的排列順序：（1）體溫單、（2）醫囑單、（3）住院記錄、（4）病史及體格檢查、（5）病程記錄、（6）會診記錄、（7）各項檢驗和檢查報告、（8）護理記錄單、（9）住院病歷首頁、（10）住院證明與（11）門診及急診病歷共十一項。其中第三項至第八項為醫療及護理記錄。

2. 出院病歷的排列順序：（1）住院病歷首頁、（2）住院證明、（3）出院或死亡記錄、（4）住院記錄、（5）病史及體格檢查、（6）療程的紀錄、（7）會診的紀錄、（8）各項檢驗和檢查報告、（9）護理記錄單、（10）醫囑單、（11）體溫單。其中第四項至第九項為醫療及護理記錄。

醫療與護理檔案

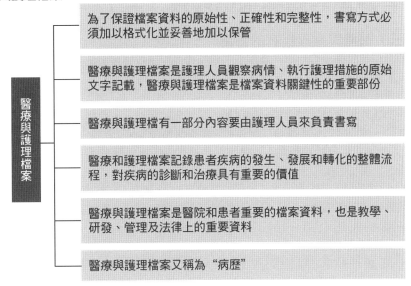

醫療與護理檔案

- 為了保證檔案資料的原始性、正確性和完整性，書寫方式必須加以格式化並妥善地加以保管
- 醫療與護理檔案是護理人員觀察病情、執行護理措施的原始文字記載，醫療與護理檔案是檔案資料關鍵性的重要部份
- 醫療與護理檔有一部分內容要由護理人員來負責書寫
- 醫療和護理檔案記錄患者疾病的發生、發展和轉化的整體流程，對疾病的診斷和治療具有重要的價值
- 醫療與護理檔案是醫院和患者重要的檔案資料，也是教學、研發、管理及法律上的重要資料
- 醫療與護理檔案又稱為"病歷"

醫療與護理檔案的書寫

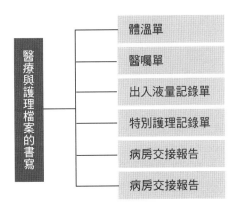

醫療與護理檔案的書寫

- 體溫單
- 醫囑單
- 出入液量記錄單
- 特別護理記錄單
- 病房交接報告
- 病房交接報告

➕ 知識補充站

1. SOAPIER為問題導向記錄法，即主觀性資料、客觀性資料、評估、計畫、執行、評價、修改或重新評估。
2. DART稱為焦點記錄法，就是重點摘要病人最重要的問題：主客觀性資料、護理活動、反應、護理諮詢。

18-2 醫療與護理檔案記錄（二）

（五）醫療與護理檔案的書寫

1. 患者住院的護理評估單、護理計畫單、護理記錄單與患者出院護理評估單是整體護理病歷要求填寫的表格。其記錄的方法參見護理程序章節。

2. 醫療與護理檔案的內容：

醫療與護理檔案包括體溫單、醫囑單、治療單的記錄、一般患者的護理記錄、急重症患者的治療記錄單與手術護理記錄與病房交接報告等。

（1）體溫單：用於記錄患者的體溫、脈搏、呼吸、血壓及其它情況，例如液體的出入量、大便、手術與出住院時間等。

（a）眉欄項目：用藍筆填寫；以阿拉伯數字 1.2.3 來表示。在填寫住院日期一欄時，每頁的第一天要填寫年、月、日，其餘的 6 天只填寫日，若在 6 天之內遇到新的年份或月份開始，則要填寫年、月、日或月、日。用藍鋼筆填寫姓名、年齡、科別、病房、住院日期和住院號碼。

（b）在 40 ～ 42℃之間：用紅筆在相應的時間欄內，以縱式填寫住院、出院、手術、分娩、轉入與死亡的時間。例如住院於九點四十五分；手術於十一點。以中文數字一、二、三來表示；採用 24 小時時間制。

（c）體溫、脈搏與呼吸曲線，體溫（T）、脈搏（P）、呼吸（R）、血壓（BP）：使用體溫脈搏繪製曲線與曲線的繪製方法。體溫曲線以 T 符號來表示，可以測量口溫、腋溫與肛溫，物理降溫，體溫不會上升與複測。P 符號與 T 重疊代表脈搏短絀；底欄要填寫阿拉伯數字，免寫單位。

（d）在 34℃以下：

●頁數要逐頁填寫阿拉伯數字，體重以公斤（kg）計算來填寫。

●一般新住院的患者要記錄體重，以後每週記錄一次。

●手術（分娩）天數以手術次日為手術後第一天，連續記錄 14 天，若在 14 天內做第二次手術，則將第一次手術後的天數做為分母，第二次手術後的天數做為分子，第二次手術後連續寫 14 天為止。

●大便的次數，每 24 小時記錄一次，記錄前一日的大便次數，如未排大便則記為"0"，若排大便一次則記為"1"，大便失禁符號以"*"來表示，灌腸符號以"E"來表示。

●尿量與出入液體量：記錄前一天 24 小時的總量。

●呼吸、血壓的記錄內容包括呼吸、血壓、尿液量、大便次數、出入液體量、手術後的天數、體重與記錄的頁數等。

●一律用紅鋼筆記錄阿拉伯數字，不用書寫計量單位。

●尿量與出入液體量要記錄前一天 24 小時的總量。

體溫單：用於記錄患者的體溫、脈搏、呼吸、血壓及其它情況，
例如液體的出入量、大便、手術與出住院時間等。

1. 眉欄項目	使用藍筆來填寫；以阿拉伯數字1.2.3來表示
2. 在40～42℃之間	使用紅筆在相應的時間欄內，以縱式填寫住院、出院、手術、分娩、轉入與死亡的時間
3. 體溫、脈搏與呼吸曲線（T、P、R、BP）	使用體溫脈搏繪製曲線與曲線的繪製方法
4.在34℃以下	參見左頁內

醫囑

1.醫囑的內容	醫囑的內容包括日期、時間、住院號、床號、患者姓名、護理常規、護理級別、飲食、體位、藥物（名稱、劑量、用藥的途徑、用藥的時間及頻率）、各項治療和檢查、以及醫生的簽名。
2.醫囑的種類	（1）長期的醫囑：有效時間在24小時以上，要求護理人員定期執行，當醫生註明停止時間之後失效。●定期執行的長期醫囑：飲食、護理常規檢查、每天服用兩次（Bid）。●長期備用的醫囑：氧氣吸入長期備用醫囑（Prn），服用度冷丁50mg肌肉注射（im）6小時服用兩次（q6n）長期備用醫囑（prn）。 （2）臨時醫囑：有效時間在24小時之內，要在短時間執行，一般只執行一次。●立即執行的醫囑：心電圖 st。●臨時備用醫囑（12小時）：服用度冷丁50mg肌肉注射（im）臨時備用醫囑（sos）。●限定時間執行：會診、手術、檢查、攝影。●需要在一天之內連續執行數次：奎尼丁 0.2 q2h×5。

＋ 知識補充站
1. 正確的護理目標書寫應包含主詞（例如：個案）、動詞（例如：能…）及可完成的事項，並且應標明完成的日期，以便評價。
2. 出院當天應測量體重及生命徵象，並記錄於記錄單上，如果有異常要通知醫師。

18-3 醫療與護理檔案記錄（三）

（六）醫囑的內容

醫囑的內容包括：日期、時間、住院號、床號、患者姓名、護理常規檢查、護理級別、飲食、體位、藥物（名稱、劑量、用藥途徑、用藥時間及頻率）、各種的治療和檢查、以及醫生的簽名。

（七）與醫囑有關的記錄及書寫要求

1. 醫囑本：（1）每一個醫療小組病人共用一本，可以分為"日間醫囑本"與"夜間醫囑本"。（2）所有的醫囑均由醫生來直接書寫，且簽名才有效。（3）兩項醫囑之間不得留有空白的行，在取消醫囑時，在該醫囑後面使用紅筆來寫"作廢或取消"並簽名。（4）護理人員執行或抄寫醫囑，均必須在相應的醫囑之前做標記，避免遺漏。嚴格地執行醫囑的核對制度。醫囑必須每天加以核對，每週要做總核對的工作。（5）醫囑結束下面的空行用藍筆劃一條斜線。（6）在醫囑本用完之後需要保存 2 年，以備查用。

2. 醫囑記錄單：（1）醫囑單是醫生根據患者病情的需求所擬訂的書面囑咐，為直接書寫醫囑所用。（2）醫囑記錄單也是護理人員執行、查對醫囑的依據。（3）護理人員在執行醫囑時所用的檔案有醫囑單、治療記錄、大型治療牌、小藥卡與飲食通知單等。（4）醫囑記錄單是病人住院期間全部醫囑的記錄，為病歷的重要部分。分為長期醫囑單和臨時醫囑單。

3. 執行單（本）：包括注射單、服藥單、護理單、飲食單等。其內容抄自於長期醫囑，是護理人員工作的參考。（1）並未註明用法的醫囑，均屬於口服給藥的範圍。（2）依據床號的順序來抄寫。（3）醫囑執行的時間以 24 小時計算來安排。（4）飲食單按照床號的順序來排序，在通知營養室配食之後，病區要集中保管。（5）治療卡。

4. 醫囑的處理：處理原則為先執行後轉抄，先急後緩，先臨時後長期與執行者要簽全名。

5. 長期的醫囑：（1）有效的時間超過 24 小時以上，從醫生寫醫囑時起，至醫囑停止為止。（2）例如內科護理常規檢查為流質飲食安茶鹼 0.1 每天服用三次（T.i.d）。若醫師沒有停止就必須持續執行。

醫囑的種類

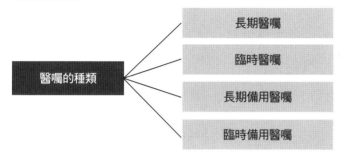

醫囑的種類
- 長期醫囑
- 臨時醫囑
- 長期備用醫囑
- 臨時備用醫囑

醫囑處理的原則

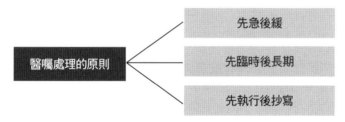

醫囑處理的原則
- 先急後緩
- 先臨時後長期
- 先執行後抄寫

✚ 知識補充站

1. q.o.d.（Every Other Day）意指每隔一天。
2. p.r.n.原文為As Necessary，為在需要時給予之意，是屬於長期醫囑；q4h p.r.n.意指在需要時，每四小時可以給予一次藥物。
3. 護理記錄有錯誤的地方應在錯誤處劃上橫線註明「Error」，並簽名以示負責。

18-4 醫療與護理檔案記錄（四）

（七）與醫囑有關的記錄及書寫要求（續）

6. **臨時醫囑：**（1）有效的時間在24小時以內，要在短時間內執行，一般僅執行一次，有些限定執行的時間。（2）例如心痛定 10mg 舌下含服 st，肥皂水灌腸在 8Pm。S.O.S.（若有需要時可以給予一次）為臨時醫囑，當超過 12 小時若未執行，則自動失效。

7. **長期備用醫囑：**（1）執行長期備用醫囑（p. r .n）有效時間在 24 小時以上，在必要時使用，兩次執行之間有時間的限制。（2）例如度冷丁 50mg 肌肉注射（im） 6 小時服用一次（q6h）長期備用醫囑（p.r.n）。

8. **臨時備用醫囑：**（1）臨時備用醫囑（s .o .s）在 12 小時之內有效，在必要時使用，若過期未執行則會失效。（2）例如可待因 0.03 p.o s.o.s。

9. **醫囑的處理方式：** 醫囑處理的原則為先急後緩、先臨時後長期與先執行後抄寫。

10. **臨時醫囑：**（1）在執行之後，於醫囑單的該項醫囑前面用鉛筆打上藍鉤 "✓"。（2）執行者要註明執行的時間與簽名。（3）將醫囑抄在治療記錄單的臨時治療欄內，並註明執行日期和時間（無關的字不用抄）。（4）在抄寫之後用在醫囑前面鉛筆鉤前打上藍色的鉤 "✓"。

11. **臨時備用醫囑（s.o.s）：**（1）在不需要時，暫不處理；若 12 小時未使用則在該醫囑上用紅筆書寫 "未用"。（2）在執行之後，按照臨時醫囑來處理。

12. **長期醫囑：**（1）用鉛筆將醫囑抄在大治療牌的各個執行單上，例如服藥、注射、治療、飲食等。（2）用鋼筆將醫囑抄在小型藥卡片上。（3）在抄寫之後在醫囑前面打上紅色的鉤 "✓"。（4）在通知單發出之後，在醫囑前面左上角用鉛筆寫 "s.s"（Slip Sent，表示通知單已送出）。（5）通知性醫囑（例如飲食、病危、出院等）除了處理之外，還要寫通知單送至相關單位。（6）然後在治療記錄單的原有醫囑停止欄內寫上停止日期和時間，並在醫囑單的該項醫囑紅鉤前面打上藍色的鉤 "✓"。（7）停止醫囑要先註銷大小治療牌，在醫囑前面打上紅色的鉤 "✓"。（8）在抄寫之後在醫囑單的該項醫囑紅色的鉤前面，打上藍色的鉤 "✓"。（9）再將醫囑抄在治療記錄單的長期治療欄內，寫清楚開始的日期和時間。

13. **長期備用醫囑（p.r.n）：**（1）處理方法與長期醫囑（第 1 步～第 4 步）雷同。（2）每執行一次，在臨時治療欄內記錄一次。

14. **重整醫囑：**（1）凡是長期醫囑、臨時醫囑欄寫滿時、醫囑調整專案較多時、治療記錄單超過三頁以上時，要加以整理。（2）即在治療記錄單最末一項醫囑下面劃一藍線，在藍線下面使用藍筆寫上 "重整醫囑"。（3）再將需要繼續執行的長期醫囑按照原來的日期來排列順序，而抄錄在新的治療記錄單上。

15. **轉入手術分娩之後的醫囑：** 在治療記錄單最末一項醫囑下面劃一條紅線，表示前面的醫囑完全作廢，並登出大治療牌和小藥卡片上的醫囑。

醫囑的注意事項

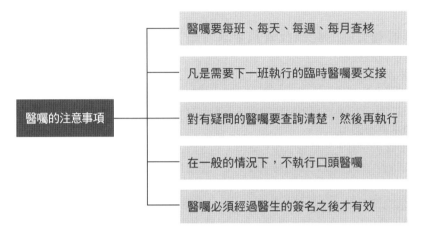

醫囑的注意事項
- 醫囑要每班、每天、每週、每月查核
- 凡是需要下一班執行的臨時醫囑要交接
- 對有疑問的醫囑要查詢清楚,然後再執行
- 在一般的情況下,不執行口頭醫囑
- 醫囑必須經過醫生的簽名之後才有效

在手術之前準備醫囑

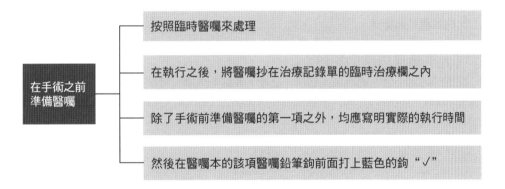

在手術之前準備醫囑
- 按照臨時醫囑來處理
- 在執行之後,將醫囑抄在治療記錄單的臨時治療欄之內
- 除了手術前準備醫囑的第一項之外,均應寫明實際的執行時間
- 然後在醫囑本的該項醫囑鉛筆鉤前面打上藍色的鉤 " √ "

✛ 知識補充站
有關「CBC st.」的抽血醫囑,在試管內必須有抗凝劑,血液注入試管後,輕搖試管。

18-5 醫療與護理檔案記錄（五）

（七）與醫囑有關的記錄及書寫要求（續）

16. 藥物過敏實驗醫囑：

（1）青、鏈黴素皮試結果要以紅色（＋）表示陽性反應，藍色（一）表示陰性反應。

（2）分別記錄在醫囑單及治療記錄單的臨時治療欄內。

（3）在記錄之後在醫囑單該項醫囑前面打上藍色的鉤 "✓" 和用鉛筆打鉤 "✓"。

17. 醫囑的注意事項：

（1）醫囑要每班、每天、每週、每月查核，在查核之後簽上日期、時間和全名。

（2）凡是需要下一班執行的臨時醫囑要交接，並要在交接記錄上加以註明。

（3）對有疑問的醫囑要查詢清楚，然後再執行。

（4）在一般的情況下，不執行口頭醫囑，除非在搶救與手術的過程中，在醫生提出口頭醫囑時，執行護理人員要先複誦一遍，在雙方確認無誤之後再執行，並要在搶救與手術之後，及時地補寫醫囑。

（5）醫囑必須經過醫生的簽名之後才有效。

（八）治療的記錄

1. 相同日期的長期醫囑、臨時醫囑要自同一個橫行上開始書寫。

2. 所有醫囑應按照時間的順序來填寫。

3. 用藍鋼筆來填寫。

4. 用於記錄患者在住院期間的所有醫囑，在書寫時要特別注意。

（九）重症治療的記錄

記錄的內容：患者的姓名、病房、日期、住院的號碼、時間、體溫、脈搏、呼吸、血壓、營養、藥物治療、輸入液體量的各項檢查、大便次數、尿液含量、其他的排出量、病情動態與護理措施等。用於記錄急重症的大手術之後、特殊治療和必須密切觀察病情的患者，以便於及時地瞭解病情的變化，觀察治療或搶救後的效果。

病房的交接報告

病房的交接報告

> 病房報告是由值班護理人員書寫的書面交接報告，內容包括值班期間病房的情況、患者病情及下一班需要注意的問題等

> 接班護理人員在閱讀病房報告之後，可以瞭解病房全天工作動態和患者的身心狀況，使護理工作持續而有計畫地來進行

重症治療記錄的書寫要求

重症治療記錄的書寫要求

> 眉欄的項目：使用藍鋼筆來填寫。

> 日班7AM～夜班7PM，使用藍鋼筆來填寫。
> 夜班7PM～日班7AM，使用紅鋼筆來填寫。

> 要及時準確地記錄患者病情動態、治療護理措施，在交接之前要做簡明扼要的結語。

> 24小時出入液體量應於次日早晨做歸納整理，並填寫在體溫單相關欄位之內。

＋ 知識補充站

隨著高科技的發展，目前有的醫院在醫囑的開出、執行與抄寫過程中均使用了電腦，因為各家醫院所使用的軟體不盡相同，故使用的方法從略。

18-6 醫療與護理檔案記錄（六）

（十一）書寫的要求

1. 日間用藍鋼筆，夜間用紅鋼筆書寫，在書寫之後，要簽全名。2. 字跡要清楚與端正，不能隨意塗改。3. 內容要整體性、客觀、真實、簡明扼要與突顯出重點所在。4. 在經常巡視病房和瞭解病情的基礎上書寫。

（十二）書寫的順序

1. 每位患者的書寫順序先寫床號、姓名、診斷；對新住院、轉入、手術、分娩、急重症患者在診斷下面用紅鋼筆分別註明"新"、"轉入"、"手術"、"生產"、"※"。2. 第一行寫生命病徵：例如體溫（T）、脈搏（P）、呼吸（R）、血壓（BP）、瞳孔、意識等。3. 根據下列順序再按照床號順序來書寫；離開病房的患者，例如出院、轉出、死亡；進入病房的患者，例如新住院、轉入；重點護理的患者，例如手術、分娩、急重症、有異常情況的患者。4. 填寫眉欄項目：例如病房、日期、時間、患者總數及住院、出院、轉入、手術、分娩、病危、死亡患者數。

（十三）書寫的內容

1. **出院、轉出、死亡的患者：**
（1）對出院者要寫明病情結果、離開病房時間；
（2）對轉出者要註明轉往何處；
（3）死亡者扼要記錄搶救過程及死亡時間。

2. **新住院及轉入的患者：** 要報告住院原因、時間、主要症狀、病徵、存在的護理問題、給予的治療護理措施及治療效果等。

3. **已手術的患者：** 報告執行何項麻醉、何項手術、手術經過、麻醉清醒時間、回病房後之血壓、傷口滲血、排尿、引流、輸液、輸血與鎮痛劑使用情況等。

4. **準備手術的患者：** 報告術前準備和手術前用藥的情況及患者的心理狀態。

5. **產婦：**（1）在產前應報告胎次、胎心、子宮收縮及破水情況；（2）產後要報告生產的方式、產程、分娩時間、會陰部切口、惡露、有無排尿、嬰兒情況等。

6. **急重症的患者：** 報告生命的病徵、瞳孔、神智是否清醒、病情動態、特殊的搶救治療、護理措施及下一班需要重點觀察和注意的問題。

7. **病情有突然變化的患者：** 報告病情變化情況、採取的治療護理措施、需要持續觀察和處理的事項等。

8. **老年、小兒和生活不能自我料理的患者：**
（1）報告飲食、生活護理情況及有無併發症的出現。
（2）上述患者除了報告病情之外，還要報告患者的心理狀態、需要重點觀察及繼續完成的事項。

醫囑的書寫

日期	時間	醫生	護理人員	醫囑	日期	時間	醫生	護理人員
2013、5、4	9	李哲俠	李宛儒	二級護理				
				流質飲食				
				測量體溫(T)、血壓(BP)、呼吸(R)脈搏(P)				
				每天服用兩次(BID)				
				霉素八萬，肌肉注射(IM)每天服用兩次(BID)				
				低高辛 0、25MG				
				口服(PO)每天服用兩次(BID)				

臨時醫囑的書寫

日期	時間	醫生	臨時醫囑	執行時間	護理人員
			血液常規檢查		
			血液常規檢查(化驗單後附)		

＋ 知識補充站

病房的報告：
1. 交班的內容。2. 書寫的順序：先出後入再重點整理。3. 書寫的要求。

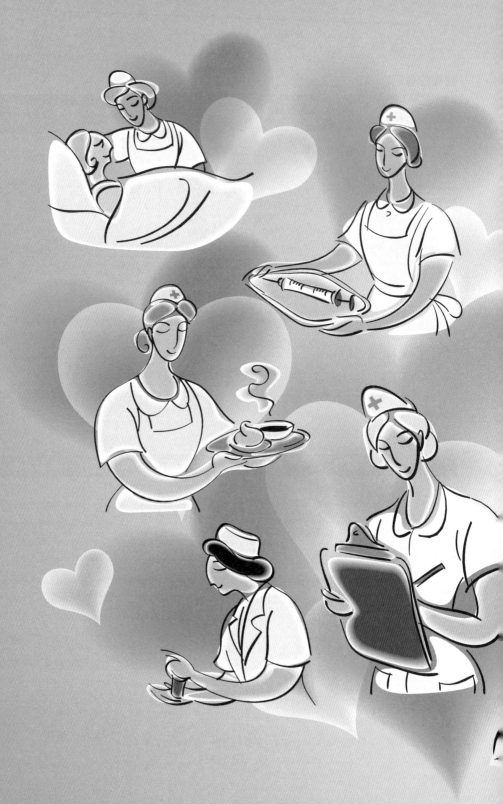

第19章
休息與活動

本章學習目標：

1. 掌握休息、失眠、睡眠型呼吸暫停的概念

2. 掌握休息與睡眠的護理

3. 熟悉休息的先決條件

4. 熟悉睡眠的分期、臨床生理特點

5. 瞭解休息的意義、睡眠的生理

6. 掌握概念：ROM、等長運動、等張運動

7. 掌握對病人活動的諮詢

8. 熟悉活動受限的原因及對身體的影響

9. 熟悉病人活動減少的評估

10. 瞭解活動的重要性

11. 學會 ROM 的操作

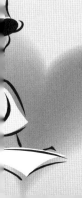

19-1 休息

（一）休息是靜止不動嗎？

休息（Rest）是指在一定的時間之內，相對地減少活動，沒有緊張、焦慮，使人從生理上和心理上得到放鬆，消除或減輕疲勞，恢復精力和體力的過程。

（二）休息的方式

休息的方式分為精神上的休息與身體上的休息兩種。

1. 精神上的休息：暫時解脫精神的負擔，停止緊張的思考活動。

2. 身體上的休息：解除肌肉的疲勞，減少與停止工作與活動，恢復體力。

（三）休息的意義

睡眠是最常見、最重要的休息方式。

1. 休息與健康的關係：（1）主動的休息會有效率；（2）持續且不休息會引發疾病。

2. 休息與康復的關係：（1）促進體力和精力的恢復；（2）減少消耗，促進合成及修復；（3）提高治療的效果會使身體早日康復。

（四）休息的先決條件

1. 充足的睡眠；2 生理上的舒適；3. 心理上的放鬆。

（五）睡眠的生理

1. 睡眠的定義：睡眠是最自然的休息方式，為週期發生的知覺的特殊狀態，由不同的時段所組成，對周圍的環境相對地不做出反應。

2. 睡眠的分期：（1）非快速動眼睡眠（正相睡眠）（Nonrapid Eye Movement, NREM）。（2）快速動眼睡眠（異相睡眠）（Rapid Eye Movement, REM）。

（六）睡眠的評估

1. 影響睡眠因素：（1）生理因素：年齡、內分泌變化、疲勞、寢前的習慣、晝夜的節律性。（2）病理因素：疾病、身體不適。（3）心理因素。（4）環境因素。（5）食物因素。（6）藥物因素。（7）體育運動。（8）職業因素。（9）季節變化。

2. 睡眠形態的評估：（1）睡眠失調：失眠分為原發性失眠與繼發性失眠。（2）發作性睡眠。（3）睡眠型呼吸暫停：分為中樞性呼吸暫停與阻塞性呼吸暫停。（4）其他：夢遊（Sleep Walking）與遺尿（Enuresis）。

（七）促進休息和睡眠的護理措施

1. 建構良好的休息環境。

2. 做好就寢之前的準備工作。

3. 適度地安排護理措施。

4. 加強心理上的護理。

5. 合理適量地使用藥物。

6. 做好健康教育。

7. 睡眠失調的護理：（1）失眠者與睡眠過度；（2）發作性睡眠；（3）夢遊症、遺尿、睡眠性呼吸暫停

休息的狀態轉換

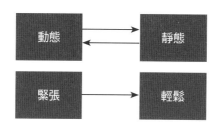

NREM 與 REM 的比較

項目	非快速眼動睡眠（NREM）	快速眼動睡眠（REM）
腦電圖	第一期：低電壓α節律8～12次/秒 第二期：寬大的梭狀波14～16次/秒 第三期：梭狀波與δ波交替 第四期：慢而高的δ波1～2次/秒	去同步化快波
眼球運動	緩慢的眼球轉動或沒有	陣發性的眼球快速運動
生理變化	1. 呼吸、心率減慢且規則 2. 血壓、體溫下降 3. 肌肉逐漸鬆馳 4. 感覺功能減退	1. 感覺功能進一步減退 2. 肌張力進一步減弱 3. 有間斷的陣發性表現：心輸出量增加，血壓升高，呼吸加快且不規則，心率加快
合成代謝	人體組織癒合加快	腦內蛋白質合成加快
生長激素	分泌增加	分泌減少
其他	第四期發生遺尿和夢遊	做夢，且為色彩鮮豔、稀奇古怪的夢
功能	有利於個人體力的恢復	有利於個人精力的恢復

19-2 活動（一）

（一）活動的意義
1. 活動是維持個體身心健康最基本的條件；2. 活動可以促進人的身心健康；3. 預防併發症的發生，促進人體的健康。

（二）運動的型式
運動的型式分為二大類：有氧運動與無氧運動。

1. 有氧運動：（1）定義：就是在有氧代謝狀態下做運動，人體在氧氣充分供應的情況下所做的體育運動稱有氧代謝運動。（2）特點：是強度較低，有節奏，持續時間較長。透過有氧運動消耗身體多餘的脂肪，而達到減肥瘦身的目的。（3）有氧運動的項目：有氧健身操、慢跑、騎自行車、游泳、跳繩、打羽毛球、做瑜伽、登山等都屬於有氧運動。（4）有氧運動的三大功能：增進身體的健康、塑造美好的形體、緩解精神的壓力。（5）有氧運動的注意事項：提前一個小時吃一些食物、做熱身活動、時間在 20 分鐘 、注意飲食的配合、記得補充水分。

2. 無氧運動：是指運動過程中主要以無氧代謝（磷酸原系統和乳酸能系統）供給能量的運動，指較急促或具爆發力的運動方式。例如短跑、舉重、健美訓練等。

（三）項目的選擇
1. 適合有氧運動的對象：Ⅱ型糖尿病患者、肥胖症患者以及脂肪肝患者，患有心律不齊、心腦動脈血管硬化的人，以及年齡較大的人。2. 適合無氧運動的對象：為了強壯肌肉、健美體型，預防椎間盤突出症、頸椎病以及骨質疏鬆、骨質軟化的人。3. 活動可促進人的身心健康。4. 預防併發症促進康復，例如持續臥床所導致的皮膚壓瘡、關節僵硬、肌肉萎縮、自卑、焦慮、恐懼、敏感。

（四）活動受限的原因
1. 生理上的原因：身體疲憊、身體不適。2. 病理的因素：營養狀況的改變、神經系統受損、嚴重的疾病、身體殘疾、損傷、疼痛。3. 精神心理因素。4. 社會因素：空間狹小、醫護措施的執行。

（五）病人活動的評估
1. 病人的一般資料：年齡、性別。2. 心肺功能的狀態。3. 骨骼肌肉的狀態：（1）0 級：完全癱瘓、肌力完全消失。（2）1 級：會見到肌肉輕微收縮但是並無肢體的運動。（3）2 級：肢體可以移動位置但是不能抬起。（4）3 級：肢體能夠抬離床面但是並不能對抗阻力。（5）4 級：能做對抗阻力的運動，但是肌力減弱。（6）5 級：肌力正常。4. 關節功能的狀況。5. 病人目前的患病情況。6. 心理社會狀況。7. 環境因素。

（六）步驟
1. 讓病人採取自然放鬆的姿勢。 2. 對頸部、肩、肘、腕、手指、髖、膝、踝、趾關節作外展、內收、伸展、屈曲。

活動受限的原因

生理因素	疼痛、損傷、神經功能受損、嚴重疾病、身體殘疾、醫護措施的限制
心理因素	

活動受限即制動，是指身體的活動力或任何一部分的活動由於某些原因而受到限制。

身體的活動能力

0 度	完全能夠獨立，可以自由活動
1 度	需要使用設備和儀器（例如拐杖、輪椅）
2 度	需要他人的幫助、監護和教育
3 度	既需要有人幫助，也需要設備和儀器
4 度	完全不能獨立，不能參加活動

對病人活動的指導

選擇合適的臥位	防止壓瘡的形成
保持脊柱的正常生理彎曲	維持關節的活動性
保持各個關節的功能位置	做整體性範圍的關節運動

整體性範圍的關節運動（Range-Of-Motion，ROM）：是指根據每一特定關節可以活動的範圍來對此關節做屈曲和伸展的運動，是維持關節可動性、防止關節攣縮和黏連形成、恢復和練習關節功能的有效訓練方法。

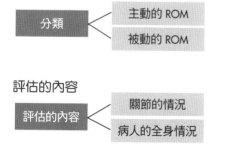

整體性範圍的關節運動（ROM）

分類
- 主動的 ROM
- 被動的 ROM

評估的內容

評估的內容
- 關節的情況
- 病人的全身情況

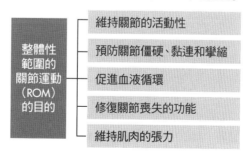

整體性範圍的關節運動（ROM）的目的

整體性範圍的關節運動（ROM）的目的
- 維持關節的活動性
- 預防關節僵硬、黏連和攣縮
- 促進血液循環
- 修復關節喪失的功能
- 維持肌肉的張力

練習時的要求

向病人解釋及諮詢	病人衣服寬鬆	床上活動的要求

19-3 活動（二）

（七）內旋、外旋等關節活動範圍練習

1. 各個關節的活動方式和範圍。2. 屈曲（Flection）：關節彎曲或頭向前彎。3. 伸展（Extension）：關節伸直或頭向後仰。4. 伸展過度（Hyperextension）：超過一般的範圍。5. 外展（Abduction）：遠離身體的中心。6. 內收（Adduction）：移向身體的中心。7. 內旋（Internal Rotation）：旋向中心。8. 外旋（External Rotation）：自中心向外旋轉。

（八）做肌肉訓練時的注意事項

1. 掌握運動量及頻率，在運動前後要有準備及放鬆運動；2. 肌力練習不應引起明顯的疼痛，疼痛為損傷的訊號；3. 運動效果與運動者的努力密切相關；4. 有較為嚴重的心血管病變者，要禁止肌力練習；5. 協助活動不便的病人，藉助於拐杖、輪椅等做適當的室外活動。

（九）肌肉的等長運動和等張運動

1. 等長運動（Isometric Exercises）：肌肉收縮而肌纖維不縮短的運動，此種運動可以增加肌肉的張力但是並不改變肌肉的長度，因為其不伴隨明顯的關節運動，故又稱為靜力運動。2. 等張運動（Isotonic Exercises）：在肌肉收縮時肌纖維縮短的運動，此種運動因為肌肉長度的改變而有肢體的活動，因為其伴隨大幅度的關節活動，所以又稱為動力運動。

（十）整體性範圍的關節運動（ROM）範例：頸椎病體育復健

1. 屈肘擴胸運動；2. 斜方擊出運動；3. 側方擊出運動；4. 上方擊出運動；5. 直臂外展運動；6. 直臂前上舉運動；7. 聳肩運動；8. 兩肩後張擴胸運動；9. 直臂前後甩動。

（十一）被動性整體性範圍的關節運動（ROM）的操作重點

1. 讓患者採取自然放鬆的姿勢，面對操作者的方向，儘量靠近操作者。2. 操作者在完成每個關節的活動時，就應觀察患者的反應，當抬起患者的手腳時，要移動自己的重心，儘量使用腿部的力量，以減少疲勞。3. 依次對每一個關節作屈、伸、內收、外展、內旋、外旋等運動，比較兩側關節的活動的情況，以瞭解其原來的關節活動程度。4. 每一個關節每次會有節律性地做 5～10 次完整的整體性範圍的關節運動（ROM）。5. 對急性關節炎、骨折等患者做整體性範圍的關節運動（ROM）時，應與醫生商量，以避免進一步地損傷。6. 指導患者利用健側肢體來幫助患側做肢體運動。

（十二）活動受限對身體的影響

對皮膚的影響、對骨骼肌和肌肉組織的影響、對心血管系統的影響、對呼吸系統的影響、對消化系統的影響、對泌尿系統的影響、對心理社會方面的影響、滿足患者活動的需求。

小博士 解說

本章的學習目標為瞭解休息、活動的意義，瞭解睡眠的生理過程及活動受到限制對身體的影響，掌握促進休息與睡眠及異常睡眠的護理措施，同時能夠根據病人的需求，指導病人做正確的被動運動和主動運動。

做肌肉訓練的注意事項

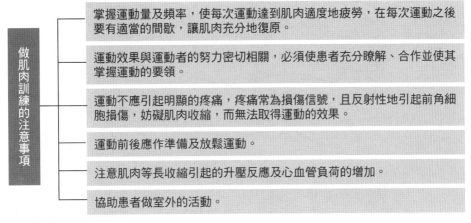

做肌肉訓練的注意事項

- 掌握運動量及頻率,使每次運動達到肌肉適度地疲勞,在每次運動之後要有適當的間歇,讓肌肉充分地復原。
- 運動效果與運動者的努力密切相關,必須使患者充分瞭解、合作並使其掌握運動的要領。
- 運動不應引起明顯的疼痛,疼痛常為損傷信號,且反射性地引起前角細胞損傷,妨礙肌肉收縮,而無法取得運動的效果。
- 運動前後應作準備及放鬆運動。
- 注意肌肉等長收縮引起的升壓反應及心血管負荷的增加。
- 協助患者做室外的活動。

護理評估

影響因素的評估	年齡、性別、生理因素、心理因素、環境、社會因素
關節功能、骨骼肌肉、身體活動能力的評估	1.關節功能;2.肌肉的堅實度與力量;3.軀體的活動能力
活動型態的評估	

肌力的程度

0級	完全癱瘓、肌肉完全喪失
1級	會見到肌肉輕微收縮但是無肢體的運動
2級	可以移動位置但是不能抬起
3級	肢體能夠抬離床面但是不能對抗阻力
4級	能做對抗阻力的運動,但是肌力減弱
5級	肌力正常

常見的護理問題

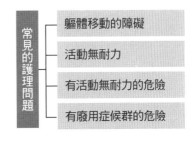

常見的護理問題

- 軀體移動的障礙
- 活動無耐力
- 有活動無耐力的危險
- 有廢用症候群的危險

護理的目標

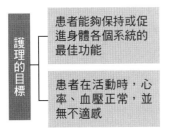

護理的目標

- 患者能夠保持或促進身體各個系統的最佳功能
- 患者在活動時,心率、血壓正常,並無不適感

護理措施

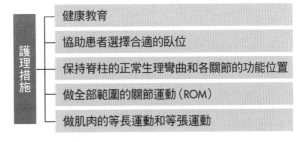

護理措施

- 健康教育
- 協助患者選擇合適的臥位
- 保持脊柱的正常生理彎曲和各關節的功能位置
- 做全部範圍的關節運動(ROM)
- 做肌肉的等長運動和等張運動

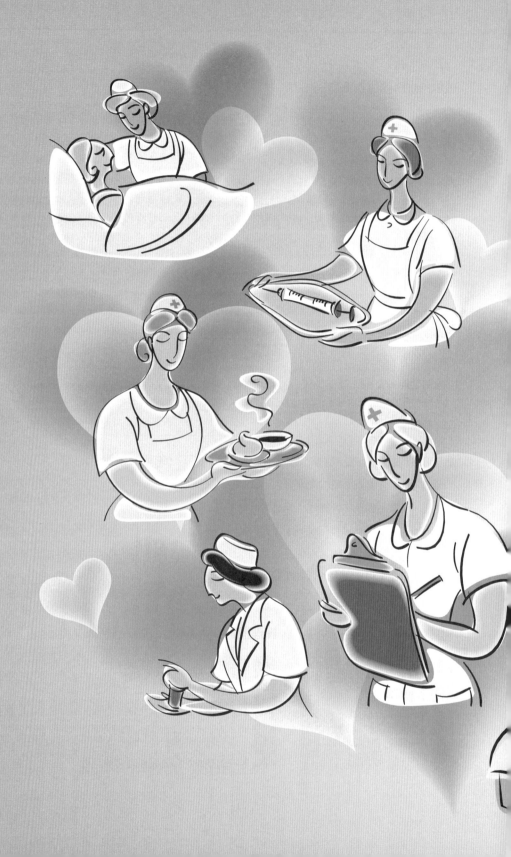

第20章
護理程序

本章學習目標：

1. 初步學會使用護理程序對簡單的病案加以評估和診斷

2. 掌握護理程序的概念，護理診斷的概念及命名的意義

3. 熟悉護理評估的概念，評估的內容和方法，資料的分類，資料收集的途徑，
   護理評估的步驟；護理診斷的分類方法及標準，護理診斷的架構、形成的流
   程，護理診斷與合作性問題及醫療診斷的區別，書寫護理診斷的注意事項；
   護理計畫的目的意義、種類、流程；執行護理計畫的流程、常用的方法，護
   理實施的動態記錄；護理評估的目的及意義，評估的流程，護理品質評估

4. 瞭解護理程序的發展歷史，護理程序的相關理論基礎，護理診斷的發展歷史

20-1 **概論**

（一）護理程序的概念

護理程序（Nursing Process）是以恢復或促進服務對象的健康為目標，所做的有目的、有計畫的護理活動。是一個綜合性、動態性、具有決策和回饋功能的流程，是對護理對象做主動的、整體性的護理，使其達到最佳的健康狀態。護理程序是現代護理學發展到相當的階段，在新的理論基礎上產生和不斷發展的結果，是護理工作系統化的指標。

（二）護理程序的發展史

護理程序最早是在 1955 年由美國護理學家霍爾（Lydia Hall）提出，她認為護理工作是“按照程序所做的工作”（註：程序是指一系列朝向某個特定目標的步驟或行動），到了 1960 年詹森（Johnson）、歐蘭多（Orlando）等專家進一步提出護理程序是由下列步驟所組成：“評估、計畫、評價”，並在臨床工作和護理教育中的實務應用，1967 年尤拉（Yura H）和渥斯（Walsh）完成了第一本權威性的「護理程序」教科書，確定了護理程序有 4 個步驟：評估、計畫、執行和評價。1973 年北美護理診斷協會（NANDA）成立，第一次會議之後，編輯出版了「護理實務的標準」一書，許多護理專家提出應將護理診斷作為護理程序的獨立步驟，從而護理程序才由以往的四步驟發展為目前的五步驟，即評估、診斷、計畫、執行和評價。

（三）護理程序的理論基礎

護理程序的理論基礎來源於跨學科理論，主要的理論有系統論、人類基本需求層級論、資訊交流論和解決問題論等，各個理論相互關聯，互相支持。系統論組成了護理程序的理論架構；人類基本需求層級論為收集和整理護理對象的資料提供了參考，並能夠有效地指導護理人員對護理診斷加以排序，確認護理的重點；資訊的交流培養了護患溝通的能力，從而確保護理程序的有效執行；解決問題論為確認患者健康問題，尋求解決問題的最佳方案及評估效果奠定了方法論的基礎。

（四）護理程序的步驟及其之間的關係

護理程序由五個步驟整合而成，即評估、診斷、計畫、執行、評價。

小博士 解說

護理程序（Nursing Process）是護理人員在為護理物件提供護理照顧時所使用的工作程序，是一種有計畫、系統的護理工作方法，其目的是確認和解決服務對象對現存或潛在健康問題的反應，是一個持續的、循環、綜合、動態、決策和回饋性的思考及實務流程。

護理程序的步驟及其之間的關係

評估	護理程序的起始步驟,主要任務是收集護理對象的健康資料,並對資料加以分析和整理。
診斷	護理程序中的診斷指的是護理人員所做的護理診斷,有別於醫療診斷,護理診斷的功能是分析評估流程中收集整理的資料,及時發現護理問題,確定護理診斷。
計畫	以診斷為依據來制定護理計畫,實際的步驟又可以細分為:排列護理診斷的次序;確定預期護理目標;制定相關的護理措施及計畫。
執行	執行是將計畫落實的實際行動,是護理人員按照計畫,為患者提供護理服務。
評價	護理對象接受了護理之後,健康狀況發生了哪些變化,在與預期目標加以對照之後,判斷目標完成的程度。

➕ 知識補充站

1. 護理程序是以增進和恢復人類健康為目標所做的一系列護理活動,包括評估服務對方的健康狀況,列出護理診斷,制定護理計畫,執行計畫和對護理效果加以評估。
2. 從上述的內容中大家不難發現,護理程序各個步驟雖然各有其功能又相對地獨立,但是它們又互動,彼此依賴,不可分割,在此流程中,值得注意的是,評價雖然處於護理程序的最後一步,但是,它同時橫跨於護理程序的前四個步驟之中,使用護理對象的現有健康狀況對比預期的目標,找出健康資料是否存在問題,判斷診斷是否準確,計畫是否合理及實際執行的品質,以便在今後的護理工作中不斷地改善。所以,本質上護理程序是一個循環的系統工程。
3. 護理程序的特徵:目標性、個別性、系統性。
4. 護理程序的概念:動態性、互動性、普遍性、創造性。
5. 護理程序的發展史:1955年美國護理學者Lydia Hall提出護理程序,她認為護理工作是"按照程序來進行工作"。1961年Orlando IJ提出護理程序三步驟,評估,計畫,評價。1967年由Yura H和Walsh確定發展護理程序的四步驟:評估、計畫、執行和評價,當時護理診斷一直是"評估"中的一部分。

20-2 **護理程序的步驟**

護理評估（Nursing Assessment）

1. 定義：護理評估是一個系統地、連續地收集、組織、核實和記錄護理對象有關健康資料的流程。評估是護理程序的開始，評估是提供高品質的個人化護理的基礎，為確定患者的護理診斷、制定目標、執行護理計畫和評估護理效果提供了參考，因此收集資料十分重要。護理評估橫跨於護理流程的始終，從與護理對象建立護理服務關係時開始，直到護理照顧結束時才終止。護理評估也橫跨於護理程序的整體流程。

2. 收集資料的內容與範疇：收集資料應著眼於護理對象的整體性，不僅涉及護理對象的身體狀況，還應包括心理、社會、文化、經濟等方面。在收集資料時可以從下列 5 個層面來進行：

（1）一般性資料：（a）姓名、性別、出生年月日、族群、職業、教育程度、住址、宗教信仰、婚姻等；（b）本次住院的主要原因與要求、住院的方式及醫療診斷、此次發病情況等現在健康狀況；（c）患病史、婚育史、藥物過敏史以及家族史。

（2）生活狀況及自理程度：（a）飲食形態：飲食的種類、食慾及吞咽情況等；（b）睡眠休息形態：睡眠狀況以及是否需要輔助性睡眠等；（c）排泄形態：排便、排尿情況及有無異常；（d）健康感知與健康管理形態：保持健康的能力以及尋求健康的行為、生活方式；（e）活動與運動形態：生活自理、活動耐力以及有無軀體活動障礙等。

（3）護理體檢：包括身高、體重、生命徵象、皮膚黏膜、認知與感受形態（例如有無疼痛、眩暈或視覺、聽覺等異常；有無思想活動及記憶力障礙）以及身體各個系統的生理功能（例如神經系統、呼吸系統、循環系統、消化系統、生殖系統等）。

（4）心理社會方面的資料：（a）自我感知與自我概念形態：是否有恐懼、焦慮、沮喪等情緒反映，是否有罪惡感、無能為力、孤獨等心理的感受；（b）角色與關係形態：社會、家庭角色及角色關係有無障礙；（c）因應與應激耐受的形態：對疾病和住院的反應以及對生活事件的適應能力；（d）價值與信念形態：人生觀價值觀以及宗教信仰。

（5）最近所做的實驗室及其他檢查的結果：護理對象最近各種檢查報告的結果，實驗室檢查的資料。

資料的來源

1. 直接的來源	護理對象是資料的主要來源。護理對象所提供的資料是其他途徑所無法得到的。只要護理對象意識清楚，精神穩定，又非嬰幼兒，就應透過觀察、會談、體格檢查的方法來擷取資料。
2. 間接的來源	與護理對象有關的人員，例如親屬、朋友、同事；其他醫務人員，例如醫師、營養師、心理醫師或其他護理人員；病案記錄及實驗室檢查報告；醫療和護理的有關文獻資料。

資料的類別

1. 主觀性資料	主觀性資料即患者的主訴，包括對疾病的感覺、態度、願望以及需求等，例如"我覺得噁心反胃"、"我的肚子很疼像刀絞一樣""太痛苦了，我不想活了"等為主觀性資料。
2. 客觀性資料	客觀性資料即醫護人員透過感官，即望、觸、叩、聽、嗅等方法或藉助於醫療儀器檢查而獲得的有關患者的症狀和徵象，例如"患者體重60kg"、"患者體溫37℃"等都是客觀性資料。

收集資料的方法

1. 觀察	觀察是指護理人員用感官或藉助於一些輔助性工具，例如聽診器、血壓計、體溫計等，有目的地收集患者有關資料的方法。例如："為了判讀患者有無自主呼吸，護理人員俯身在患者的口鼻處聽呼吸音"；"為了掌握患者的體溫情況，護理人員使用體溫計為剛入院的患者測量體溫"。
2. 交談	包括詢問及傾聽患者談話。它分為正式性交談和非正式性交談，在護理流程中護理人員有時因為需要集中收集患者資料，而告知患者此次談話的目的，從而展開與患者之間有目的的正式交談，例如：張奶奶，您好，您剛住院，為了全面瞭解您的病情，更好的為您提供服務，我下面問您一些問題好嗎？在日常護理工作流程中除了正式交談之外更多的是與患者之間自然隨意的非正式交談，例如：早上好，王阿姨，昨天晚上睡得好嗎？當然無論是正式還是非正式交談，都能協助我們取得確立護理診斷所需要的各種資料，同時成功的交談也是建立良好的護患關係的基礎。在交談的同時，還可以給患者有關自身疾病、治療和護理有關的資訊，給予諮詢意見，提供精神上和心理上的支援。
3. 護理的體檢	護理體檢是護理人員運用視診、觸診、叩診、聽診等方法，按照身體各個系統順序對護理對象做整體性的體格檢查，是評估中收集客觀性資料的方法之一。
4. 閱讀	包括查閱病歷及有關記錄、文獻資料，瞭解患者的姓名、職業、主訴、檢查結果、初診、醫療措施等，使交談有目標性地處於主動的地位。

20-3 整理分析資料與在做護理評估時應注意的問題

（一）整理分析資料

1. 組織、整理： 評估所得的資料涉及各個層面，內容龐雜，需要採用適當方法對其做整理與分類，以便於護理人員能夠清楚、迅速地從中發現問題。整理資料的方法很多，例如可以按照馬斯洛 (Maslow) 的需求層級論、北美護理診斷協會提出的 9 個人類反應型態或按照戈登（Majory Gordon）的 11 個功能性健康型態等方法將資料加以分類。

2. 核實： 為了保證所收集到的資料是真實的、準確的，需要對資料加以核實。

（1）核實主觀性資料：主觀性資料是護理對象的主訴，核實主觀性資料並不是護理人員不相信護理對象，而是因為有時護理對象和醫務人員在認知上存在著差異，這就需要運用客觀性的資料對主觀性的資料加以核實，以證實資料的準確性與真實性。

（2）澄清含糊的資料：例如收集的某一資料不夠明確，護理人員必須重新收集更加詳細的資料，以清楚護理對象的真實情況。例如患者主訴"胸口有悶痛感"，這需要護理人員進一步詢問患者悶痛的性質、發作的時間、持續的時間以及可能的誘發因素和緩解的方式等詳細的資料。

3. 分析： 對所獲得的資料分類整理的目的在於有條理地、有層次地對資料加以分析，分析的目的主要是為護理診斷做準備。

4. 記錄： 目前，資料的記錄根據資料的分類方法，由各家醫院針對各個病區的特點自行設計格式記錄。但是無論記錄的格式如何，均應注意下列的問題：（1）記錄必須整體性、及時、準確，必須反映客觀的事實；（2）客觀性資料的描述應使用專業術語；（3）所收集的各種資料都應有記錄，注意記錄時應清晰、簡潔，而避免錯別字。

（二）在做護理評估時應注意的問題

1. 建立良好的護患關係。2. 收集資料時分清主次順序。3. 資料的來源可以是多方面的。4. 收集資料時應選擇合適的方法。5. 資料必須客觀。6. 收集資料應橫跨護理的全部流程。

護理診斷（Nursing Diagnosis）

定義	目前護理診斷的定義是NANDA在1990年第9次會議上所提出的，即護理診斷是關於個人、家庭或社區對現存的或潛在的健康問題或生命流程中的反應的一種臨床判斷，是護理人員為達到預期結果選擇護理措施的基礎，這些結果由護理人員來負責。	
架構	確立一個護理診斷，應有4個方面的基本內涵：診斷名稱、定義、診斷依據及相關因素。	1. 名稱：對護理對象健康狀況的一般性描述，即診斷名稱。例如清理呼吸道無效。 2. 定義：是對診斷名稱的一種清晰的、具體的描述，以此與其他的診斷作鑒別。例如清理呼吸道無效的定義是個人處於不能清理呼吸道中的分泌物和阻塞物以維持呼吸道暢通的狀態。 3. 診斷的依據：是做出護理診斷的臨床判斷標準。診斷依據常常是護理對象所具有的一組症狀或徵象以及有關病史，也可以是危險因素。診斷依據按其在特定診斷中的重要程度分為主要依據和次要依據。（1）主要依據：是指形成某一個特定診斷所應具有的一組症狀和徵象及有關病史，是診斷成立的必要條件；（2）次要依據：是指在形成診斷時，在多數的情況下會出現的症狀、徵象及病史，對診斷的形成發揮支援性的功能，是診斷成立的輔助性條件。 4. 相關性因素：即各種會引起問題或影響問題發展的直接因素、主要的促成因素或危險因素，常見的因素包括生理、治療、情境、年齡等方面。

＋ 知識補充站

護理診斷架構的範例：

1. 名稱：體溫過高
2. 定義：個人的體溫高於正常體溫範圍的狀態。
3. 診斷的依據：①體溫高於正常範圍；②皮膚發燒、發紅；③呼吸增快、脈搏增快；④痙攣或驚厥。（①為主要的依據）
4. 相關的因素：高代謝性疾病、外傷、脫水、出汗能力減低或喪失、藥物或麻醉、暴露在熱的環境中、劇烈活動、衣著不當等。

20-4 護理診斷的類型

1. 現存問題的護理診斷：是指患者目前已經存在的健康問題的描述。護理措施的重點是盡快地消除或減輕患者的反應，監測病情進展的情況。例如：體溫過高是描述發高燒之驚厥患兒目前所存在的健康問題；腹瀉是描述急性腸炎患者現有的健康問題。

2. 潛在問題的護理診斷：是指護理對象目前尚未發生問題，但是有危險的因素存在，若不採取護理措施，就會在將來發生問題。護理措施的重點是降低危險因素，預防問題的發生。例如：有皮膚完整性受損的危險是描述長期臥床患者可能發生的健康問題。

3. 健康的護理診斷：是指對護理對象具有加強健康以達到更高的健康水準（潛能）的描述。是護理人員再為健康人群提供護理時，可以用到的診斷。例如：母乳餵養有效。

4. 護理診斷的陳述是指描述個人的健康狀態及相關因素的說明，是臨床書寫護理計畫時的書寫格式，有三部分、兩部分或一部分三種方式：

（1）三部分陳述（PSE）：常用於現存問題的護理診斷。（a）護理診斷的陳述：健康問題 P（Problem）＋症狀或徵象 S（Signs／Symptoms）＋原因 E（Etiology）。（b）範例：氣體交換受損＋呼吸困難、發紺、疲乏無力＋與呼吸道分泌物過多、黏稠阻塞呼吸道有關。

（2）兩部分陳述（PE 或 SE）：PE 常用於潛在問題的護理診斷；SE 主要用於症狀或徵象本身就是護理診斷的名稱，例如：疼痛、焦慮。通常用三部分陳述的護理診斷也可以用兩部分來陳述。（a）護理診斷陳述：健康問題加上原因。範例：有皮膚完整性受損的危險加上與長期臥床有關。（b）護理診斷陳述：症狀或徵象加上原因。範例：疼痛加上與腹部外傷有關。

（3）一部分陳述（P）：常用於健康的護理診斷。護理診斷陳述時只有診斷本身，例如：執行治療方案有效（P）。

書寫護理診斷的注意事項

1. 使用統一的護理診斷名稱	使用NANDA認可的護理診斷名稱，有利於護理人員之間的交流及與國際接軌。
2. 找出護理診斷的相關因素	相關因素是出現某護理問題原因，是制定護理措施的依據，我們需要注意的是要避免將患者的臨床表現當作相關因素。此外，相關因素的陳述方式一般都是"與……有關"，但是在眾多的護理診斷中"知識缺乏"這一護理診斷的陳述方式是特別的。"知識缺乏：缺乏……方面的知識"，而不使用"與……有關"的陳述方式。
3. 橫跨整體性護理觀念	在做整體性的診斷與在做護理診斷時，需要考量到護理對象的生理、心理、社會等各個層面。
4. 護理診斷與醫療診斷	醫療診斷是對一個疾病、一組症狀徵象的敘述，是使用一個名稱來說明疾病的原因、病理生理改變，以便於指導治療措施。護理診斷是敘述患者由於病理、心理狀態改變所引起的現存的或潛在的影響健康的護理問題，是制訂護理措施的依據。

護理診斷與醫療診斷的區別

項目	護理診斷	醫療診斷
診斷的對象	個人、家庭或社區對健康問題、生命流程的反應	個人的病理、生理變化
決策者	護理人員	醫生
職責的範圍	在護理的職責範圍內進行	在醫療職責範圍內進行
適用的範圍	個人、家庭、社區的健康問題	個人的疾病
數量	往往有多個	在一般的情況下只有一個
穩定的程度	持續變化著，原有的問題被解決，新的問題會產生	一旦確診時，並不會發生變化

20-5 護理計畫

　　制定護理計畫（Nursing Planning）是護理程序的第三步，是以護理診斷為依據，設計如何滿足病人的需求、增加病人的舒適、維持和促進病人的功能和促進病人康復的動態決策流程。

　　1. 定義：制定護理計畫是以護理診斷為依據所制定的實際護理措施，是護理行動的指南及護理效果評估的依據。其目的是要確定護理對象的護理重點；確定預期的目標；提供護理評估的標準；設計護理措施的執行方案。

　　2. 設定優先次序：將做出的護理診斷按照輕、重、緩、急的排列次序，以保證護理工作高效率、有秩序地進行。（1）第一優先的問題（High-Priority Problem）：是指直接威脅護理對象的生命，需要立即採取措施予以解決的問題。例如氣胸患者的"氣體交換受損"；消化道大出血患者的"體液不足"等問題，如果不及時地採取措施，將會直接威脅到患者的生命。急重症患者在緊急狀態下，常會同時存在著多個第一優先的問題。（2）中度優先的問題（Medium-Priority Problem）：是指雖然不直接威脅護理對象的生命，但是給其精神上或軀體上帶來極大的痛苦，嚴重地影響其健康的問題。例如氣胸患者同時存在"疼痛"的問題，消化道大出血患者會存在著"恐懼"的問題等。（3）低度優先的問題（Low-Priority Problem）：它與此次發病的關係不大，不屬於此次發病所反應的問題，這些問題往往不是很急迫。例如"營養失調"、"社交疏離"等。在排列順序時需要注意，在護理流程中，主、次順序並不是固定不變的，要隨著病情的發展而變動，在不違反輕、重、緩、急原則的基礎上，還必須尊重患者的意願和選擇，鼓勵患者參與，以取得配合。此外，不要忽視潛在性的健康問題。

　　3. 制定預期的目標：預期目標也稱為預期結果，是指護理對象在接受護理之後，期望能夠達到的健康狀態或行為的改變，即最理想的護理效果。預期目標也是護理效果評估的標準。

小博士 解說

1. 第一優先的問題：意指威脅患者生命，需要及時解決的問題。例如"清理呼吸道無效"。
2. 中度優先的問題：意指不直接威脅病人的生命，但也能導致身體上的不健康或情緒變化的問題。例如"便秘"。
3. 低度優先的問題：意指人們在因應發展和生活中變化時所產生的問題。例如"營養失調：高於身體的需求量"、"娛樂能力缺陷"、"無耐力"、"睡眠形態紊亂"、"壓力性尿失禁"。

陳述的方式：主語＋謂語＋時間狀語＋行為標準＋條件狀語

主語	是指護理對象或護理對象的一部分，有時可以省略掉。
謂語	是指護理對象將能夠完成的動作，該動作必須是可以觀察到的，例如能夠做到、展示、走、喝、告訴、列出等。
時間狀語	限定護理對象應在何時達到目標中陳述的結果，即何時對目標加以評估。根據實現目標所需要的時間長短，可以將目標分為短期目標和長期目標。短期目標是指在（幾小時或幾天）內就能夠達到的目標，一般少於7天。需要較長時間（數週或數月）才能達到的目標稱為長期目標。
行為標準	是護理對象行動之後所要達到的程度，包括時間、速度、距離、次數等，例如：每天步行100公尺。
條件狀語	是護理對象完成的行為所處的條件狀況，例如在護理人員的指導下、藉助於支撐物等。
範例	1個月後（時間狀語）　患者（主語）　獨自（條件狀語）　上下（謂語）　一層樓（行為標準）

制定預期目標的注意事項

1. 目標主語必須是護理對象或護理對象的一部分；預期目標是護理對象的目標，而非護理目標，是期望護理對象接受護理之後所發生的改變，而不是護理行動本身或護理措施。	範例： 出院前患者學會自行皮下注射胰島素。（正確） 護理人員在出院前教會患者皮下注射胰島素。（錯誤）
2. 一個目標中只能出現一個行為動詞，否則無法加以評估。	範例： 一週之後患者能夠坐起。（正確） 一週之後患者能夠坐起和下床行走。（錯誤）
3. 目標必須具有實際性和可行性。實際性是指目標要在護理對象能力可及的範圍內，要考量到其身體心理狀況、智力水準、以往的經歷及經濟情況。同時要注意目標主體行為、行為條件、目標完成期限、目標結果設定的可行性。	
4. 目標必須是可測量、可評估的；避免使用含糊、不明確的詞句。	範例： 出院之前，患者說出糖尿病飲食要求。（正確） 出院之前，患者瞭解糖尿病飲食要求。（錯誤）
5. 目標應是在護理範疇之內的，是透過護理措施可以達到的。	
6. 應讓護理對象參與目標的制定，使護患雙方共同努力以保證目標的實現。	

✚ **知識補充站**

計畫的目的及意義

1.指導護理活動，2.實現個別化護理，3.有利於護理人員之間的溝通，4.提供護理評估的標準，5.增進護患的關係，6.提高護理人員的業務水準和能力。

20-6 設定計畫與執行計畫

（一）設定計畫（制定護理措施）

1. 護理措施的類型：護理措施可以分為 3 類：（1）依賴性護理措施是指護理人員遵從醫囑所執行的措施，例如：遵從醫囑給藥、等級護理等。（2）獨立性護理措施是指不依賴於醫生的醫囑，護理人員能夠獨立提出和採取的措施，例如：協助完成日常生活活動、危險問題的預防、對患者做健康教育等。（3）合作性護理措施要求護理人員與其他保健人員合作完成的護理活動。例如：患者術後的功能訓練。

2. 護理措施的內容：主要包括病情觀察、基礎護理、手術前（後）護理、心理護理、功能訓練、健康教育、執行醫囑、症狀護理等。

3. 制定護理措施時的注意事項：（1）措施應與醫療工作協調一致；（2）護理措施必須切實可行，在制定措施時，需要考量患者的實際情況，醫院的現有條件和護理人員的實際情況；（3）護理措施應明確、具體、整體性，具有指導性，使護理人員和護理對象均能準確、容易地執行措施；（4）護理措施應以系統的理論為依據，禁止將沒有科學依據的措施施用於患者；（5）護理措施應保證護理對象的安全。

4. 護理計畫：護理計畫是將護理診斷、目標、措施等各種資訊按照一定的格式組合而形成的護理檔案。一般在臨床上將護理計畫印成表格的格式，其中填寫內容包括：制定時間、護理診斷、預期目標、護理措施、效果評估、評估時間、護理人員簽名。

（二）執行計畫（Implementation）

執行是為達到護理目標而將計畫中各項措施付諸行動的流程。執行的品質與護理人員的專業知識、操作技術、溝通技巧及患者配合程度等多方面的因素有關。執行流程中的情況應隨時使用文字來加以記錄。

小博士 解說

制定目標的注意事項：1.目標應以服務對象為導向。2.目標應有明確的聚焦性。3.目標應切實可行。4.目標應具體而可行。5.目標應有時間限制：預期目標應註明具體的時間。6.目標必須有據可依。7.一個預期目標中只能出現一個行為動詞。8.預期目標是護理範疇內可以透過護理措施來達到的。9.預期目標應由護理人員和護理對象來共同制定的。

執行之前的準備：護理人員在執行護理計畫之前，為了保證護理對象及時得到整體性的護理，應思考安排下列幾個問題，即解決問題的 "五個 W"。

做什麼（What）	執行護理措施，但是要注意的是因護理計畫的制定是在執行之前，而護理對象的健康狀況會發生變化，所以我們在執行之前，需要評估護理對象目前的情況，回顧已制定好的護理計畫，以保證其內容與護理對象目前的情況相符。
誰去做（Who）	將護理對象需要的措施加以分類和分工，並實際落實：（1）護理人員單獨執行；（2）多名護理人員合作完成；（3）教育護理對象及其家屬共同參與護理。
怎樣做（How）	執行者必須十分清楚：完成護理措施將使用什麼技術或工具設備等，並對需要做的護理操作流程或儀器設備使用的方法非常熟悉和熟練。
何時做（When）	護理人員應根據護理對象的生理、心理情況和醫療上的需求等多方面因素來選擇執行護理措施的時機，例如：健康教育的時間，應選擇在護理對象情緒穩定，身體狀況良好的情況下來做，否則就不能收到預期的效果。
在何地（Where）	確定執行護理措施的場所，也是十分重要的，對於涉及護理對象隱私的操作，更應該注意選擇環境。

執行與執行後的記錄

執行	在執行中必須注意既要執行護理操作常規規範，又要符合每一個患者的生理、心理特徵個性化的護理要求。執行是評估、診斷、和計畫階段的延續，須隨時注意評估患者的生理、心理狀態，評估患者對措施承受能力的反應及護理的效果，為了進一步修訂護理計畫提供資料。因此，執行階段中也橫跨了評估和評估的流程。
執行後的記錄	記錄要求及時、準確、真實、重點突顯出來，包括護理活動的內容、時間及患者的反應等。記錄方式目前比較常採用的是PIO記錄方式。PIO的含義是：P（Problem）問題；I（Intervention）干預措施；O（Outcome）結果。

✚ 知識補充站

關於潛在性併發症的目標：護理人員能夠及時地發現併發症的發生，並積極地配合處理。例如潛在併發症 "出血" 的目標是：護理人員及時發現出血的發生並配合搶救。應該注意的是，這些目標不能寫成 "住院期間病人不發生出血"，僅靠護理措施是無法保證出血這一併發症不發生的。

20-7 **護理評價與護理個案**

（一）**護理評價**（Evaluation）

評價既是在執行後將患者的健康狀況與護理計畫中的預期目標加以比較、判斷的流程，是護理程序的最後一步；也是橫跨於護理整體流程的評判性活動。執行之後的護理效果評價流程包括下列幾個步驟：

1. **收集資料**：收集護理對象目前的健康狀況資料，資料內容與評價內容一致。

2. **評價的目標是否實現**：判斷目標實現情況可以分為下列三種：（1）目標已達到；（2）部分達到目標；（3）未能達到目標。若未達到目標，應考量下列的問題，原始資料是否準確、具整體性；護理診斷是否正確；護理目標是否可行；護理措施是否有效；護理評價患者是否出現新問題等。評價是護理程序循環中的一步，在評價之後還需要進一步地收集資料、修訂計畫，以期達到患者最佳身心狀況。一般急性患者每 3 天評價一次，慢性康復患者酌情 2 ～ 4 週評價一次。

3. **重審護理計畫**：（1）繼續：問題尚未徹底解決，若經過評價確定護理目標和護理計畫沒有問題，則原有的計畫繼續執行。（2）停止：目標已經完全實現、護理計畫不妥或有錯誤。（3）修訂：對護理計畫中有不合理的或錯誤的內容，應及時加以修改。（4）增加：對之前未發現和新出現的護理問題，必須及時增加。

（二）**護理個案**

護理個案是指臨床使用護理程序流程中，使用簡潔和系統化的方法來記錄護理對象的病情和護理工作內容的一系列表格。主要包括：患者住院評價單、護理計畫單、護理記錄單、住院患者護理評價單及出院患者護理評價單等。

1. **患者住院評價單**：主要收集患者住院時的評價資料，包括一般資料、生活狀態及自理程度、體格檢查及心理社會方面的內容，住院評價記錄在患者住院之後 24 小時之內完成。

2. **護理計畫單**：護理計畫單是護理人員為患者在住院期間所制定的護理計畫及效果評價的整體性系統的記錄，在國內臨床護理工作中，一般事前制定出某類患者常見的護理計畫，在護理具體患者時，以此為標準，從中挑選出適合該患者的部分。

護理個案

1. 護理記錄單	護理記錄是指患者在整個住院期間健康狀況及護理流程的整體性記錄。護理記錄單設定的格式有很多種，PIO記錄方式能較好地體現出以護理程序為架構的特徵，能夠具體、真實、準確、完整地反映出護理人員為服務對象解決有關健康問題的流程，具體記錄方式參見下表。另外有一般性護理記錄單和急重症患者記錄單。
2. 住院患者評價單	住院患者評價單是在整體評價的基礎上，以表格的格式記錄專科患者在住院期間的病情動態、治療、護理、用藥後的反應以及患者的心理需求和效果評價。評價的內容可以根據病種的特點和病情的情況設計成不同的表格，以方便評價和記錄。
3. 患者出院評價單	患者出院評價單主要評價記錄患者對自己所患疾病的防治知識是否瞭解，出院之後是否具有自我照顧能力，對患者出院後營養、服藥、休息、功能訓練和定期回診等方面的實際諮詢，並對患者住院期間健康問題解決的情況和出院之後需要解決的問題加以歸納。

患者住院評價單

科別　　　病房　　　床號　　　住院時間　　　住院號碼
一、一般性資料
姓名　　　性別　　年齡　　職業　　族群　　籍貫　　婚姻
教育程度　　　聯絡位址(電話)　　　　　收集資料的時間
住院方式：步行 扶行 輪椅 平車
住院醫療診斷：
過敏史：無 有（藥物 食物　　其他　　　）
家族史：無 有（高血壓病、冠心病、糖尿病、精神病、腫瘤、遺傳、其他　）
二、生活狀況及自理程度
飲食習慣：米麵、高蛋白、高碳水化合物、高脂肪、素食、偏食、忌食、其他
食　慾：正常 增加 亢進；　下降／厭食 日／周／月
咀嚼困難：無 有（原因　　　）吞咽困難：無 有（原因　　　　）
睡　眠：正常 入睡困難 易醒 早醒 多夢 惡夢 失眠
輔助性睡眠：無 藥物 其他
排　便：正常 便秘（　次/天） 腹瀉（　次/天） 失禁 其他
排　尿：　次／天　色　尿頻 尿急 尿痛 尿失禁 尿瀦留 留置導尿 其他
自理能力：全部　　　障礙（需要協助　　　　　）
活動能力：下床活動　坐椅子　臥床（自行翻身、協助翻身）
健康意識：良好 一般 較差（原因　　　）；吸煙：有 無；飲酒：有 無；其他
三、心理與社會
心理狀態：鎮靜 悲哀 易於激動 焦慮 恐懼 孤獨 沮喪 欣喜 無反應
社交能力：希望與更多人交往　　不願意與人交往
住院的顧慮：無 有（經濟問題 自理能力 角色改變 其他　　　）
四、護理體檢
T 　℃；P 　次/分鐘；R 　次/分鐘；BP 　/mmHg；身高 　cm；體重 　kg
意識狀態：清醒 意識模糊 譫妄　昏迷；表情：正常 冷漠 痛苦
瞳　孔：左、右等大 不等大 散大 縮小；對光反射：存在 遲鈍 消失
全身的營養狀況：良好 中等 欠佳 肥胖 消瘦 惡病質
皮膚黏膜：正常 鬆弛 緊張；褥瘡：I II III度 部位/範圍
五官的功能：正常 失明 左/右；失聰 左/右；失語
口　腔：正常 潰瘍 假膜 出疹；舌：正常 偏斜 震顫
牙　齦：正常 紅腫 出血 潰瘍 ；牙：假/缺牙 -+-
各種導管情況：
傷口的情況：
其他：
護理人員簽名：

20-8 護理個案

NANDA 所確定的 128 個護理診斷名稱

（一）交換：1. 營養失調：高於身體的需求量。2. 營養失調：低於身體的需求量。3. 營養失調：潛在地高於身體的需求量。4. 有感染的危險。5. 有體溫改變的危險。6. 體溫過低。7. 體溫過高。8. 體溫調節無效。9. 反射失調。10. 便秘。11. 感知性便秘。12. 結腸性便秘。13. 腹瀉。14. 大便失禁。15. 排尿異常。16. 壓迫性尿失禁。17. 反射性尿失禁。18. 急迫性尿失禁。19. 功能性尿失禁。20. 完全性尿失禁。21. 尿儲留。22. 組織灌注量的改變。23. 體液過多。24. 體液不足。25. 體液不足的危險。26. 心輸出量減少。27. 氣體交換受損。28. 清理呼吸道無效。29. 低效率性呼吸型態。30. 不能維持自主呼吸。31. 呼吸器依賴。32. 有受傷的危險。33. 有中毒的危險。34. 自我防護能力的改變。35. 有窒息的危險。36. 有外傷的危險。37. 有誤吸的危險。38. 自我防護能力改變。39. 組織完整性受損。40. 口腔黏膜的改變。41. 皮膚完整性受損。42. 有皮膚完整性受損的危險。43. 調節顱內壓能力下降。44. 精力的困擾。

（二）溝通：45. 語言溝通障礙。

（三）關係：46. 社會障礙。47. 社交孤立。48. 有孤立的危險。49. 角色紊亂。50. 父母不稱職。51. 有父母不稱職的危險。52. 有父母親子依戀改變的危險。53. 性功能障礙。54. 家庭功能改變。55. 照顧者角色障礙。56. 有照顧者角色障礙的危險。57. 家庭功能改變：酗酒。58. 父母的角色衝突。59. 性生活型態改變。

（四）賦予價值：60. 精神的困擾。61. 增進精神的健康：潛能性。

（五）選擇：62. 個人的因應無效。63. 調節障礙。64. 防衛性因應。65. 防衛性否認。66. 家庭因應無效：失去能力。67. 家庭因應無效：妥協性。68. 家庭因應：潛能性。69. 社區因應：潛能性。70. 社區因應無效。71. 遵守治療方案無效（個人的）。72. 不合作（特定的）。73. 遵守治療方案無效（家庭的）。74. 遵守治療方案無效（社區的）。75. 遵守治療方案有效（個人的）。76. 抉擇衝突（特定的）。77. 尋求健康行為（特定的）。

（六）活動：78. 軀體移動障礙。79. 有周圍血管神經功能障礙的危險。80. 有圍手術期外傷的危險。81. 活動無耐力。82. 疲乏。83. 有活動無耐力的危險。84. 睡眠狀態紊亂。85. 娛樂活動缺乏。86. 持家能力障礙。87. 保持健康的能力改變。88. 進食自理缺陷。89. 吞咽障礙。90. 母乳餵養無效。91. 母乳餵養中斷。92. 母乳餵養有效。93. 嬰兒吸吮方式無效。94. 沐浴／衛生自理缺陷。95. 穿戴／修飾自理障礙。96. 入廁自理缺陷。97. 生長發育改變。98. 環境改變應激症候群。99. 有嬰幼兒行為紊亂的危險。100. 嬰幼兒行為紊亂。101. 增進嬰幼兒行為（潛能性）。

（七）感知：102. 自我形象紊亂。103. 自尊紊亂。104. 長期自我貶低。105. 情境性自我貶低。106. 自我認同紊亂。107. 感知改變（特定的）（視、聽、運動、味、觸、嗅）。108. 單側感覺喪失。109. 絕望，110. 無能為力。

（八）認知：111. 知識缺乏（特定的）。112. 定位能力障礙。113. 突發性意識模糊。114. 漸進性意識模糊。115. 思想流程的改變。116. 記憶力障礙。

（九）感覺：117. 疼痛。118. 慢性疼痛。119. 功能障礙性悲哀。120. 預感性悲哀。121. 有暴力行為的危險：對自己或對他人。122. 有自傷的危險。123. 創傷之後的反應。124. 強姦創傷症候群。125. 強姦創傷症候群：合成性的反應。126. 強姦創傷症候群：沉默性反應。127. 焦慮。128. 恐懼。

護理記錄單

護理記錄單				
姓名	床號	科別	病房	住院號碼
日期	時間	護理記錄（PIO）		簽名

2014-01-01　10：00　P：舒適的改變：與血壓升高有關

頭暈、頭痛、乏力

I：（1）給患者創造安靜舒適的休養環境，避免環境刺激加重頭痛。（2）指導患者休息和飲食，血壓不穩定、症狀加重時必須臥床休息。（3）協助患者滿足生活的需求。（4）改變體位時要緩慢，從臥位至站立前先坐一會兒。（5）監測血壓，發現血壓變化，立即與醫生聯絡，及時給予治療。

16：00　O：患者頭暈、頭痛、乏力症狀減輕

高血壓患者標準護理計畫（摘錄）

護理診斷	預期目標	護理措施
舒適的改變：與血壓升高有關	1. 患者能夠說出血壓升高引起身體不適的應付機制。 2. 患者自述舒適感增加。	1. 給患者創造安靜舒適的休養環境，避免環境刺激加重頭痛。 2. 指導患者休息和飲食，血壓不穩定/症狀加重時，必須臥床休息。 3. 協助患者滿足生活的需求。 4. 在改變體位時要緩慢，從臥位至站立前先坐一會兒。 5. 監測血壓，發現血壓變化，立即與醫生聯絡，及時給予治療。
睡眠型態紊亂：與血壓不穩定引起身體不適、緊張情緒、不適應住院環境有關。	1. 患者能進入正常睡眠狀態。 2. 主訴夜間睡眠時間延長。	1. 消除或減輕情緒緊張的促進因素（家庭、社交、醫院及病情），鼓勵患者保持最佳心理狀態。 2. 告訴患者睡眠與血壓的關係。 3. 晚餐之後控制水分的攝取，減少夜尿的次數。 4. 系統地安排治療、檢查的時間，避免干擾睡眠。 5. 遵照醫囑給予安眠藥。 6. 指導患者促進睡眠方法，例如熱水泡腳、睡前喝熱飲料、聽輕音樂、看書刊雜誌等。
知識缺乏：缺乏高血壓飲食、服藥、疾病自察、自我救治方面的知識	1. 患者能說出使血壓升高的誘發因素。 2. 患者能說出高血壓飲食要求。 3. 能敘述保持血壓穩定的方法。 4. 能說出有關藥物的名稱、用法、作用及副作用。	1. 鼓勵患者對疾病治療及預後詢問，傾聽其訴說，確認患者對疾病和未來生活方式的顧慮。 2. 指導患者適量地飲食：以低鹽、低脂肪為原則。少食含膽固醇高的食物，例如動物的內臟、蛋黃等。肥胖者應降低每日熱量的攝取，以減輕體重。 3. 指導患者適量地用藥：(1)降壓藥物盡可能口服，逐步降壓，以防止血壓驟降而產生心、腦、腎的供血不足。(2)應在醫生指導下服用。(3)必須持續地長期用藥，並瞭解藥物的功能及副作用。當出現副作用時應及時報告醫生，調整用藥。(4)在使用降壓藥物的流程中，避免突然改變體位，以免血壓突然降低引起暈厥而發生意外。 4. 教會患者自測血壓。 5. 告知患者突發血壓升高時，應全身放鬆，靜臥休息，立即舌下含服心痛錠1片或口服其他降壓藥物，稍覺緩解之後立即到醫院就診。若出現心前區疼痛或一側肢體麻木、無力、口角歪斜以及夜尿增多、少尿等，均應及時就診。

20-9 臨床常用的護理診斷（一）

（一）知識缺乏（特定的）

1. **定義**：個人缺乏與某種特定內容有關的認知方面的知識。

2. **診斷的依據**：（1）主訴缺乏有關知識和技能，並尋求資訊；（2）表現出對目前健康狀態有不正確的認識和感受；（3）沒有正確地執行醫生的醫囑、醫護人員的要求和指導；（4）不能正確地對待各項檢查、化驗結果；（5）表現出因為缺乏知識而引起的心理反應，例如焦慮、不安、憂鬱、冷漠、憤怒、激動、躁鬱等。

3. **相關的因素**：（1）對醫療護理方面的新理論、新知識、新技能、新方法缺少接觸、缺乏資訊；（2）知識水準限制或智慧低落，無法瞭解和接受知識；（3）學習的主動性較差，對擷取資訊缺乏興趣；（4）不熟悉擷取資訊的途徑，無法取得資訊；（5）文化和語言障礙，影響對資訊的擷取。

（二）疼痛（Pain）

1. **定義**：個人處於嚴重的痛苦不安和不舒適的狀態。

2. **診斷的依據**：（1）主訴疼痛不適；（2）血壓和脈搏的變化，呼吸增快或減慢，瞳孔散大，出汗；（3）呻吟、哭泣、煩躁不安、痛苦面容，求助的言行；（4）防衛性和保護性行為；（5）注意力集中於自我，注意範圍變窄（遠離社交接觸，對時間感知的改變，思想流程的改變）；肌張力的改變。｛其中（1）與（2）為必要的依據｝

3. **相關的因素**：（1）生物的、化學的、物理的損傷因素；（2）心理因素。

（三）焦慮（Anxiety）

1. **定義**：個人因某種非特異的和不明確的因素而引起的一種模糊的憂慮不適感。

2. **診斷的依據**：（1）緊張、憂鬱、無助感、自卑、退縮、缺乏自信、神經質、恐懼、易怒、心神不寧、過度興奮、容易激動、缺乏主動性；（2）失眠、坐立不安、手抖、面部緊張、聲音發顫、心率加快、血壓升高、出汗、瞳孔放大；（3）注意力不集中、對外界事物不關心、思想紊亂、健忘、集中注意自己、警惕性增強。

3. **相關的因素**：（1）有關生命的各種因素（食物、空氣、睡眠、休息、性、排泄等）的衝突；（2）自我概念的威脅（社會地位、事業、財物、道德倫理等）；（3）健康的威脅；（4）死亡的威脅；（5）親朋好友離別、失去的威脅；環境、人際關係的威脅；（6）安全的威脅；需求未得到滿足。

活動無耐力

定義	個人在做必須的或希望的日常活動時，處於生理上或心理上耐受能力降低的狀態。
診斷的依據	1.主訴疲乏或軟弱無力；2.活動後有異常的反應，例如心率或血壓變化、呼吸困難、發紺、面色蒼白、出汗、心電圖顯示心肌缺血或心律失常。
相關的因素	1.供氧障礙性疾病，例如心、肺疾病、貧血；2.慢性消耗性疾病；3.長期臥床；4.工作、生活負荷過重；5.藥物影響。

有感染的危險

定義	個人處於易受到病原體侵犯的危險狀態
診斷的依據	有下列危險因素存在：1.第一道防線不完備，例如皮膚損害、組織損傷、體液失衡、纖毛運動減弱、腸蠕動異常；2.第二道防線不完備，例如發炎症反應受抑制、白血球減少、紅血球減少；3.免疫抑制、免疫缺陷、獲得性免疫缺陷；4.營養不良；5.慢性疾病；創傷性檢查或治療；6.藥物因素；預防知識缺乏
相關的因素	與診斷中危險因素相同

恐懼（Fear）

定義	一種被證實且有明確來源的危險刺激的恐懼感
診斷的依據	1.明確的恐懼對象；2.懼怕、憂慮和不安的感覺；3.逃避或失去控制行為的能力；4.攻擊行為、退縮行為、強迫行為；5.心跳加快、血壓升高、呼吸急促、皮膚泛紅或蒼白、出汗、瞳孔散大、大小便次數增多或失禁、暈厥等
相關的因素	1.軀體部分殘缺或失去功能；2.疾病晚期或瀕臨死亡；3.環境因素；4.心理因素

生活自理的缺陷

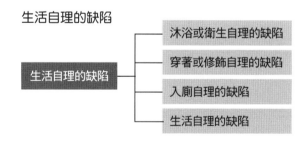

➕ 知識補充站

護理診斷（Nursing Diagnosis）：是關於個人、家庭、社區對現存的或潛在的健康問題或生命過程反應的一種臨床判斷，是護理人員為了達到預期結果選擇護理措施的基礎，這些預期結果是應由護理人員所負責的。

20-10 臨床常用的護理診斷（二）

（四）生活自我料理的缺陷

1. 沐浴或衛生自我料理的缺陷

（1）定義：個人處於自己進行或完成沐浴、衛生活動的能力受損的狀態。

（2）診斷的依據：（a）不能清洗身體或身體的一些部分；（b）不能碰到水；（c）不能調節溫度和水的流量。

（3）相關的因素：（a）活動無耐力，體力和耐受性下降；（b）神經肌肉受損；（c）肌肉骨骼受損；（d）疼痛不適；（e）感知或認知受損；嚴重焦慮、憂鬱。

2. 穿著或修飾自我料理的缺陷

（1）定義：個人處於自己做或完成穿衣、修飾活動的能力受損的狀態。

（2）診斷的依據：（a）穿上或脫去必要的衣服的能力受損；（b）取得衣服或更換衣服的附件的能力受損；（c）繫緊衣服的能力受損；④不能將自己的儀表保持在滿意的程度。

（3）相關的因素：同上。

3. 入廁自我料理的缺陷

（1）定義：個人處於進入廁所或完成入廁活動的能力受損的狀態。

（2）診斷的依據：（a）不能走向廁所或馬桶；（b）不能坐上馬桶或從馬桶上站起來；（c）入廁時不能鬆解衣服；（d）不能做必要的入廁衛生，不能沖洗廁所或馬桶。

（3）相關的因素：（a）同上；（b）移動能力受損；（c）可以活動的狀態受損。

4. 進食自我料理的缺陷

（1）定義：個人處於自己做或完成進食活動的能力受損的狀態。

（2）診斷的依據：不能自己親自將食物從容器中送入口中。

（3）相關的因素：同上。

營養失調

高於身體的需求量	1. 定義：個人處於營養物質的攝取量超過身體代謝需求量的狀態。 2. 診斷的依據：(1)體重超過正常的10%，甚至體重超過正常的20%；(2)三頭肌皮膚折疊厚度，男性超過15mm、女性超過25mm；(3)生活的方式；(4)不良的飲食習慣，例如喜愛吃零食、在做其他活動時進食、集中在晚上進食等；(5)受到外界因素的影響而出現進食反應，例如社交場合；非饑餓的內在因素反應是進食，例如焦慮、孤獨時。((1)、(2)為必要的依據) 3. 相關的因素：(1)缺乏基本的營養知識；(2)不良的飲食習慣；(3)飽餐的習慣；(4)將進食作為應對的機制；(5)活動量較少；代謝紊亂；(6)藥物副作用是食慾亢進。
低於身體的需求量	1. 定義：個人處於攝取的營養物質不足以滿足身體需要量的狀態。 2. 診斷的依據：(1)體重較正常下降20%或更多；(2)每天攝取營養量低於每天的需求量；(3)個人有引起攝取不足的因素存在，例如吞咽和咀嚼能力下降、厭食、味覺障礙、口腔發炎症、潰瘍、腹痛、腹脹、腹瀉；(4)個人有營養缺乏表現，例如眼角膜和黏膜蒼白，肌張力減弱，頭髮脫落，血管脆性增加等。((1)、(2)為必要的依據) 3. 相關的因素：(1)攝取食物困難；(2)消化食物困難；(3)營養物質吸收障礙；(4)代謝的需求量增多；(5)不能獲得充足的食物；厭食或食慾減退；(6)缺乏飲食知識；節食減肥過度；(7)嘔吐、腹瀉；(8)異食癖。

體溫過高（Hyperthermia）

定義	個人的體溫高於正常體溫範圍的狀態。
診斷的依據	1.體溫高於正常的範圍；2.皮膚溫熱、發紅；3.心率增快、呼吸增快；4.痙攣或驚厥。(1為主要的依據)
相關的因素	1.暴露在熱的環境中；2.劇烈活動；3.藥物或麻醉；4.衣著不當；5.代謝率增高；疾病或外傷；6.脫水；出汗能力減低或喪失。

20-11 臨床常用的護理診斷（三）

（五）清理呼吸道無效

1.**定義：**個人處於不能清理呼吸道中的分泌物和阻塞物，以維持呼吸道通暢的狀態。

2.**診斷的依據：**（1）咳嗽無效或不咳嗽；（2）無力排出呼吸道分泌物；（3）肺部有囉音或痰鳴音；（4）呼吸頻率、深度異常；（5）發紺。｛其中（1）、（2）為主要的依據｝

3.**相關的因素：**（1）呼吸道感染，分泌物多而粘稠；（2）支氣管阻塞，例如平滑肌痙攣、誤吸異物、腫瘤；（3）疼痛懼怕咳嗽；（4）體質虛弱、疲乏而無力咳嗽；（5）神經系統疾病致咳嗽反射減弱；藥物（鎮靜劑、麻醉劑）的影響抑制咳嗽反射；（6）感知或認知障礙。

（六）睡眠型態紊亂

1.**定義：**個人因為睡眠時間或睡眠品質發生改變，而引起了不適或干擾了期望的生活方式。

2.**診斷的依據：**（1）難以入眠或難以維持睡眠狀態（早睡、睡眠中斷）；（2）主訴感到沒有休息好；（3）有行為表現，例如易怒、不安、倦怠、無精打采、經常打呵欠、定位能力較差；（4）有徵象出現，例如眼睛有黑眼圈、眼瞼下垂、面無表情等。｛其中（1）、（2）為主要的依據｝

3.**相關的因素：**（1）疾病因素，例如心肺疾病導致供氧不足，神經衰弱等；（2）心理應激；（3）工作、生活、學習負荷過重；（4）環境改變；（5）焦慮、恐懼。

（七）氣體交換受損

1.**定義：**個人處於在肺泡和肺毛細血管之間的氧和二氧化碳交換減少的狀態。

2.**診斷的依據：**（1）呼吸困難，呈現端坐呼吸、三點式呼吸（坐位、兩手放在膝蓋上、上身向前彎曲）、吹氣狀呼吸；（2）低氧血症，高碳酸血症，氧飽和度降低；（3）缺氧表現，疲乏無力、精神不振、嗜睡、煩躁不安、頭痛、失眠、心悸、尿少、蛋白尿、血尿素氮增高、血肌酐增高、發紺、意識障礙等。｛其中（1）、（2）為主要的依據｝

3.**相關的因素：**（1）肺部感染引起呼吸道分泌物多而黏稠，影響通氣；（2）呼吸道機械性梗塞；（3）肺部病變廣泛使用有效肺組織減少；（4）肺彈性降低；（5）肺表面活性物質減少；血紅蛋白變性，攜氧的能力降低；（6）供氧不足。

（八）有受傷的危險

1.**定義：**個人的適應能力和防禦能力降低，在與周圍環境互動時，處於受到損傷的危險狀態。

2.**診斷的依據：**有下列的危險因素存在：（1）適應和調節功能降低，例如感覺功能紊亂，效應器功能紊亂，神經功能紊亂；（2）免疫功能異常；（3）缺氧、營養不良、貧血；（4）個人活動能力障礙；（5）環境中有不安全因素存在；（6）缺乏安全防護知識；（7）藥物影響；年齡因素。

3.**相關的因素：**與診斷依據中的危險因素相同。

有皮膚完整性受損的危險

定義	個人的皮膚處於受損害的危險狀態。
診斷的依據	有下述危險因素存在：1.環境溫度過高或過低；2.機械因素；3.化學因素；4.放射治療；5.感覺障礙；6.軀體活動障礙；7.環境潮濕；8.大小便失禁；9.營養不良，消瘦或肥胖；10.血液循環不良；11.免疫因素；12.代謝因素；13.藥物因素；14.年齡因素。
相關的因素	與診斷依據中的危險因素相同。

便秘

定義	個人處於正常排便習慣發生改變的狀態，其特徵為排便次數減少或排出乾、硬的糞便。
診斷的依據	1.每週排便次數少於3次；2.排出乾硬成型的糞便；3.在排便時相當費力；4.腸蠕動減弱；5.直腸有壓迫感、飽滿感；6.腹部會觸及硬塊；7.肛診可以觸及糞塊；8.其他，食慾減退、腹痛、背痛、頭痛、日常生活受到干擾、使用緩瀉劑。（1、2為主要的依據）
相關的因素	1.液體攝取量不足；2.飲食中缺乏粗纖維；3.活動量較少；4.日常生活規律的改變；5.藥物的影響（濫用緩瀉劑或藥物副作用）；6.害怕排便時疼痛（痔、肛裂）；7.妊娠；8.神經性疾病致感覺運動障礙；9.代謝障礙；10.應激事件導致情緒不穩定。

軀體移動障礙

定義	個人處於獨立移動軀體的能力受到限制的狀態。
診斷的依據	1.不能有目的地在環境內移動，包括床上活動、移動和行走；2.移動受到強制性約束，例如醫囑限制活動，因為牽引或石膏固定而不能移動；3.肌肉萎縮或無力或控制能力下降；4.活動的範圍受到限制；5.對試圖的移動猶豫不決；6.活動的協調功能障礙。（1、2為主要依據）
相關的因素	1.肌力下降；2.疼痛；3.感知或認知受損；4.神經肌肉受損；5.肌肉骨骼損傷；6.嚴重的憂鬱、焦慮。

皮膚完整性受損

定義	個人的皮膚處於受損的狀態。
診斷的依據	1.表皮破損；2.皮膚各層破損。
相關的因素	1.疾病因素，例如某些風濕性疾病、傳染病、心力衰竭、肝腎功能衰竭、出血性疾病、營養不良、肥胖、水腫、脫水、皮膚病等；2.化學性損傷，例如排泄物、分泌物、藥物及其他有害物質；3.溫度性損傷，例如燙傷、燒傷、凍傷；4.機械性損傷，例如擠壓傷、牽拉傷、擦傷、刀割傷；5.放射性損傷，例如接受放射治療；6.醫療操作損傷，例如手術切口、插管、穿刺等；7.其他的損傷，例如蟲咬傷、電擊傷、日光曬傷等；8.健康知識缺乏；9.年齡的因素。

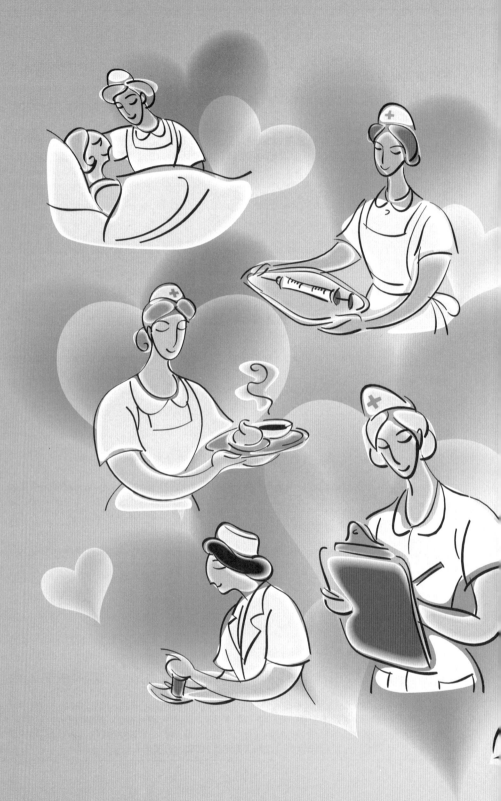

第21章
溝通與人際關係

教學目的：

1. 掌握病人的權利與義務，良好的護患關係與對護理人員的要求

2. 熟悉病人角色，護理人員的權利與義務，現代護理人員角色與功能，護患關係的
   性質，護理人員、病人與醫生之間的關係模式

3. 瞭解角色的概念和特徵

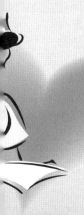

21-1 溝通的概念與構成要素

　　溝通是護理實務的重要內容，護患之間的溝通及互動是產生護患關係的基礎及必要的過程，護理人員只有運用良好的溝通技巧，與患者保持良好的人際關係，才能取得患者的信任，從而獲得患者的整體性資訊，並以此為參考，為患者提供個人化的整體性護理。

（一）溝通的概念

　　溝通也稱為資訊交流，包括人際溝通和大眾溝通，人際溝通是人與人之間、人與團體之間資訊、思想與感情的傳遞和回饋的過程。大眾溝通又稱為傳媒溝通，是一種溝通媒體仲介的資訊交流過程。本項目中的溝通是指人際溝通，它包含下列 3 層含義：1. 溝通可以傳遞資訊：溝通是將有意義的資訊傳達給既定的對象。溝通的資訊很多，不僅僅傳遞情報、交換訊息，還包括思想、情感、觀念、態度等的交流。2. 溝通所傳遞的資訊需要被準確地瞭解：有效的溝通是將資訊發出之後，接收者感知到的資訊和資訊發出者發出的資訊完全吻合，這取決於溝通雙方的世界觀、價值觀是否相類似，雙方利益是否一致等。因此，準確瞭解資訊的含義是溝通成功的關鍵。3. 溝通是透過資訊的傳遞、互動形成回饋的過程：溝通並不是一種單向的活動，必須在兩個或兩個以上的人之間進行，且需要溝通雙方做資訊互動和回饋。溝通的目的不在於過程，而在於結果。假如沒有產生預期的結果，則接收者未對所發出的資訊做出回饋，就不會形成溝通。

（二）溝通的基本要素

　　溝通的過程包括資訊的背景、資訊的發出者、資訊本身、通道、資訊的接收者、回饋六個要素。1. 資訊背景：指溝通發生的場所或環境。包括心理背景、社會背景、文化背景、實體背景。2. 資訊的發出者：即溝通的主動方，也稱為資訊的來源。它確定溝通對象，選擇溝通目的，發動溝通過程。每個人所要發出的對資訊的瞭解、表達和使用，受到其本人社會文化背景、知識水準、情緒、溝通技巧的影響，但是在溝通過程中資訊發出者的位置並不是不變的，它經常和資訊接收者的位置互換。3. 資訊：資訊發出者希望傳達的思想、感情、意見或觀點等。資訊的種類是多樣化的，它可以是語言、文字、圖表等。4. 通路：資訊發出者所選擇的傳遞途徑。它必須是資訊接收者所能接收到的，通常是與感官通路如視覺、聽覺、觸覺、味覺、嗅覺等相關。5. 資訊的接收者：溝通的被動方。個人在接收帶有資訊的各種音形符號之後，會根據自己已有的經驗瞭解資訊的內容。同樣，接收者的溝通技巧、態度、知識水準和社會文化背景也會對溝通產生影響。6. 回饋：即溝通雙方彼此間的回應。回饋會告知發送者，接收者所接收和瞭解資訊的狀態。此外，回饋還可能來自自身，個人可以從發送的資訊過程或已發送的資訊中得到回饋。一次溝通的完成，實際上要經過雙方多次的回饋才能達到期望的效果。溝通的過程是一個動態的、連續的、不斷變化的雙向互動過程。

　　人際溝通（Interpersonal Communication）有不同的劃分方式。根據資訊載體的不同，可以將人際溝通分為語言性溝通及非語言性溝通；按照溝通管道有無組織系統，可以將溝通分為正式溝通和非正式溝通。

語言性溝通 (Verbal Communication)：使用語言、文字或符號所做的溝通稱為語言性溝通。可以細分成書面溝通及口頭溝通兩種型式。

1.書面溝通	以文字及符號為傳遞資訊的工具來進行交流，一般比較正式、準確、具有權威性、同時具有備查的功能。書面溝通包括閱讀、寫作、佈告、備忘錄、協議等等，其中最常見的是閱讀和寫作。
2.口頭溝通	以言語為傳遞資訊的工具，是人們最常用的交流方式。包括聽、說、交談、演講、討論等。口頭溝通一般具有親切、回饋較快、彈性較大、雙向性和不可備查性等特點。最常見的口頭溝通有交談和演講。

人際溝通的意義

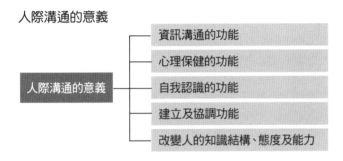

溝通的層級

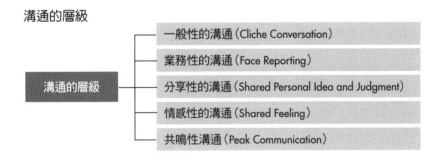

＋ 知識補充站

1. 人際溝通的特徵：雙向性、情景性、統一性、整體性、客觀性。
2. 注意語言的規範：語詞要通俗易懂，語意要準確，語法要標準化，要有禮貌，適當地使用安慰性、鼓勵性用語。

21-2 非語言性溝通

　　非語言性溝通（Nonverbal Communication）是一種在溝通中藉助於動作、手勢、眼神、表情等來幫助表達思想、感情、興趣、觀點、目標及用意的方式。依據相關的資料顯示：在面對面的溝通中，具有社交意義的資訊僅有不到 35% 來自於語言文字，而 65% 是以非語言方式傳達的。美國心理學家亞伯特‧梅拉比安曾經提過一個公式：資訊的全部表達＝ 7% 的語調加上 38% 的聲音再加上 55% 的表情。

　　非語言溝通主要有下列的表現型式：

　　1. 面部的表情：面部的表情是非語言溝通中最豐富的泉源，對人們所說的話發揮了解釋、澄清、糾正和強化的功能，也是測量人類情緒的客觀指標之一。面部表情中最能傳神的是眼睛，眼神主要用於表達感情、控制和建立溝通者之間的關係。在溝通的過程中，可以透過目光接觸，表示尊重對方並願意聽對方的講述。透過目光接觸還可以觀察溝通對方的一些非語言表示。

　　2. 身體的姿勢：包括手勢及其他身體姿勢，它呈現了一個人溝通時特定的態度及當時所蘊含的特定意義。手勢可以用來強調或澄清語言資訊。手勢和其他非語言行為整合起來可以代替語言資訊。身體的姿勢可以反映一個人的自我感覺、情緒狀態及身體健康等狀況。

　　3. 儀表：指人的容貌形態和服飾打扮。儀表會向溝通的對方顯示其社會地位、身體健康狀況、職業、文化修養、自我概念及宗教信仰等資訊。儀表同時也會影響溝通雙方相互的感知、第一印象及接受程度。

　　4. 環境的篩選：環境安排及篩選表達了資訊發出者對溝通的重視程度。環境包括實體環境及人文環境。實體環境包括建築結構、空間的佈置、光線、雜訊的控制等。而人文環境包括是否需要由他人在場，環境是否符合溝通者的社會文化背景，是否保護患者的隱私等。

　　5. 空間距離：每個人都有一個心理上的個人空間，這種空間像一個無形的氣泡，是個人為自己劃分出的心理領地。當這個自我空間被人觸犯就會感到不舒服，不安全，甚至會惱怒起來。

小博士解說

1. 非語言性溝通是指不使用語言文字的溝通。是透過儀表、姿態、動作和神情作為溝通媒介所做的資訊傳遞。非語言性溝通占溝通的65%。
2. 非語言性溝通的型式分為無聲的動姿（面部表情、手勢、目光接觸、觸摸）與無聲的靜姿（儀表、姿勢、空間的距離）。

美國人類學家愛德華‧霍爾將人際溝通中的距離分為下列四種：

1.親密距離	是人際溝通中最小的間隔或無間隔的距離，即我們常說的“親密無間”，大約15cm左右。彼此可以肌膚相觸，耳鬢廝磨，以至相互能感受到對方的體溫、氣味和氣息。其較遠的範圍是15cm～44cm之間，身體上的接觸可能表現為挽臂執手，或促膝談心。這種距離一般在社交場合較為少見，主要在極親密的人之間或醫護人員做某些技術操作（例如手術配合）時使用。
2.個人距離	這是人際間隔上稍有分寸感的距離，較少直接的身體接觸。個人距離的較近範圍為46cm～76cm之間，正好能相互親切握手，友好交談。這是與熟人交往的空間。陌生人進入這個距離會構成對別人的侵犯。個人距離的較遠範圍是76cm～122cm。任何朋友和熟人都可以自由地進入這個空間。
3.社交距離	是一種社交性的或禮節性的較為正式的關係。其較近範圍為1.2m～2.1m，一般在工作環境和社交聚會上，人們都保持這種程度的距離。社交距離的較遠範圍為2.1m～3.7m，呈現為一種更加正式的交往關係。例如工作招聘時的面談，教授和大學生的論文答辯等等，往往都要隔一張桌子或保持一定的距離，這樣就會增加了一種莊重的氣氛。
4.公眾距離	是一種大眾性、團體性的溝通方式，一般的距離為3.7m以上。這是公開演說時演說者與聽眾所保持的距離。是一個幾乎能容納一切人的“門戶開放”的空間，人們完全可以對處於空間的其他人，“視而不見”，不予以交往，因為相互之間未必發生一定的關係。大多用於當眾演講之類。

促進醫護溝通的方法及策略

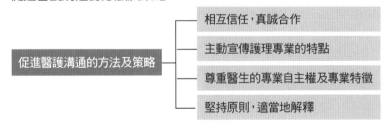

促進醫護溝通的方法及策略
- 相互信任，真誠合作
- 主動宣傳護理專業的特點
- 尊重醫生的專業自主權及專業特徵
- 堅持原則，適當地解釋

✚ 知識補充站

　　人際溝通的空間距離並不是固定不變的，它具有相當程度的伸縮性，這依賴於實際的情境，交談雙方的關係、社會地位、文化背景、性格特徵、心境等。護理人員應有意識地控制和調節與患者之間的距離。例如對兒童和孤獨老年患者，縮短人際距離有利於情感溝通；但對有些敏感的人，則應給對方足夠的個人空間，以免引起誤解。

21-3 正式溝通與非正式溝通

（一）正式溝通

正式溝通是指按照組織明文規定的原則、方式所進行的資訊傳遞與交流，例如組織內的檔案傳達、定期召開的會議、上下級之間的定期彙報以及組織間的公文來往等。正式溝通有向下、向上、水平溝通等幾種：

1.向下溝通：這是在傳統組織內最主要的溝通流向。一般以命令的方式傳達上級組織或其上級所決定的政策、計畫、規定之類的資訊，有時頒發某些資料供下屬使用等等。如果組織的結構包括有多個層次，則透過層層轉達，其結果往往使向下資訊發生歪曲，甚至遺失，而且過程遲緩，這些都是在向下溝通中所經常發現的問題。

2.向上溝通：主要是下屬依照規定向上級所提出的正式書面或口頭報告。除此以外，許多機構還採取某些措施以鼓勵向上溝通，例如意見箱、建議制度、以及由組織舉辦的徵求意見座談會、或態度調查等等。

3.水平溝通：主要是與層級，不同業務部門之間的溝通。例如朋友之間的信件往來，護理人員與護理人員之間的溝通，護理長之間的工作交流等。其功能在於調整組織或民眾及其成員之間的關係，減少摩擦和衝突，增進彼此之間的合作與友誼。

正式溝通的優點是：溝通效果好，比較嚴肅，約束力較強。易於保密，可以使資訊溝通保持權威性。重要的消息和檔案的傳達，組織的決策等，一般都採取這種方式。其缺點在於，因為依靠組織系統層層傳遞，所以很刻板，溝通速度很慢，此外也存在著資訊失真或扭曲的可能。

（二）非正式溝通

非正式溝通管道指的是正式溝通管道以外的資訊交流和傳遞，它並不受到組織的監督，而自由篩選溝通的管道。例如團體成員私下交換看法，朋友聚會，傳播謠言和小道消息等都屬於非正式溝通。非正式溝通是正式溝通的有機補充，非正式溝通的優點有：溝通方便，內容廣泛，方式靈活，溝通速度較快，可以用來傳播一些不便正式溝通的資訊。而且由於在這種溝通中比較容易把真實的思想、情緒、動機表露出來，因而能提供一些正式溝通中難以獲得的資訊。管理者要善於利用這種溝通方式。缺點是：這種溝通比較難以控制，傳遞的資訊往往不確切，易於失真、曲解，容易傳播流言蜚語而混淆視聽。所以應對此種溝通方式予以重視，注意防止和克服其負面的影響。

傾聽

傾聽是資訊接收者集中注意力將資訊發出者所傳遞的所有資訊加以分類、整理、評估、證實，使資訊接收者能更好地瞭解資訊發出者所說話的真正涵義。因此，傾聽並不是單純地聽別人的講話，還要注意對方用語的篩選，注意其語調、流暢的程度、面部的表情，身體的姿勢及動作等。做一個有效的傾聽者、應注意遵循下列的原則：

原則	實際方法
1. 對於傾聽所需要的時間要有充分的估算和準備。	仔細的估算傾聽所需要的時間。
2. 集中注意力、排除干擾的因素。	要聚精會神、心無旁騖。
3. 不要隨意打斷對方的述說。	要仔細的傾聽對方的述說、並作筆記。
4. 不要急於做出判斷和評論。	要深思熟慮，不要遽下判斷。
5. 注意對方的非語言表現。	要注意對方的行為語言（Body Language）
6. 仔細體會其言外之意。有效傾聽的關鍵是傾聽者應全身心的投入。其表現在傾聽時使用一些非語言行為和簡單的應答，來顯示自己的全神貫注，以使對方暢所欲言。	（1）視線與患者保持接觸；（2）保持合適的距離，面向對方；（3）舒適、放鬆的坐姿，稍向患者傾斜；（4）避免分散注意力的舉動，如果護理人員坐在椅子上動來動去，時時看錶，患者就會接到這樣的資訊，護理人員還有別的事急於離去，沒有時間討論和思考其他的事；（5）適時地微微點頭或應答，例如"我懂"，"嗯"，附和對方所說的話，以表示自己正在專注地聽。這樣可以讓患者感到他的講話引起了護理人員的注意，從而受到鼓勵，更詳細地說出自己的感覺。

✚ 知識補充站

1. 溝通的技巧：護患溝通是護理人員與患者之間資訊交流和互動的過程。所交流的內容與患者的護理和康復直接或間接相關的資訊，同時也包括雙方的思想、感情、願望和要求等方面的交流。良好的護患溝通，可以縮短護患之間的心理差距；良好的護患溝通，是護理工作的基礎；良好的護患溝通可以防範醫患的糾紛。護理人員在護理活動中應充分展示其溝通交流的技巧，以促進護患關係良性發展並提供最優質的護理服務。溝通的技巧包括內容的技巧（溝通什麼？）、過程的技巧（如何去做？）、認知的技巧（所思所感）3種類型，這3種技巧密不可分，且其涵蓋面非常廣泛，這裡僅介紹最常用的一些溝通技巧。

2. 交談的技巧：交談為護理人員與患者溝通的一種重要方式，其成功的條件，除了取決於護理人員與患者之間的良好的關係之外，還取決於適當地的運用各種交談技巧。

21-4 溝通的技巧（一）

（一）反映

反映是一種幫助患者領悟自己真實情感的交流技巧，也稱為"釋義"。護理人員透過專注而移情的傾聽，領悟患者真實情感和思想，透過反映（釋義）把對方的言外之意表達出來，從而能順利地繼續交談。因此，反映是護理人員向患者表達共鳴和迴響的極好方式。

（二）交談的技巧：詢問

詢問在護患交談中具有十分重要的功能，它不僅是收集和核實資訊的方式，而且可以引導交談聚焦於主題。善於詢問是一個有能力的護理人員的基本功夫。詢問的有效性，將決定收集資料的有效性。

詢問一般分為封閉式詢問和開放式詢問兩種類型：

1. 封閉式詢問是一種將患者的應答限制在特定的範圍之內的詢問，患者回答問題的篩選性較少，甚至只要求回答"是"或"不是"。封閉式詢問的優點是患者能直接坦率的做出回答，使醫護人員能迅速獲得所需要的和有價值的資訊，節省時間。其缺點是回答問題比較機械而死板，患者得不到充分解釋自己想法和情感的機會，缺乏自主性，醫護人員也難以獲得詢問範圍之外的其他資訊。

2. 開放式詢問的問題範圍較為廣泛，不限制患者的回答，可以誘導和鼓勵患者開闊思想，說出自己的觀點、意見、想法和感覺。在治療性交談中運用開放性的問題來詢問，有利於誘導患者開啟心扉、發洩和表達被抑制的感情，患者可以自由篩選講話的內容及方式，有較多的自主權。醫護人員可以從中獲得較多的有關患者的資訊，更為整體性而深入地瞭解患者的想法、感情和行為。其缺點是需要較長的交談時間。

（三）核實

核實是指護理人員在傾聽過程中，為了校正自己瞭解是否準確所採用的技巧。在交談中，核實是一種回饋機制。透過核實，患者可以知道護理人員正在認真地傾聽自己講述，並瞭解其內容。實際的方法有：

1. 覆述：重複對方談話的內容和所說的話。可以加強對方述說的自信心，使對方有一種自己的述說正在生效的感覺，從而受到鼓勵。

2. 澄清：澄清的目的是對於對方陳述中的一些模糊的、不完整的或不明確的語言提出疑問，以取得更為實際、更為明確的資訊。澄清常常採用的說法如："請再說一遍。"、"根據我的瞭解，您的意思是……"等等。澄清有助於找出問題的原因，加強表達資訊的準確性，不僅使護理人員更清楚地瞭解患者，還可以使患者更深入地瞭解他自己。

其他的溝通技巧

1.自我表白	自我表白是一種自願而有意的把自己的真實情況告訴他人的行動,也稱為"自我暴露"。自我表白是人與人之間情感建立、發展的重要途徑之一。適當的自我表白給人以親切感。自我表白必須是自願的、有意的、真實的、相互的。
2.沉默	沉默會給對方充分的思考及調節的時間和機會,並調節溝通的氣氛。應注意沉默的時機和時間的篩選一定要恰到好處。
3.觸摸	觸摸是人際溝通時最親密的動作,可以傳遞溫暖和關懷的感覺。儘管觸摸有許多正面的功能,但在有些情況下,觸摸也會有負面的影響。其影響因素有性別、社會文化背景、觸摸的型式、雙方的關係及不同國家的禮節規範和交往習慣。因此,醫護人員在如何運用觸摸的問題上,應保持敏感與謹慎。應注意的是: (1)根據不同的情境採用不同的觸摸型式。 (2)根據患者的特點,採取其易於接受的觸摸型式。 (3)根據溝通雙方關係的程度,篩選合適的觸摸方式。

✚ 知識補充站

1. 護患溝通中為了減少護患矛盾和衝突,應做到:
   (1) 五主動:主動關心幫助體貼患者、主動耐心安慰患者、主動熱情接診患者、主動巡視病房、主動相送出院患者。
   (2) 六一句:在住院時多介紹一句、在操作時多說明一句、在晨間護理時多問候一句、在手術之前多解釋一句、在手術之後多安慰一句、在出院時多關照一句。
   (3) 十個一點:微笑多一點、儀表美一點、語言甜一點、觀察細一點、操作穩一點、愛心多一點、照顧全一點、要求嚴一點、效益高一點、服務誠一點。
2. 封閉式的詢問和開放式的詢問在交談中有時是交替使用的。但要注意每次詢問一般應限於一個問題,待得到回答後再提第二個問題,如果一次提好幾個問題要患者回答,便會使患者感到困惑,不知該先回答哪一個問題才好,甚至感到緊張、有壓力,不利於交談的展開。

21-5 **溝通的技巧（二）**

（四）阻礙有效溝通的因素

人與人之間的溝通經常會受到各種因素的影響和干擾，這些因素對溝通過程的品質、清晰度、準確性有很大的影響，直接關係到溝通是否有效。客觀的因素如下：

1. **雜訊：** 環境中的雜訊往往會造成資訊接收者無法聽到或聽清發送者的準確資訊，直接影響口頭溝通效果，甚至會因為誤聽資訊而產生衝突或糾紛。因此，安靜的環境會使溝通更有效，尤其是對保證口頭溝通資訊的有效傳遞非常重要。護理人員與患者進行溝通前，應儘量排除雜訊的干擾，積極創造一個安靜的環境，以增強溝通效果。

2. **隱秘：** 如果溝通內容涉及個人隱私，溝通環境的安全性和隱私性就會成為影響溝通效果的重要因素。若缺乏隱私條件，或有其他的無關人員在場，便會使溝通者產生顧忌，無法暢所欲言。因此，護理人員與患者交談時，最好篩選無人打擾的場所；或是注意說話聲音不可太大，避免他人聽見，以解除患者的顧慮。

3. **氛圍：** 溝通環境的溫濕度、光線、氣味以及美觀程度等也可影響溝通效果。若環境中溫濕度過高或過低，光線過強或過弱，難聞的氣味，環境髒、亂、差等都會對溝通產生不利的影響。而莊重活潑、舒適的環境佈置和氛圍，可以使溝通者放鬆、愉快，有利於隨意交談和促膝談心。

4. **距離：** 在社會交往中，人們無意識或有意識地保持相當程度的距離，當個人的空間受到限制和威脅時，人們就會產生防禦性反應，從而降低交流的有效性。人們根據自己的情感、交流的內容、雙方關係的性質及交流時的相互影響篩選距離。在護患溝通時，護理人員應保持對距離的敏感性，在交流中充分發揮距離的有效性和舒適感所發揮的功能。

主觀的因素

1.情緒	情緒是溝通過程中的感情色彩因素，它會直接影響溝通的效果。在某些情感狀態下，人們容易吸收外界資訊；而在某些情感狀態下，例如急躁、焦慮、敵對、發怒、悲傷等，資訊卻很難輸送進去。護理人員要學會控制自己的情緒，確保溝通的順利進行。
2.身體的狀況	溝通過程中任何一方疲倦、疼痛、身體不適、言語障礙、耳聾等，都會影響溝通的效果。
3.認知	認知是個人認識世界的資訊加工活動。感覺、知覺、記憶、想像、思想等認知活動，按照一定的關係組成一定的功能系統，從而實現對個人認知活動的調節功能。溝通雙方因受教育程度或生活環境等不同，造成認知的不同，從而看待事物的觀點也不同。雙方持不同的觀點，交流就不易達成共識。
4.個性	個性是一個人在思想、性格、品質、意志、情感、態度等方面不同於其他人的特質。一個人是否善於溝通，溝通效果如何，與每個人的個性有很大關係。相關的研究證實，熱情、爽朗、健談、善解人意的人，易於與他人溝通，而內向、孤僻、固執、冷漠、狹隘者，很難與人溝通。兩個個性都很獨立、主觀性很強的人常不易建立和諧融洽的溝通關係，而獨立型個性的人與順從型個性的人相互溝通時，容易建立良好的溝通關係。
5.價值觀	價值觀是指一個人對周圍的事物（包括人、事、物）的意義、重要性的歸納評價和綜合性的看法。在同一個條件之下，對於同一個事物，由於人們的價值觀不同，就會產生不同的行為。在溝通的過程中，應善於分辨對方的價值觀，同時尊重他人的價值觀，避免將自己的價值觀強加於人。
6.社會文化背景	不同的社會階層、職業、團體和教育程度的人，由於其生活、習俗、觀念、信仰、興趣、行為、習慣、道德、法律認知的不同，表達其思想、感情和意見的方式也不一樣，故會造成許多的誤解。
7.溝通技巧	在護患的溝通中，不適當的溝通技巧，例如突然改變話題、主觀性判斷或說教、虛假的或不適當的保證、貶低患者的感情等，會導致資訊傳遞途徑受阻，甚至產生資訊被完全扭曲或溝通無效等現象，從而影響或破壞護患關係。因此，護患在溝通時，應儘量避免這些不良的溝通方式。

21-6 與不同護理對象的溝通

（一）與老年患者的溝通

隨著年齡的增長，老年人的身體出現種種衰老現象，組織器官和生理功能趨向衰退：視覺、聽覺功能減退；記憶力減退；專注力下降；部分老年人因為疾病出現語言、意識障礙。身體的組織器官衰退、疾病、家庭以及社會環境等多種因素會給老年人帶來精神上的困擾，就可能誘發各種精神障礙，例如神經衰弱、焦慮症、憂鬱症、疑病症、恐懼症、強迫症、癔症等。老年期的精神障礙發病率略高於其他年齡層。因此，護理人員應對自己護理的老年患者有充分的認識，以寬容的心態、以換個角度思考的方式來瞭解對方。

1. 尊重患者，建立良好的第一印象： 心理學的研究證實，人人都希望得到他人的尊重，尤其是老年人。在與老年患者做溝通時，首先要做到滿足患者對尊重的需求，同時要特別注意自己的儀表、站或坐的姿勢，態度要從容鎮定、充滿自信，給患者以信任感、安全感。

2. 篩選適當的溝通方式： 評估老人的溝通能力，篩選適當的方式與老人溝通，除了交談之外，還可以運用表情、手勢、圖片、文字、提醒卡、教具等。例如：對視覺功能減退的老年患者，應避免或儘量少用非語言表達方式，向患者介紹文字資料時，資料的字體應加大，讓患者戴眼鏡，儘量使用簡單的敘述或使用較大的圖片來解釋；溝通聽力減退患者時，可以讓患者戴助聽器或根據的情況來適當地提高音量，並應面對患者，讓他看到護理人員的面部和口型，增加身體語言的表達比例，以彌補由於聽力下降引起的溝通障礙，或對聽力好的一側耳朵來講話，在談話時語調要平緩，語句盡可能簡單，使老年患者有重複資訊的時間以便於接受和瞭解。

3. 注意溝通的技巧： 護理人員要關心安撫老年患者，讓其感到溫暖和關注，對患者的反應要及時地回應，耐心地傾聽患者的意見，對合理的要求應及時地滿足其需求，若不能滿足，應耐心地給予解釋，取得患者的瞭解與合作。

（1）話的速度要慢：因為老人反應速度較慢，在與老人溝通時，要適當減緩說話的速度，說完一句話之後，給一定的時間讓老人反應，切忌催促，建立信任感和安全感，鼓勵患者多表達自己內心的感受。

（2）簡短、重複：在與老年患者溝通時，注意語句簡短，一次交代一件事情，以免引起老人的混淆，對重要的事情，要重複交代，直到老人瞭解並記住為止，在必要時，可以使用書面記錄來提醒或告知其家屬來協助老人完成。

（二）與兒童患者的溝通

兒童各方面都需要成人的照顧，在患病之後更需要醫護人員的精心護理，良好的護理對增進療效，提高治癒率，降低死亡率極為重要，然而良好的護理必須有良好的溝通來做前提。兒童心地純潔，富於幻想，具有好奇的心理，處於可塑性最佳的時期。與他們交談，首先應具有幾分"童心"和掌握一點"孩子語言"才行。其次，在使用語言上，應明白、簡潔、通俗、淺顯，接近兒童的口氣；在表情上，應具有活潑、歡樂、明朗和稚氣的兒童情趣。

兒童患者的非語言性溝通：非語言性溝通在交流過程中發揮了極其重要的功能，護理人員的表情、姿勢、動作、眼神等都屬於非語言性溝通。

兒童患者的非語言性溝通	微笑是一種表達美好感情的語言，首先運用微笑來接納新住院患者及其家屬進行溝通的第一步。它消除了患兒的陌生感，增加了對護理人員的信任感。
	風度優雅、衣著整潔，舉止文雅大方，態度溫和，言語優美而動聽，氣質風度良好，充分對患兒展現出"天使"的形象。還要注意學習累積相當程度的交流技巧，與患兒交談要注意平視，可以蹲下身來或患兒坐在床上，護理人員坐在椅子上，這樣會給予患兒以平等感。較小的患兒可以將其抱起來，以縮短距離，消除其緊張情緒，產生安全感。與患兒交朋友，要全心全意地付出、要有耐心、愛心、恆心、和責任心，因為兒童情緒相當不穩定，喜怒無常而多變，故要培養自己敏銳的觀察力和情感感染力，做到觀其表情，猜其心事，在患兒高興時，可以陪其一起做遊戲、講故事，不高興時就用自己的好心情，燦爛的笑臉來影響他們，使其轉悲為喜。
	病房的環境要根據兒童的特點來設計、佈置，床上用品使用帶有卡通、花草等圖案的棉布來做，床及床旁桌椅的舒適性與趣味性要同等地考量，還可以根據患兒年齡搭配一些彩色紙、畫筆等，在空閒時教患兒折紙、畫畫。

兒童患者的語言性溝通：語言性溝通是護理實務中的主要溝通方式，護理人員使用的語言應該親切、美好。同時還應遵循下列幾個原則。

1. 使用安慰解釋性語言	關心患者病痛是每一位護理人員的天職，絕對不可以因為語言使用不當而刺激患兒的情緒，尤其對那些療程較長而重的患兒，家屬整天待在醫院照顧對治療厭煩的患兒，更應時時使其感到溫暖體貼，有人關心他。
2. 使用鼓勵表揚性語言	因為兒童是一個特殊的團體，表揚鼓勵就顯得尤為重要，治療前後特別是肌肉注射和靜脈注射，患兒都比較懼怕，看見護理人員推著治療車去病房，就開始哭鬧，亂踢亂動，此時要先鼓勵他是一位堅強、勇敢、不怕痛的好孩子，同時請他給比他年齡小的病友做榜樣，由於孩子的好勝心和虛榮心，他很快地就會配合，等待順利紮完針之後，可以給一本畫書或糖果等作為獎勵，這樣對指導患兒順利地克服治療過程中所產生的不良情緒，對其正面地協助護理工作和配合治療有很大的幫助。
3. 其他的因素	精湛的技術是維繫溝通效果的重點，高超的護理技術是做一名合格的專業護理人員的關鍵，嫻熟的護理技巧是取得患兒及其家長的信任，建立和維繫良好護患關係的重要關鍵。

✛ 知識補充站

溝通是一門學問，是一種藝術，每一位護理工作人員都應該注意學習，累積並掌握相當程度的溝通技巧。只有如此，才能充分地利用有效溝通，建立相互瞭解、相互信任和相互支持的護患關係。

21-7 卡加里-劍橋（Calgary-Cambridge）指南（1998年版）溝通過程的技巧（一）

（一）開始會談

1. 建構最初的和諧氛圍：（1）問候患者並獲得患者的名字。（2）介紹自己、訪談的功能、性質，在必要時取得患者的同意。（3）表現出尊重和興趣，關注患者是否感覺舒適。

2. 確定就診的原因：（1）透過核實的開場詢問，確定患者的問題或患者希望表達的問題（例如 "是什麼問題讓您來醫院就診啊？" 或 "您今天想討論什麼？" 或 "您今天希望得到什麼問題的答案呀？"）。（2）認真傾聽患者開場的陳述，不要打斷患者或指揮患者的反應。（3）確認並篩查出深層級的問題所在（例如 "頭痛和乏力是嗎？還有別的不舒服嗎？"）。（4）商議談話的議程，要同時考量患者和醫師的需求。

（二）採集資訊

1. 探討患者的問題：（1）鼓勵患者講故事，使用患者自己的語言告訴醫師問題從一開始出現到現在的過程（闡明就診的原因）。（2）採用開放式和封閉式的詢問技術，適當地將詢問從開放式轉向封閉式。（3）注意傾聽，讓患者說完話而不要將其打斷，並在回答患者問題之前，給患者留出一些時間來想一想，或者在停頓之後繼續。（4）透過語言或非語言方式輔助促進患者應答，例如採用鼓勵、沉默、重複、交換措辭及解釋等方法。（5）萃取語言或非語言的線索（語言、身體語言、面部表情）。適時予以驗證及認可。（6）澄清患者陳述不清晰或者需要補充說明的地方（例如 "您能解釋一下您說的頭暈是怎麼回事嗎？"）。（7）定期地加以歸納，以確認我們瞭解了患者所說的內容，邀請患者糾正我們的解釋，或者提供更進一步的資訊。（8）使用簡明的、容易瞭解的問題或評論，避免使用行話或太多的術語來解釋。（9）確定事件的時間和順序。

2. 瞭解患者觀點的其他技巧：

（1）主動確定並適當探問：（a）患者的想法（例如出於信仰）。（b）患者對每一個問題的擔憂（例如擔心）。（c）患者的期望（例如患者的目標，患者對每個問題期望有什麼幫助）。（d）影響：每個問題如何影響患者的生活。

（2）鼓勵患者表達出自己的感受。

（三）提供接診諮詢的結構

1. 使組織結構明朗清晰：（1）在每一條詢問的特定主線的末尾做歸納，以確認對患者的瞭解情況，然後再轉到下一個部位。（2）運用提示語、過渡性的陳述，從一個部位推進到另一個部位，包括為下一個部位做基本的鋪墊。

2. 注意流程：（1）按照邏輯的順序動員訪談的結構。（2）注意時間的安排並動員訪談的結構。

建立關係

1. 運用適當的非語言行為	（1）表現出合適的非語言行為：目光接觸、面部表情、姿態、移動、聲音暗示，例如說話的速度、音量、語調。（2）如果閱讀、記筆記或使用電腦，則要注意方式，不要影響對話或和諧的氛圍。（3）顯示出適當的信心。
2. 建構和諧的氛圍	（1）接受患者看法和感受的合理性，而不去審判。（2）運用移情（設身處地）來溝通，瞭解並體諒患者的感受或困惑，明確公開地表示認可患者的觀點和感受。（3）提供支援：表達關心、瞭解以及協助的願望，賞識患者克服病痛所做的努力及適當的自我保健，提供夥伴的關係。（4）體貼敏感地處理令人尷尬、煩擾的話題和軀體的疼痛，包括與體格檢查有關的問題。
3. 使患者參與	（1）與患者分享看法，鼓勵患者參與。（2）解釋那些看起來非結論性的問題或體格檢查部分的基本原理。（3）在體格檢查期間，向其解釋過程，徵得其同意。

解釋和計畫：提供正確的資訊量和資訊類型

解釋和計畫

- 形成模組並驗證：要給予患者能夠吸收成為模組的資訊；驗證患者是否瞭解，針對患者的反應來指導確定如何繼續進行。

- 評估患者的出發點：在給予患者資訊時，諮詢患者預先的知識，瞭解患者希望瞭解的資訊的範圍。

- 詢問患者還有那些資訊能對其有所幫助，例如病因與預後。

- 在適當的時間給予解釋：避免過早地給予建議、資訊或保證。

解釋和計畫：幫助準確地回憶和瞭解

解釋和計畫

- 計畫病情解釋：將解釋分成不連續的部分，建立邏輯的順序。

- 運用清晰的分類或提示語（例如"我想和你討論 3 個重要的問題。首先……"，"現在我們可以轉到××嗎？"）。

- 使用重複和歸納，以鞏固資訊。

- 運用簡明、易於瞭解的語言，避免使用"行話"。

- 運用具體的方法來傳達資訊：圖表、模型、書面資訊和說明。

- 驗證患者對所給資訊或指定的計畫的瞭解情況，若在必要時，請患者使用自己的話重述與澄清一遍。

21-7 卡加里-劍橋（Calgary-Cambridge）指南（1998年版）溝通過程的技巧（二）

（四）解釋和計畫

1.**取得共同的瞭解：整合患者的看法。**（1）將對病情的解釋與患者的看法整合起來，即與先前引出的患者的想法、擔憂和期望整合起來。（2）提供機會並鼓勵患者參與貢獻：提出問題、請求患者澄清或表達疑問，適當地做出回應。（3）若患者需要提供資訊或提出問題、資訊過量、患者的憂傷，萃取語言和非語言的線索並做出回應。（4）根據患者所給的資訊、使用的辭彙引出患者的信仰、反應和感受，在必要時予以認可和表述。

2.**計畫：共同參與決策的制定。**（1）在適當的時候分享護理人員的想法，比如意見、思考的過程和進退兩難的困境。（2）讓患者參與：（a）提供建議和做出篩選；（b）鼓勵患者說出自己的想法和建議。（3）探討治療的篩選。（4）確定在做出決定時患者希望參與的水準。（5）商議雙方都能夠接受的診療計畫：（a）證實自己對可供篩選診療方案的權衡和優先篩選；（b）確定最佳的方案。（6）與患者驗證：（a）是否接受計畫；（b）是否擔憂都已解決。

（五）結束會談

1.**將來的計畫：**（1）與患者約定下一步和醫師聯絡的計畫。（2）安全網路，解釋可能出現的意外結果，如果治療計畫不發揮效果該怎麼辦，何時以及如何尋求幫助。

2.**保證合適的結束點：**（1）簡要地將會談加以歸納並確立治療的計畫。（2）對患者是否已經同意並願意遵從醫囑，是否還需要做什麼更動、有無疑問或其他問題做最後的驗證。

（六）病情解釋和診療計畫的篩選（包括內容和流程的技巧）

1.**如何討論進一步檢查和步驟：**（1）提供有關步驟的清晰資訊，例如患者可能會經歷什麼，怎樣被告知結果。（2）將步驟和治療計畫整合起來：價值、目的。（3）鼓勵患者詢問和討論潛在的焦慮或負面結果。

2.**如何討論意見和問題的重要性：**（1）若有可能，提供正在做討論的專家意見和姓名。（2）顯示這些意見的基本原理。（3）解釋基本的原因、嚴重程度、預期的變性、短期和長期的結果。（4）探知患者的信仰、反應和擔憂。

如何商議雙方的行為計畫

如何商議雙方的行為計畫

- 討論可供篩選的方案，例如不採取任何措施、進一步檢查、藥物治療或手術、非藥物治療（理療、助聽器、諮詢等）、預防措施。

- 提供所能採取的行動措施或治療資訊，所設計步驟的名稱、如何發揮效果、優點和益處，可能產生的副作用。

- 獲得患者對需要行動的看法，所認識到的益處、障礙、動機。

- 接受患者的觀點，在必要時要推薦其他的觀點。

- 引出患者對計畫和治療的反應和擔憂，其中包括接受度。

- 將患者的生活方式、信仰、文化背景和能力納入考量之中。

- 鼓勵患者參與計畫的執行，負擔起責任並自力更生。

- 詢問患者的支持系統，討論其他可行的支援方式。

✚ 知識補充站

外科病房接到急診室的電話，有位急性胰腺炎患者急診住院，護理人員已做好準備工作來迎接患者。患者在被抬進病房時，面色蒼白，大汗淋漓，面容痛苦。此時，甲護理人員微笑著而不慌不忙地對患者家屬說：「請不要著急，我馬上通知醫生」。在說完之後就慢慢地走了出去。乙護理人員半靠著桌子，一手叉著腰說道：「她去叫醫生了，等著吧」。丙護理人員則運用關注的眼神來觀察患者的瞳孔，熟練地為患者測量生命徵象，並不時地安慰患者和家屬。請仔細地思考：

1.三位護理人員在接待患者的態度有何不同，她們使用了哪些非語言方式，其中有無不妥之處？

2.假如你是接診的護理人員，面對此個案要怎麼做？

21-9 護理工作中的人際關係

（一）人際關係的心理方位及心理距離

心理的方位（Psychological Position）是指人際交往雙方在互動時，各自心理上的主導性和權威性的程度。它是衡量人際之間心理關係的最基本指標。

（二）人際關係心理方位 的影響因素

原始的心理方位、知識與智慧因素、人格因素、生理因素、社會地位因素、利益因素、心理距離。

（三）心理距離

心理距離的概念：人際關係的心理距離，是指兩個社會角色因為情感親疏而表現出的人際之間心理距離的變化。心理相容度會較近，心理相斥度會較遠。

（四）人際吸引

人際吸引（Interpersonal Attraction）也稱為人際魅力，是人與人之間產生的彼此注意、欣賞、傾慕等心理上的好感，並進而彼此接近以建立感情關係的歷程。

（五）人際關係的原則及發展

1. 適度原則：（1）自尊適度；（2）表露適度；（3）忍讓適度；（4）熱情適度；（5）信任適度；（6）謹慎適度；（7）謙虛適度；（8）幽默適度；（9）期望適度；（10）頻率適度。

2. 人性原則：（1）互動原則；（2）真誠原則；（3）瞭解原則；（4）守信原則；（5）人道原則；（6）平等原則；（7）互利原則；（8）文明原則。

（六）建立良好護理人際關係的意義

1. 有利於提高護理品質及效率。

2. 有利於營造良好的健康服務氛圍，促進服務對象的康復及醫護人員的身心健康。

3. 有利於陶冶護理人員的情操。

4. 有利於貫徹人本的護理理念。

5. 有利於促進護理學科的發展。

（七）護理人員與醫生的關係

醫護關係的概念：

1. 醫護的關係（Doctor-Nurse Relationship）：是護理人員為了服務對象的健康與安危與醫生所建立起來的工作性人際關係。實質是一種團體與團體的關係、同事合作的關係。

2. 醫護關係的模式：主導－從屬模式，獨立－合作模式。

（八）醫護關係常見的問題及其原因

1. 角色壓力。

2. 缺乏瞭解。

3. 利益衝突。

4. 自主權之爭。

人際關係心理方位的基本類型

按照確定的方式來劃分	法定權威型、精神權威型
按照表現的型式來劃分	外顯型、內隱型
按照確立的時間來劃分	始定型、漸定型

阻礙人際吸引的人格特徵

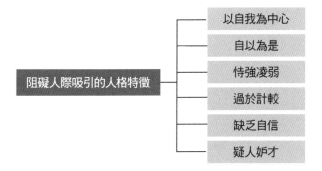

護理人際關係的特徵

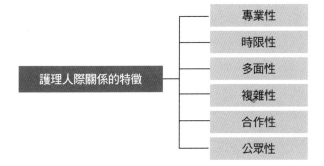

✚ 知識補充站
促進醫護溝通的方法及策略：
1. 相互信任，真誠地合作。
2. 主動地宣導護理專業的特點。
3. 尊重醫生的專業自主權及專業的特徵。
4. 堅持原則，適當地加以解釋。

國家圖書館出版品預行編目資料

圖解基本護理學／方宜珊，黃國石著. ——
　二版. ——臺北市：五南文化出版品總輯，
　2018.04
　面；　公分
　ISBN 978-957-11-9615-2（平裝）

1. 基本護理學

419.6　　　　　　　　　107002397

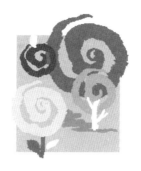

5KA2

圖解基本護理學

作　　　者 — 方宜珊（4.5）、黃國石

發 行 人 — 楊榮川

總 經 理 — 楊士清

總 編 輯 — 楊秀麗

副總編輯 — 王俐文

責任編輯 — 金明芬、黃巧惠

封面設計 — 姚孝慈

出 版 者 — 五南圖書出版股份有限公司

地　　　址：106台北市大安區和平東路二段339號4樓

電　　　話：(02)2705-5066　　傳　　　真：(02)2706-6100

網　　　址：https://www.wunan.com.tw

電子郵件：wunan@wunan.com.tw

劃撥帳號：01068953

戶　　　名：五南圖書出版股份有限公司

法律顧問　林勝安律師事務所　林勝安律師

出版日期　2015年2月初版一刷
　　　　　2018年4月二版一刷
　　　　　2021年2月二版二刷

定　　　價　新臺幣380元

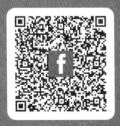

經典永恆·名著常在

五十週年的獻禮——經典名著文庫

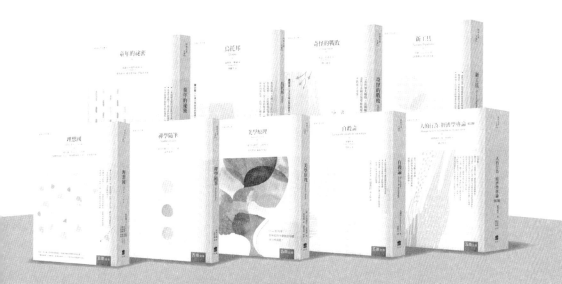

五南，五十年了，半個世紀，人生旅程的一大半，走過來了。

思索著，邁向百年的未來歷程，能為知識界、文化學術界作些什麼？

在速食文化的生態下，有什麼值得讓人雋永品味的？

歷代經典·當今名著，經過時間的洗禮，千錘百鍊，流傳至今，光芒耀人；

不僅使我們能領悟前人的智慧，同時也增深加廣我們思考的深度與視野。

我們決心投入巨資，有計畫的系統梳選，成立「經典名著文庫」，

希望收入古今中外思想性的、充滿睿智與獨見的經典、名著。

這是一項理想性的、永續性的巨大出版工程。

不在意讀者的眾寡，只考慮它的學術價值，力求完整展現先哲思想的軌跡；

為知識界開啟一片智慧之窗，營造一座百花綻放的世界文明公園，

任君遨遊、取菁吸蜜、嘉惠學子！